スポーツアナトミー

人体解剖生理学

編
塩田 清二
竹ノ谷 文子

阿尻 貞三
伊坂 忠夫
大石 健二
河﨑 賢三
菊池 直樹
木村 季由
西山 哲成
平子 哲史
松本 高明
宮崎 誠司
山下 昭子
山本 憲志
琉子 友男
和田 匡史

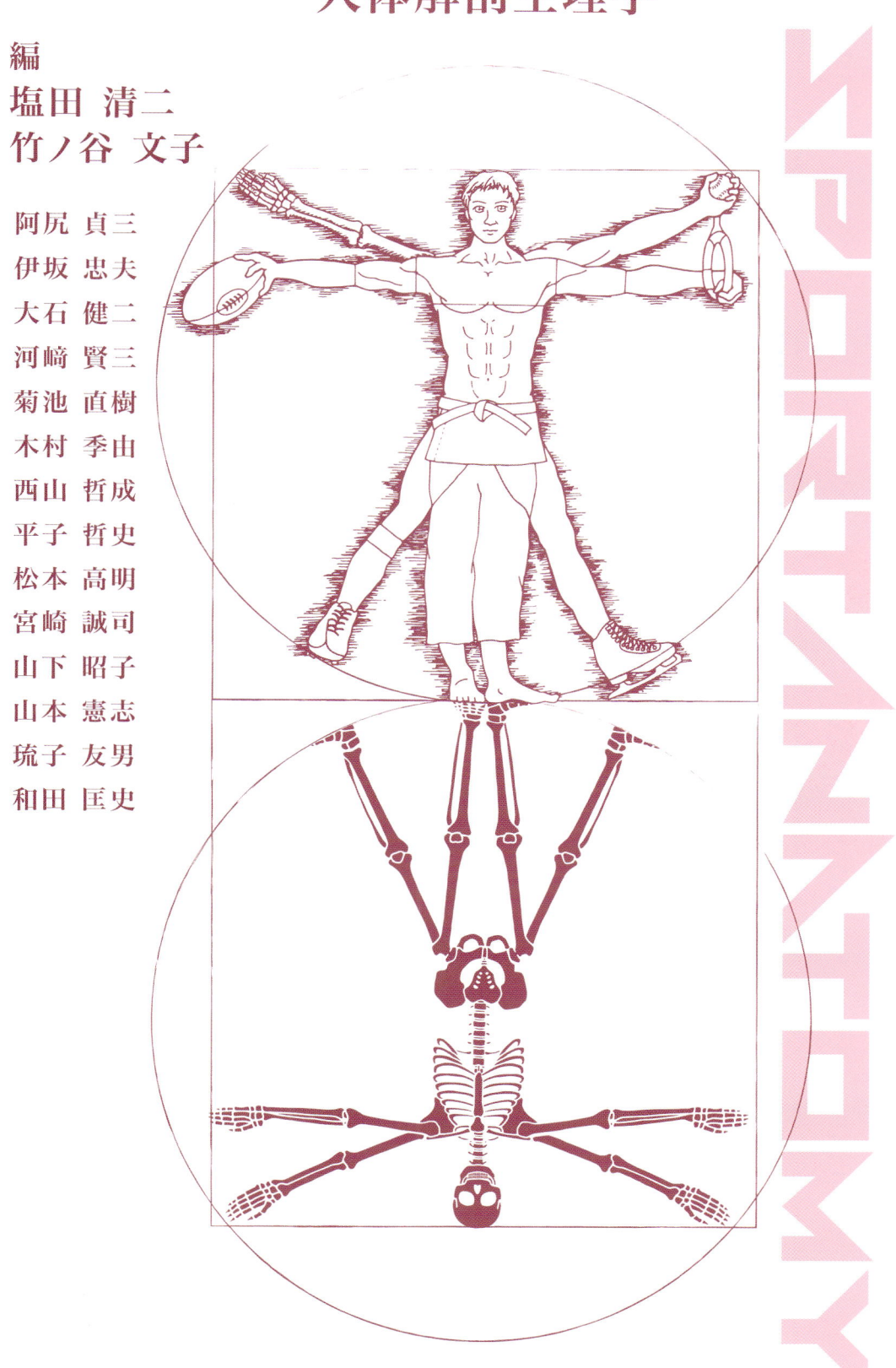

丸善出版

クレジット

本書中＊の図については
桑木共之・黒澤美枝子・高橋研一・細谷安彦編訳"トートラ人体の構造と機能　第4版
原書13版",（2012）より John Wiley & Sons, Inc の許可を得て引用転載している。

図番号（カッコ内がトートラ人体の構造と機能　第4版の図番号）
- 3章　図 3.2（7.2）、図 3.6（6.6）、図 3.7（7.3）、図 3.8（7.4）、図 3.9（7.18）、図 3.10（8.1）、図 3.11（8.4）、図 3.12（8.8）、図 3.13（7.16）、図 3.14（7.17）、図 3.15（7.22）、図 3.16（8.9）、図 3.17（8.12）、図 3.18（8.16）、図 3.19（8.17）.
- 4章　図 4.11（11.1）、図 4.17（11.11）、図 4.18（11.19）、図 4.19（11.12）、図 4.20（11.20）、図 4.26（10.2）.
- 5章　図 5.2（7.22）、図 5.3（23.9）、図 5.7（23.24）
- 6章　図 6.5（21.1）
- 7章　図 7.2（24.1）、図 7.9（24.23）
- 8章　図 8.2（24.15）
- 9章　図 9.1（26.1）、図 9.4（26.9）、図 9.6（26.21）
- 11章　図 11.3（18.18）、図 11.4（18.2）
- 12章　図 12.2（5.4）、図 12.3（5.5）
- 13章　図 13.2（14.11）、図 13.5（14.15）、図 13.6（14.13）、図 13.9（14.8）
- 14章　図 14.1（12.1）、図 14.2（3.1）、図 14.3（12.2）、図 14.4（12.9）、図 14.7（14.5）、図 14.13（15.3）
- 16章　図 16.3（3.25）

序

このたび、丸善出版から「スポーツアナトミー─人体解剖生理学」が刊行されることになりました。今まで人体解剖学の分野においては、医学部や歯学部学生向きの専門的な解剖学のテキストは多数刊行されていました。しかし、体育学やスポーツ科学を専攻する学生の皆さんが使用するための解剖学のテキストはきわめて少なく、実際に講義や実習に使えるテキストはほとんどありませんでした。体育学の勉強や学習を行うにあたり、体を動かす場合に生じる筋肉や骨の動きあるいは内臓などについてのわかりやすいテキストは翻訳書を除けばほとんどないといってよいでしょう。本書の刊行により、体育学を専攻する学生のみならず、文系あるいは理系さらには医療系で体育学を勉強する学生などを含めて多くの人々がこの本を手にし、人体の構造を理解するために有効に活用していただければ幸いです。

この本は、人体解剖学の領域において、必要にして最小限の知識をまとめています。また体育の領域において重要な人体計測法などについてもわかりやすく記載するように努めました。解剖学や生理学を学ぶ学生にはもちろんのこと、健康運動指導士、鍼灸師、柔道整復師、理学療法士などを目指す専門分野の方にも有用であると思われます。さらに本書は解剖学の説明文の合間にコラムとしてスポーツ分野特有の重要な事柄、さらにスポーツに役立つ情報等の記事もありますので、勉学の合間の息抜きとして使っていただければ幸いです。

本書の企画は、国内の体育学教室に所属する体育系および医学部系の教員が中心となり行われました。また、この本に記載されている執筆者の方々によって本テキストは執筆され、さらにまとめられました。末筆ながら、この本を作成するにあたり、大変素晴らしいイラストを描いていただいた森加奈絵さん、この本を作成するためにご尽力いただいた三井正樹氏（丸善出版株式会社企画・編集部）には大変お世話になりました。最後に、1年間という短期間の中でスポーツアナトミーの執筆に参画・執筆された諸先生方に厚く御礼申し上げます。

スポーツを専門とする学生さんや教員の方、さらにスポーツに興味をもたれる企業ならびに一般市民の方々には、是非この本を参考にしてスポーツの正しい普及に努めていただければ幸いと存じます。

平成 26 年 3 月

塩田　　清二
竹ノ谷　文子

執筆者一覧

編　集

塩田　清二　昭和大学医学部顕微解剖学　教授
竹ノ谷文子　星薬科大学薬学部運動生理学　准教授

執筆者

阿尻　貞三　実践女子大学生活科学部食生活科学科　教授
伊坂　忠夫　立命館大学スポーツ健康科学部　教授
大石　健二　日本体育大学体育学部体育学科測定評価学研究室　准教授
河﨑　賢三　桐蔭横浜大学スポーツ健康政策学部スポーツテクノロジー学科　教授
　　　　　　横浜総合病院スポーツ整形外科　部長
菊池　直樹　日本体育大学スポーツ・トレーニングセンター　研究員
木村　季由　東海大学体育学部競技スポーツ学科　准教授
西山　哲成　日本体育大学体育学部体育学科スポーツバイオメカニクス研究室
平子　哲史　昭和大学医学部顕微解剖学　研究員
松本　高明　国士舘大学体育学部　教授
宮崎　誠司　東海大学体育学部競技スポーツ学科　教授
山下　昭子　神奈川大学人間科学部体育学研究室　教授
山本　憲志　日本赤十字北海道看護大学看護学部健康科学領域　准教授
琉子　友男　大東文化大学スポーツ・健康科学部スポーツ科学科　教授
和田　匡史　国士舘大学理工学部理工学科健康医工学系　教授

（50音順　2014年3月現在）

目次

01 | 解剖学の歴史
スポーツアナトミーを学ぶにあたり
- **1.1** 解剖学の始まり　2

02 | 身体の基本的用語と体組成
からだの動きの基本的用語
- **2.1** 身体の基本的用語　4
- **2.2** 身体計測法　18
- **2.3** 体組成を評価する方法　22

03 | 骨格系
からだをささえる
- **3.1** 骨の機能と種類　26
- **3.2** 骨の細かな構造　29
- **3.3** 骨が形成される過程　32
- **3.4** 骨の成長および改築リモデリングに関与する因子　35
- **3.5** 頭部と頚部と上肢の骨（頭、頚、上肢、上肢帯）　36
- **3.6** 体幹の骨（胸部、脊柱）　43
- **3.7** 下肢の骨（下肢帯、大腿、下腿、足）　46
- **3.8** 関節の構造—関節の種類　50

04 | 筋 系
からだをうごかす
- **4.1** 筋組織の種類と構造　54
- **4.2** 骨格筋に関する用語　56
- **4.3** おもな筋の名称　59
- **4.4** 上肢の筋（頭、頚、腕）　63
- **4.5** 体幹の筋（胸部、背部、骨盤）　70
- **4.6** 下肢の筋（大腿、下腿、足）　74
- **4.7** 筋の構造と筋収縮　80
- **4.8** 筋細胞の収縮のしくみ　84
- **4.9** 筋線維のタイプと活動様式　87

05 | 呼吸器系
うごきを続ける
- **5.1** 呼吸にかかわる部位と筋（胸部、肋骨、胸腔）　92
- **5.2** 肺の構造−気管支の区分　94
- **5.3** 呼吸のしくみ　96
- **5.4** ガス交換　98

06 血をめぐらす 循環器系

6.1 血液循環　100
6.2 全身の血管（動脈、静脈）　103
6.3 血管の構造　106
6.4 心臓の構造　108
6.5 刺激伝導系　111
6.6 高血圧とは　116

07 栄養をおくる 消化器系

7.1 消化器系の構成　118
7.2 胃　120
7.3 小腸（十二指腸、空腸、回腸）　122
7.4 大　腸　124

08 エネルギーの源をつくる 消化器系付属器官

8.1 肝　臓　126
8.2 膵　臓　129
8.3 胆　囊　131

09 尿をつくるしくみ 泌尿器系

9.1 腎臓の構造　132
9.2 膀胱の構造（尿の輸送、貯蔵、排出）　134

10 新しいいのちをつくる 生殖器系

10.1 男性生殖器　136
10.2 女性生殖器　139
10.3 受精のしくみ（性周期、受精）　141

11 からだを整える 内分泌系

11.1 内分泌器官とホルモンのはたらき　144
11.2 ストレスによるホルモン分泌と運動によるホルモン分泌　148

12 情報をうけとる 感覚器系

- **12.1** 外　皮　150
- **12.2** 視覚器　154
- **12.3** 平衡聴覚器　158
- **12.4** 味の感覚　160
- **12.5** 嗅覚器　163
- **12.6** 疼痛（痛み）　165

13 からだをコントロールする 中枢神経系・末梢神経系

- **13.1** 脳の構造　166

14 情報をおくる 神経系

- **14.1** 神経細胞の機能　174
- **14.2** 神経伝達のしくみ　178
- **14.3** 脳神経　180
- **14.4** 脊髄神経の構造　182
- **14.5** 運動神経と感覚神経　184
- **14.6** 自律神経（交感神経と副交感神経）　186

15 外敵とたたかい、ホメオスタシスを守る リンパ系

- **15.1** リンパ系のはたらき　188
- **15.2** リンパ系の構成　190

16 遺伝部品を次世代につなげる 遺伝子とゲノム

- **16.1** 遺伝子のはたらき　192

索　引　197

本文デザイン＝日本メディネット協会＋土方朋子

01 スポーツアナトミーを学ぶにあたり
解剖学の歴史

1.1 解剖学の始まり

目標
- 西洋における人体解剖学の歴史の概要が説明できる。
- 日本における解剖学の歴史の概要が説明できる。

重要

過去から現在に至る解剖学の歴史を学ぶことにより、人体の構造と機能の神秘がどのようにして解き明かされてきたかについてより多く知ることができ、さらに、将来どのような研究が発展するかについての洞察力を養うことができる。

解剖の歴史は古く、紀元前3500年頃に古代エジプトで記述され、紀元前1700年頃には頭蓋縫合や脳表面の状態といったことがすでに記述されており、この時代において人体解剖が行われていたと推察される。

紀元前4世紀ごろには、ギリシャの哲人であるヒポクラテスが、ヤギの頭を切り開いて脳を調べたなどの記述がなされており、その100年ほど後、アレキサンドリアのヘロフィロスが人体解剖を行ったといわれている。さらに紀元2世紀のローマ時代に、ギリシャのガレノスが多くの解剖によって体系的な医学を確立し、古代における医学を集大成した。その学説は1500年以上にわたりヨーロッパおよびイスラム医学を支配した。

ルネサンス期になり解剖学が活発な動きをみせ、16世紀に入るとボローニャ大学で体系的な解剖学の研究が始まり、ヴェサリウスは実際に解剖してみたものを詳細に著した「ファブリカ」7巻を出版し、これにより近代解剖学の基礎が築かれた。そして解剖学は実証的な学問として研究されるようになった。さらにイギリスのハーベイは17世紀半ばに血液循環の原理を明らかにし、それまでのガレノス説を否定して血液が血管を通って循環することを明らかにした。17～18世紀になって顕微鏡が発明され、これを使って生体内の複雑な構造が明らかにされていった。

19世紀になると、医学・生物学上で大きな発見が行われた。一つはシュワンとシュライデンの細胞学説（1838～39年）であり、「細胞があらゆる生物体の基本的な単位である」というものである。もう一つは、ダーウィンによる進化論（1859年）であり、「地球上の生物が太古の原始的な生命から出発し、長期間をかけて次第に変化してきて現在に至っている」というものである。19世紀後半には今日の解剖学と生理学の大きな枠組みが築かれた。

一方、わが国においては、人体解剖は18世紀半ば（宝暦4年）山脇東洋が京都で刑屍の死体解剖を行なったのが最初であるとされる。その後、前野良沢、杉田玄白などが小塚原で解剖を行い、さらに彼らによる「解体新書」の翻訳が1774年に行われ、西洋医学の道を開くことになった。19世紀になり、日本において解剖が系統的に行なわれる様になった。

20世紀以降、細胞の構造と機能についての研究が大きく発展した。とくに遺伝子の実体が二重ラセン構造をもつDNAであるというワトソンとクリックの1953年の発見により遺伝子の研究の道が開けた。そしてさまざまな技術の発展により、遺伝子がタンパク質を通して細胞の機能を制御し、細胞同士の相互作用により人体機能が調節されていることが明らかになった。一つ一つの断片的な知識を統合することにより人体という小宇宙を総合的に理解することが可能であるといえよう。

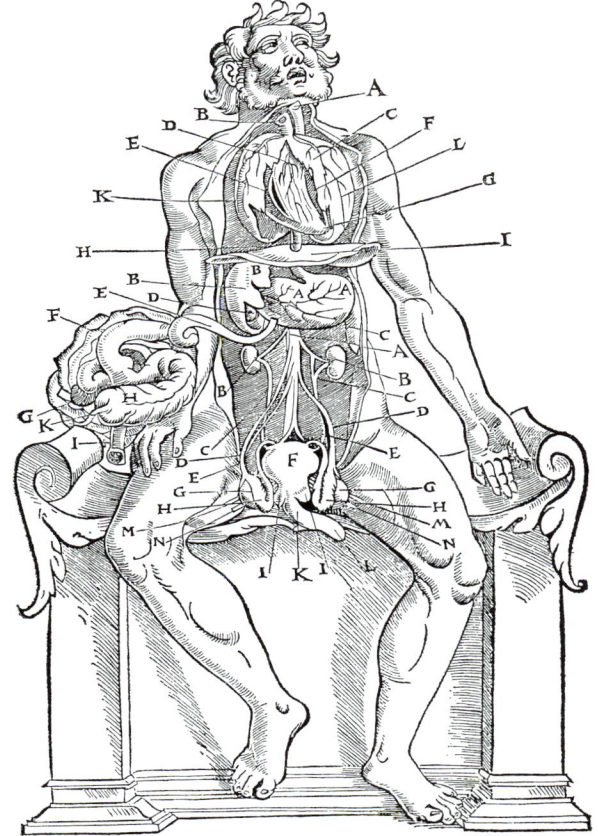 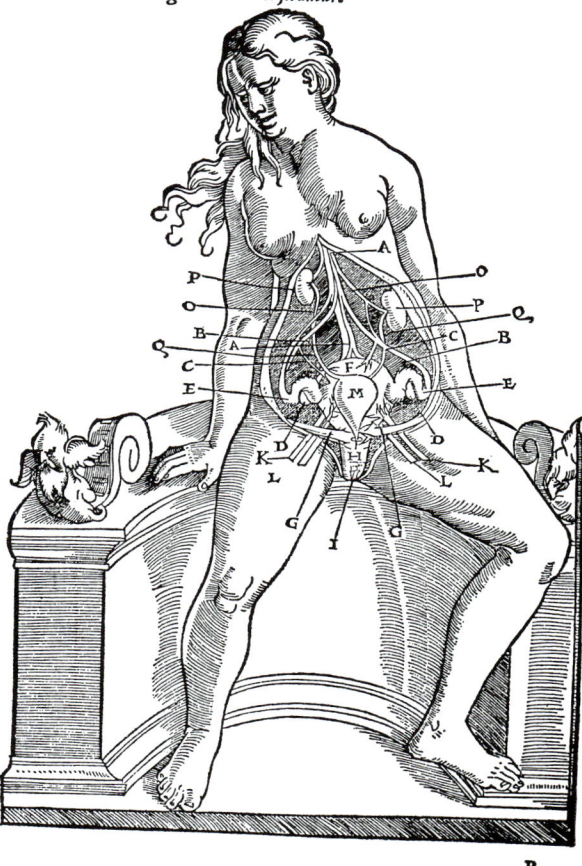

図 1-1 ルネサンス期の解剖学書

ヴァルター・ヘルマン・リッフ *Anatomica humani corporis*（1550年頃）。

スポーツマンが知っておきたい豆知識

アキレス腱について

「アキレス腱の名前の由来」：アキレスという名前は、ギリシャ神話に出てくる英雄「アキレウス」（ラテン語）というヒトの名前からつけられている。ギリシャでは、生まれた間もない赤ちゃんを川で清めると、強靭で不死身な肉体になれると信じられていた。アキレウスも生まれて間もなく、母テティスにより川に浸された。しかし、母はアキレウスの両足をもち川に浸したため、足首の部分だけは川に浸されず、その部分が弱点となってしまった。アキレウスはトロイ戦争で英雄となり活躍するが、敵に弱点の足首のかかとを矢で射たれて死んでしまう。この物語が由来となり、急所部分や弱点の意味をもった「アキレス腱」という言葉が誕生した。

オリンピックの起源について

古代オリンピックは紀元前9世紀から始まったといわれているが、元来は神ゼウスをはじめ多くの神々を崇拝するための体育および芸術的なお祭りだった。ゼウスが男の神様であることから、オリンピア祭は女人禁制であった。また、女人禁止の理由の一つとして、ギリシャ人は裸体になり体操を行うことも関係しているようであった。ポリスの日常生活にかかせない体育競技場においては、男性であっても体操を行わず衣服をまとって入場することがはばかられたほどであった。しかし、女子競技の部ともいうべきヘーライアという祭りが行われていた時代もある。これは女神ヘーラーに捧げる祭りで、オリュンピア祭と重ならない年に行われ、女子のみの祭典となっていた。競技は短距離走のみであったようであるが、当時を伝える像から、右胸をはだけた着衣で競技が行われていたと思われる。優勝者にはオリーブの冠と肉が与えられ、さらに自身の像や肖像を残すことが許されたという。

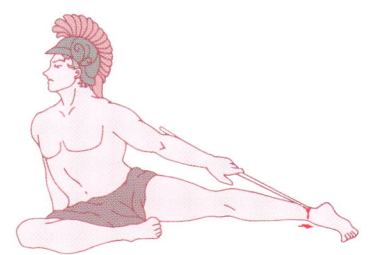

02 からだの動きの基本的用語
身体の基本的用語と体組成

2.1 身体の基本的用語

目標

- 他者を解剖学的正位（肢位）にすることができる。
- 3つの面を説明できる。
- 動作の名称を答えることができる。
- 各動作が3つのうちどの面で行われるのか答えることができる。

重要

実際のスポーツ動作は複数の動作が複雑に重なりあうことによって行われている。そのため、アライメントチェックなどは重なりあう動作を1つ1つに分類し、測定し評価を行っている。

■ 身体の表現する用語

ヒトの姿勢や動作を測定・評価を行う際に、基準となる姿勢が必要となる。解剖学における基準となる姿勢は、**解剖学的正位（肢位）**である。また、運動や日常生活の動作を考える際には、**基本的立位姿勢**という姿勢が基準となる。

解剖学的正位（肢位）：直立姿勢をし、上肢は下垂し手掌(しゅしょう)を前方に向け、足は踵(かかと)をわずかに離して、つま先が前方を向いている姿勢。

基本的立位姿勢：直立姿勢をし、上肢は下垂し手掌を内側（体幹側）に向け、つま先が前方を向いている姿勢。

身体の区分：ヒトの身体は骨や筋肉の凹凸により区分化され、それぞれの名称が付けられる。

図 2-1 解剖的正位（肢位）
解剖学における基本となる姿勢。

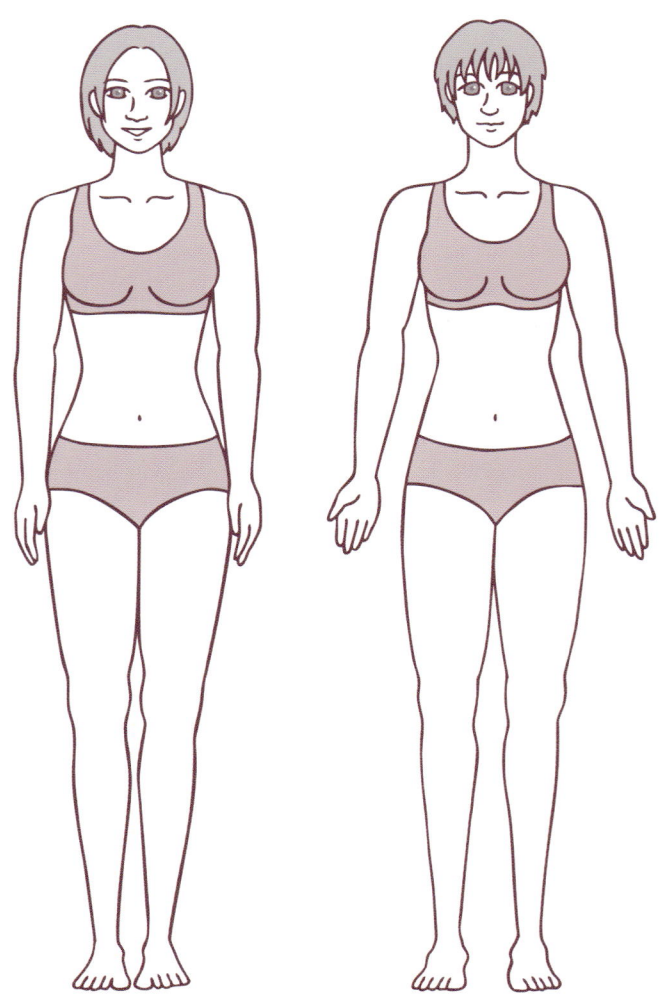

基本的立位姿勢　　　解剖学的正位（肢位）

図 2-2 身体の区分

人体は頭部、頚部、胸部、腹部、上肢、下肢に分けられる。

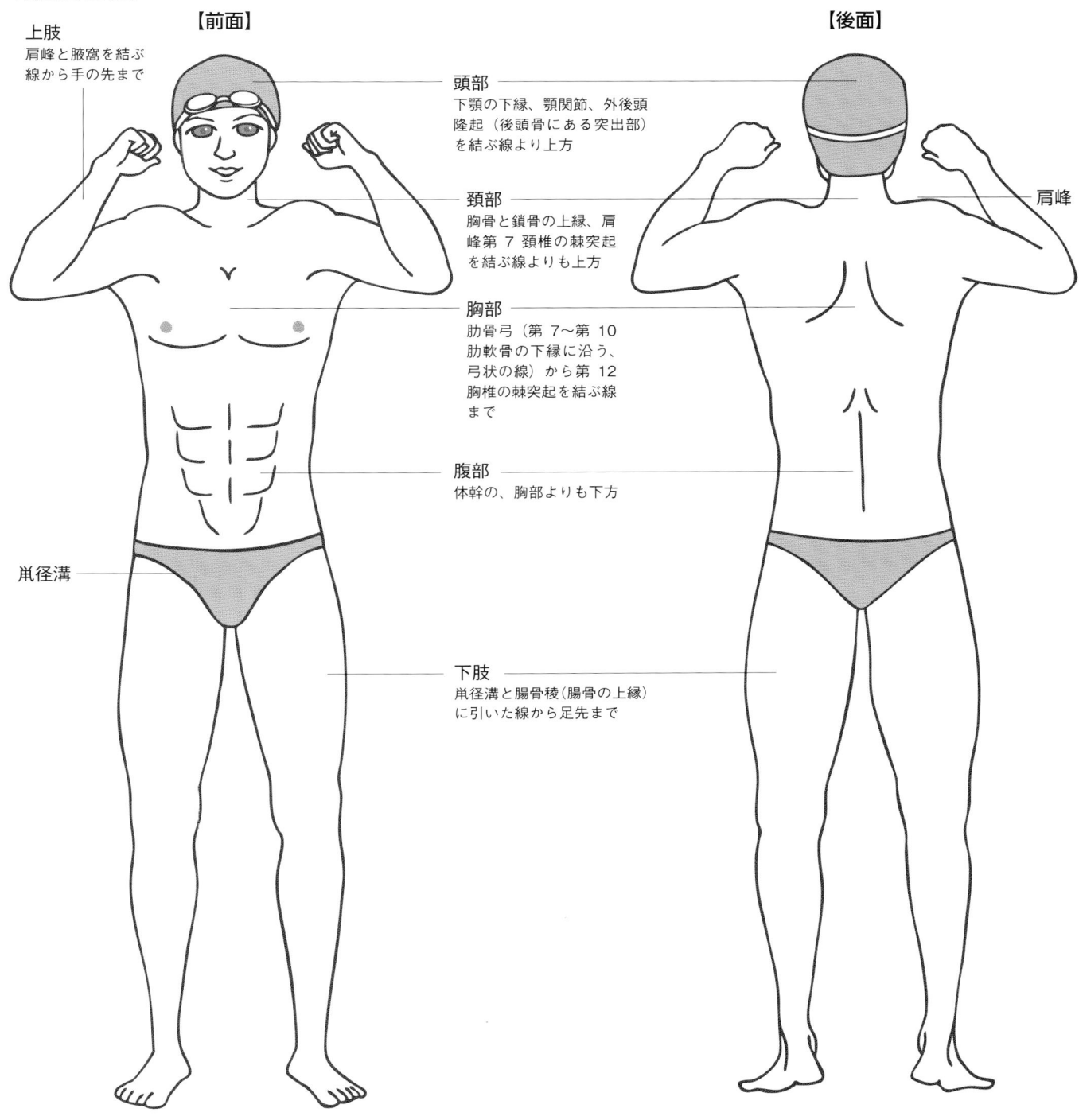

スポーツマンが知っておきたい豆知識

幼児や児童の運動能力評価について

　日本の学校における学年編成は、4月2日生まれから翌年の4月1日生まれまでを同学年としている。同じクラスのこどもでも最大364日の差が生じるが、同じ体育の授業を行うことになる。小学校1年生の平均身長は、男児6歳は116.6 cmであり、同学年の7歳児では123.2 cmとなり6.6 cmもの差が生じる。このような体格差は、運動能力の差として表れる可能性が否めない。特にバスケットボールやバレーボールなど、身長がパフォーマンスに影響するスポーツでは、児童の運動能力評価が公平に評価できないことが危惧される。今日では、幼児や児童を対象とした運動能力評価では、学年よりも日齢を算出して半年刻みで評価することが一般化されつつある。このように、幼児期や児童期のような発育期におけるパフォーマンス評価は、体格または日齢を考慮する必要があるのではないかと思われる。

02 身体の基本的用語と体組成

からだの動きの基本的用語

身体の名称：スポーツ解剖学を学ぶにあたり、身体の主要な部位の名称を覚えておく必要がある。

図2-3 人体の一般的名称
ヒトの身体の一般的名称を解剖学的用語にあてはめて述べる。

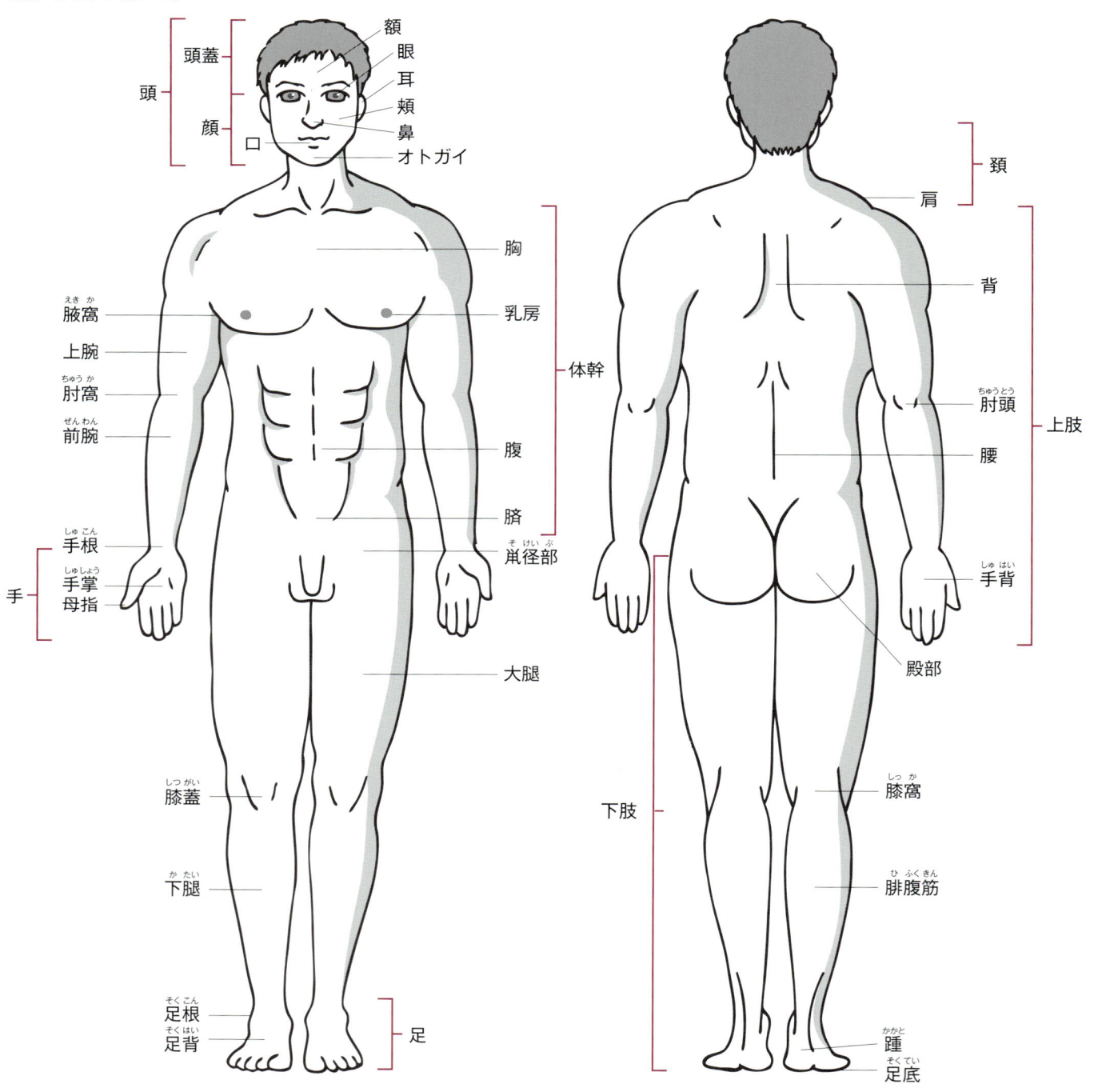

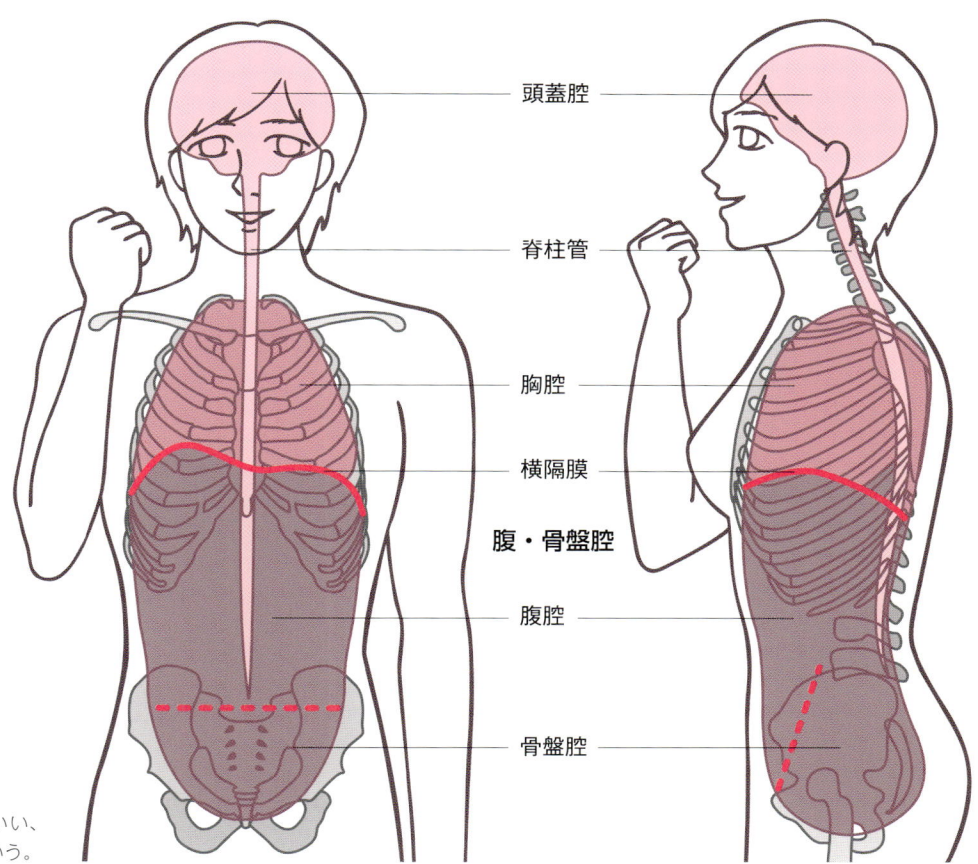

図 2-4 人体の体腔
頭蓋腔と脊柱管を背側体腔といい、胸腔、腹・骨盤腔を腹側体腔という。

身体の腔（体腔）：ヒトは体腔と呼ばれる腔所があり、背側体腔と腹側体腔に大別され、さらに分類される。

腹部の分類：腹部や骨盤腔の位置を分類することにより、腹などの部位を決定したり、内臓の位置を把握するのに役立つ。その分類は **4 区分法** と **9 区分法** がある。

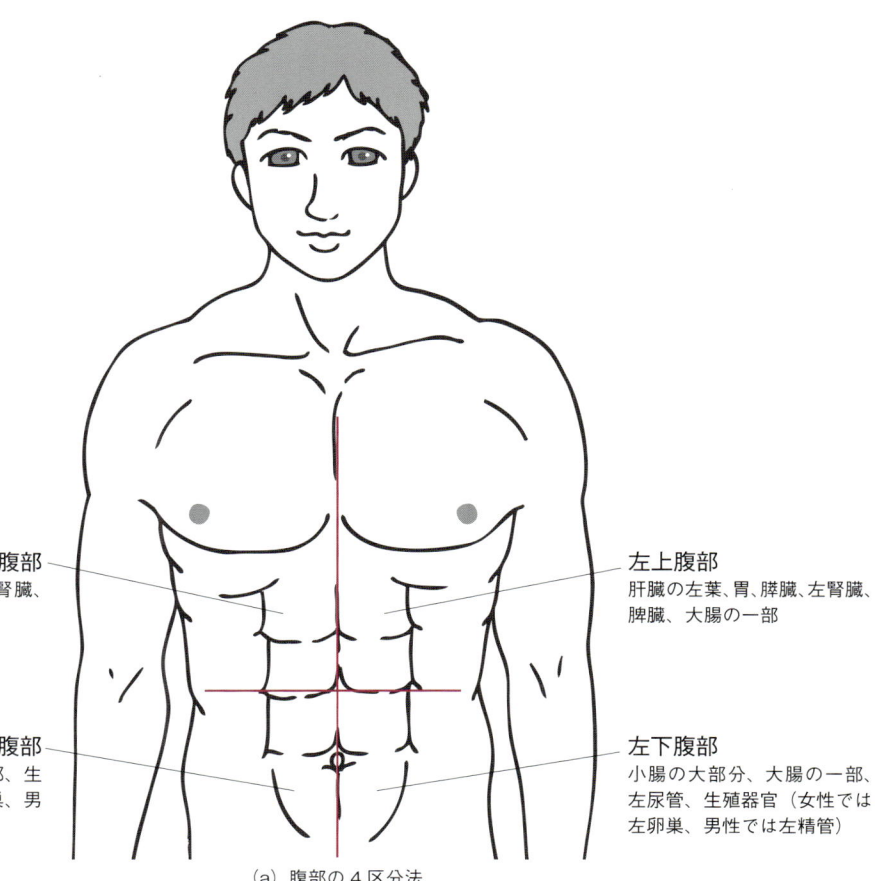

図 2-5 腹・骨盤腔の区分法
解剖学研究では 9 区分が用いられる。このように腹・骨盤腔を分割することにより各臓器がどの領域に位置するかを的確に示すことが可能になる。

右上腹部
肝臓の右葉、胆嚢、右腎臓、胃の一部、小腸と大腸

左上腹部
肝臓の左葉、胃、膵臓、左腎臓、脾臓、大腸の一部

右下腹部
盲腸、虫垂、小腸の一部、生殖器官（女性では右卵巣、男性では右精管）、右尿管

左下腹部
小腸の大部分、大腸の一部、左尿管、生殖器官（女性では左卵巣、男性では左精管）

（a）腹部の 4 区分法

02 からだの動きの基本的用語
身体の基本的用語と体組成

図 2-5 腹・骨盤腔の区分法（続き）

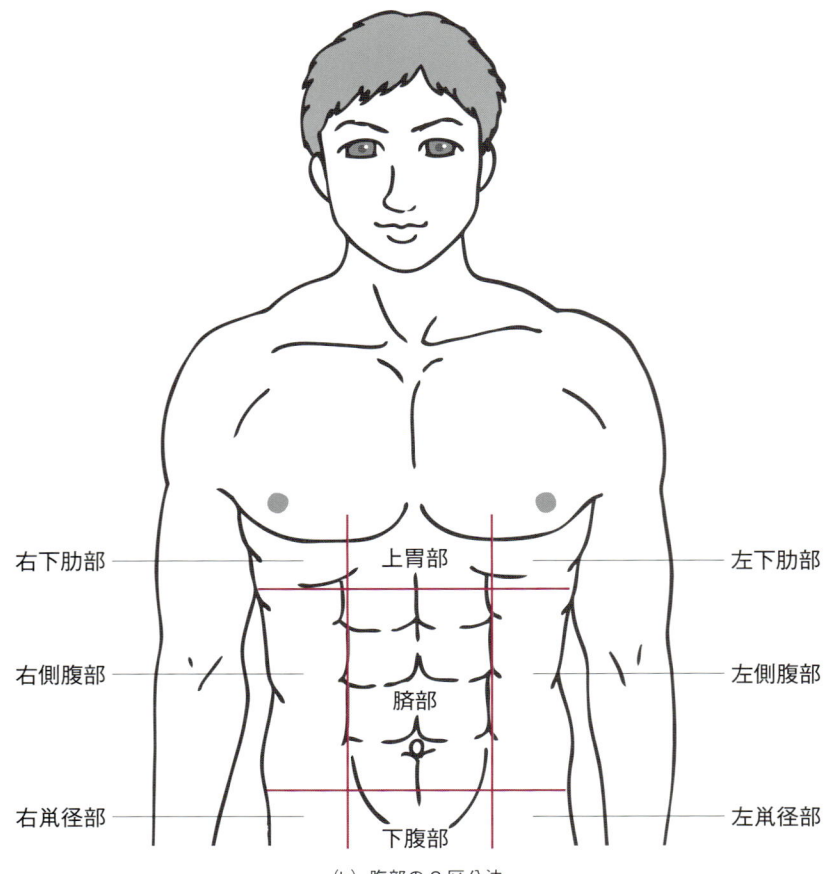

(b) 腹部の9区分法

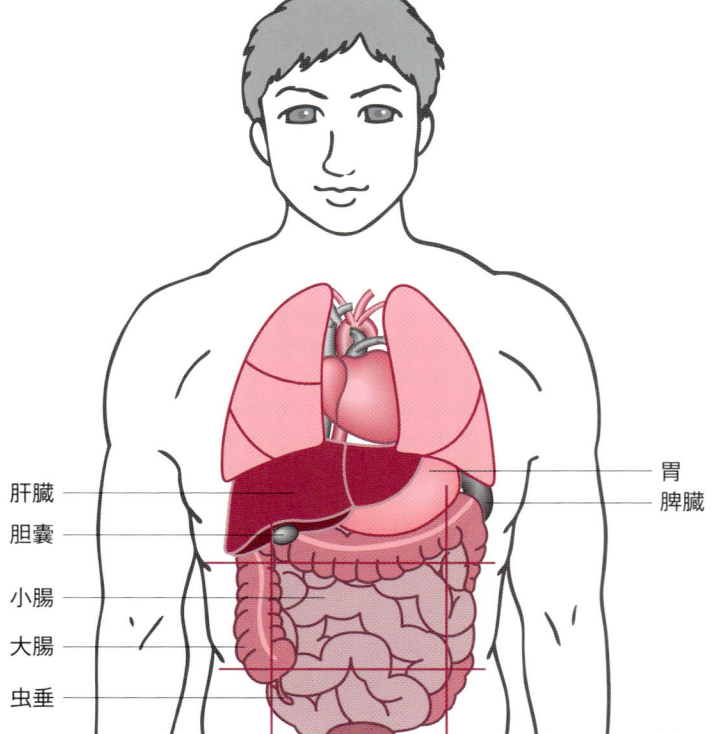

(c) 腹部

■ 身体の面を示す用語

　身体の構造を学ぶに際は、ヒトをある仕切られた面の断面により示すことがある。その面には正中面、矢状面、前頭（額）面、水平面（横断面）などがある。

正中面（正中矢状面）：身体を左右対象に等分割する面を正中矢状面と呼ぶ。
矢状面：身体を左右に分ける面をいう。正中矢状面に平行した面は、すべて矢状面と呼ぶ。矢状面の動きは、側面から捉えることができる。屈曲や伸展といった動作は矢状面に沿って起こる。「内側」「外側」という相対的な位置関係を表す用語は矢状面と関係している。

図 2-6 人体の面を表現する用語
各部の解剖的な位置関係を理解するにはどの面で切られたかを知ることが重要である。

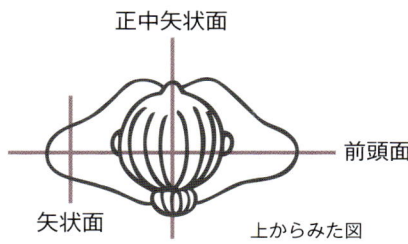

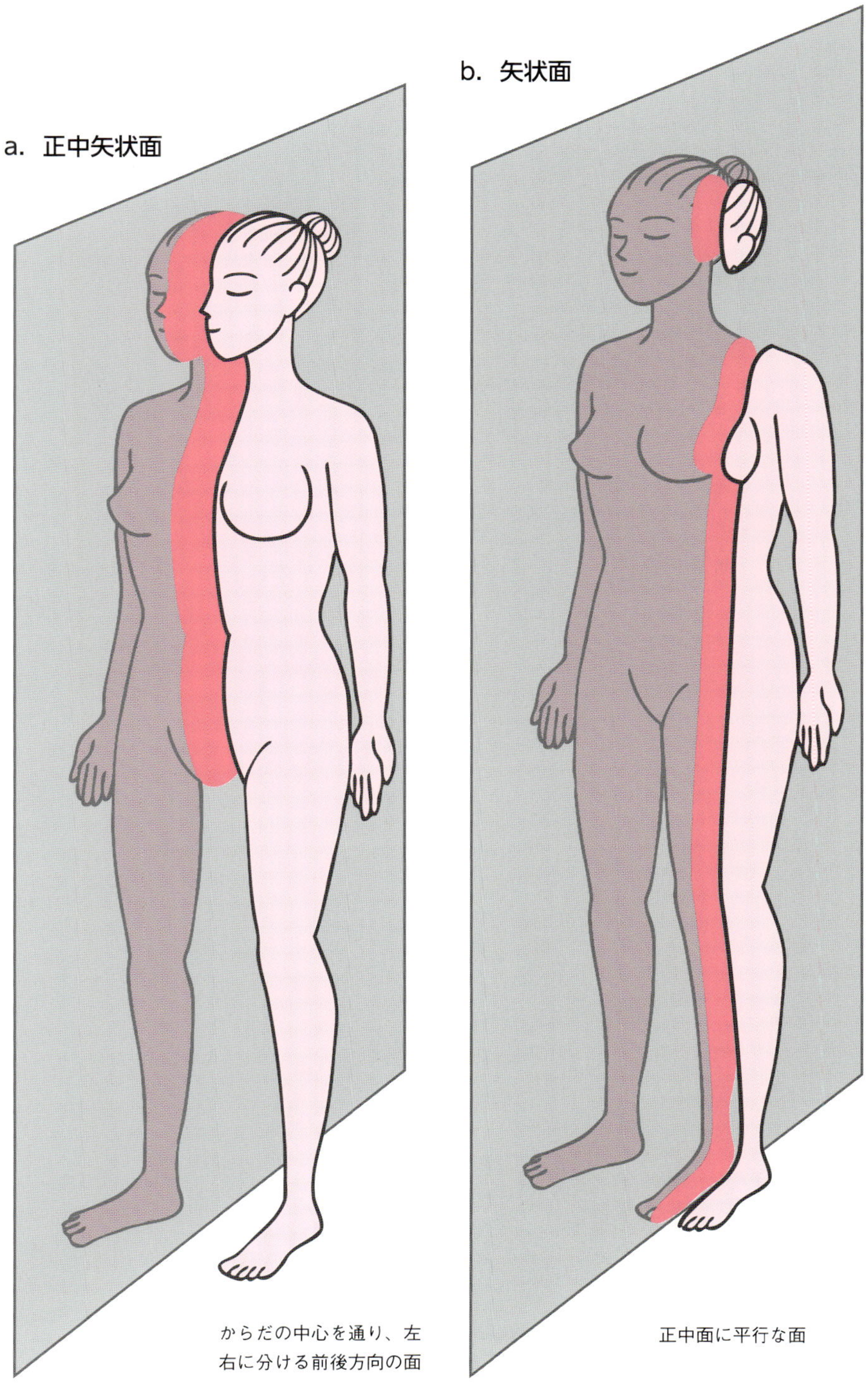

a. 正中矢状面
からだの中心を通り、左右に分ける前後方向の面

b. 矢状面
正中面に平行な面

02 からだの動きの基本的用語
身体の基本的用語と体組成

前頭（額）面（冠状面）：身体を前後に分ける面をいう。正中矢状面に対して垂直な面を指す。「前」「後」という用語は前頭面と関係している。内転や外転といった動作は前頭面に沿って起こる。

横断面（水平面）：身体を上下に分ける面をいう。「上」「下」という用語は、横断面と関係している。回旋といった動作は横断面で起こる。水平面の動きは、上方もしくは下方から捉えることができる。

図 2-6 人体の面を表現する用語（続き）

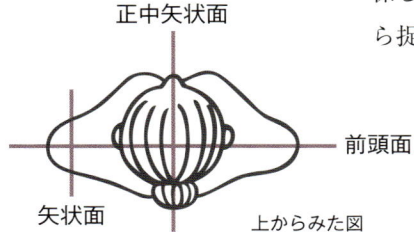

c. 前頭面

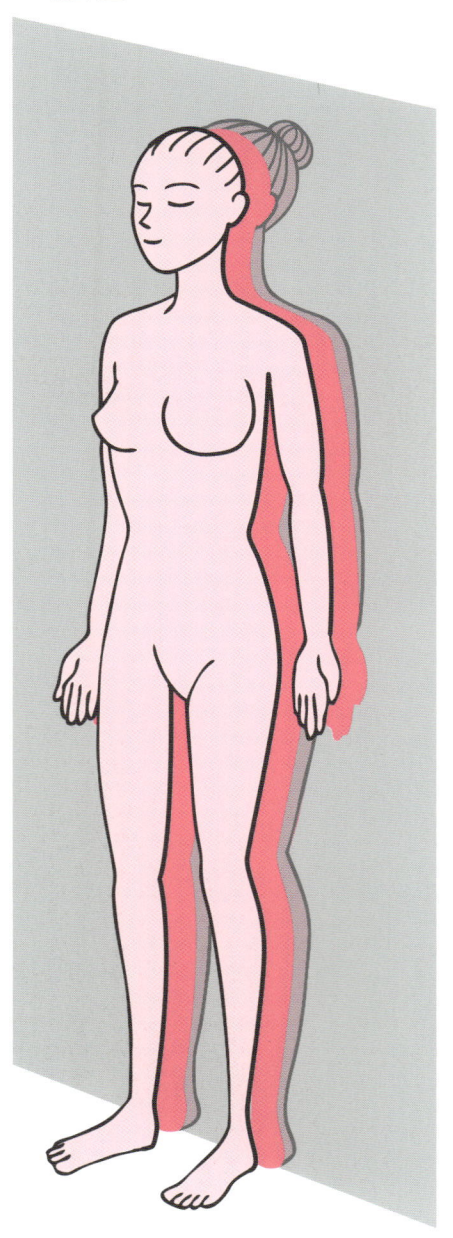

からだの左右を結び、前後に分ける面

d. 横断面

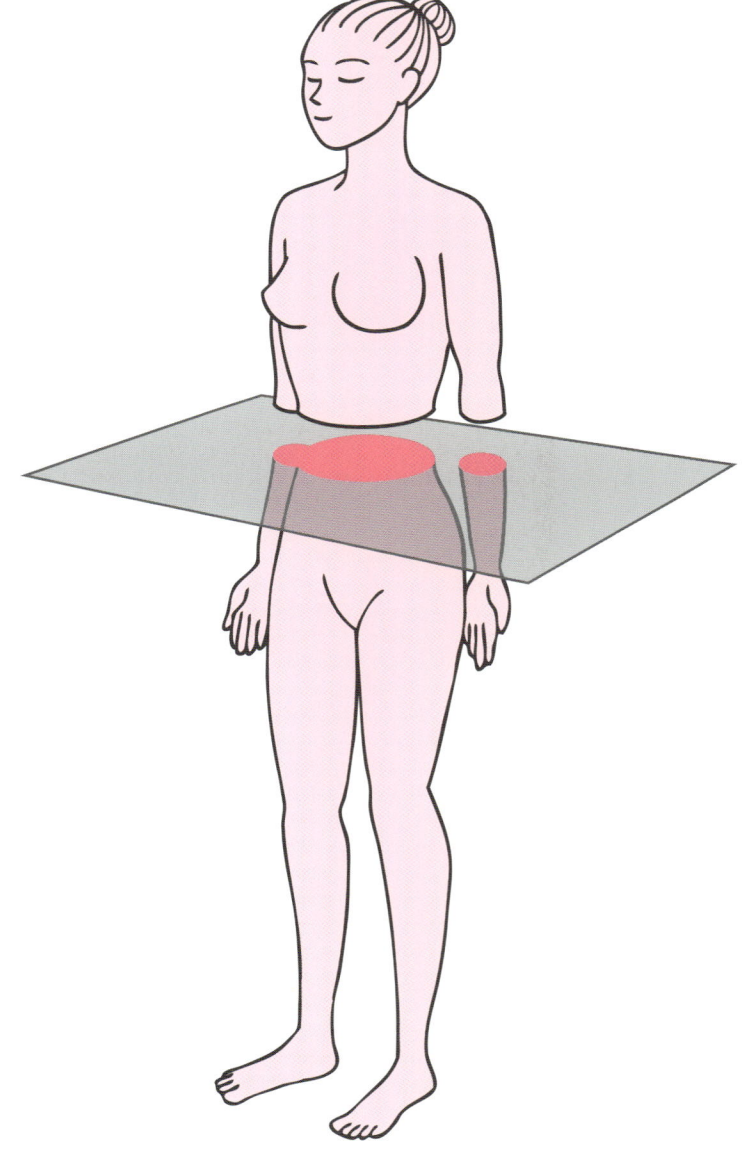

地面に平行な面

■ 身体の方向を表現する用語

身体の2つの部位の位置関係を示すには、身体の中心面や中心線などに対して、どのような関係にあるかを対語などで示す。

内側・外側：からだの正中面に近い方を内側といい、遠い方を外側という。
近位・遠位：体肢（上肢・下肢）では体幹に近い方を近位といい、遠い方を遠位という。
橈側・尺側：橈骨側を橈側といい、尺骨側を尺側という。
吻側（頭側）・尾側：頭頚部や体幹では、頭の先端方向を吻側または頭側といい、尾骨側を尾側という。

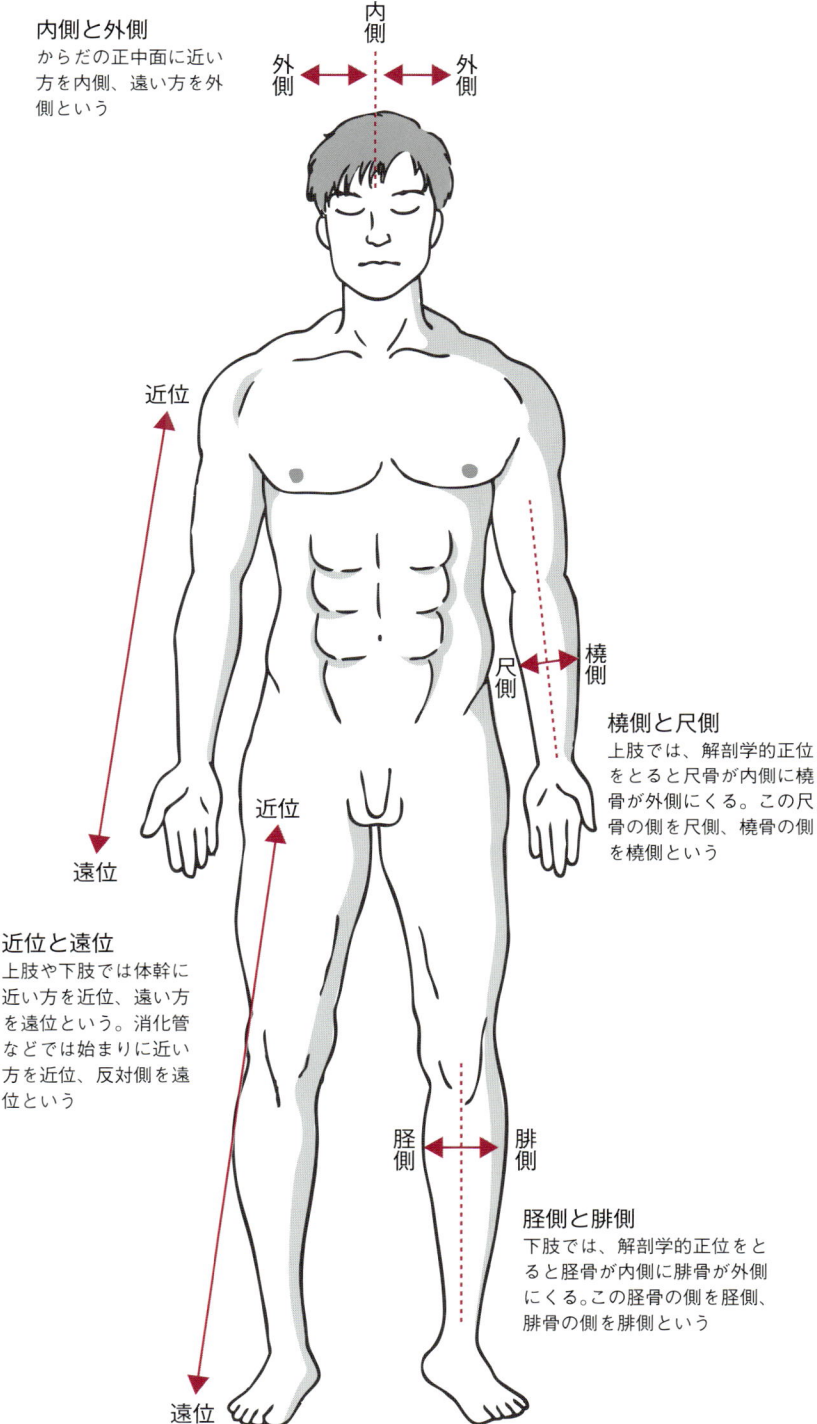

図 2-7 身体の方向を示す用語
身体の2つの位置関係を述べるには、身体の中心線または中心面に対してどのような位置関係にあるのかを相対用語を用いて表す。

02 からだの動きの基本的用語
身体の基本的用語と体組成

腹側・背側：矢状面における臍がある腹部側（前側）を腹側といい、背中側（後側）を背側という。

掌側・背側：手のひら側を掌側といい、手の甲側を背側という。

底側・背側：足の裏側を底側といい、足の甲側を背側という。

脛側・腓側：脛骨側を脛側といい、腓骨側を腓側という。

浅部・深部：体表に近い方を浅部といい、遠い方を深部という。

腹臥位（伏臥位）：腹側を下にして寝た姿勢（一般にうつ伏せといわれる姿勢）

背臥位（仰臥位）：背側を下にして寝た姿勢（一般に仰向けといわれる姿勢）

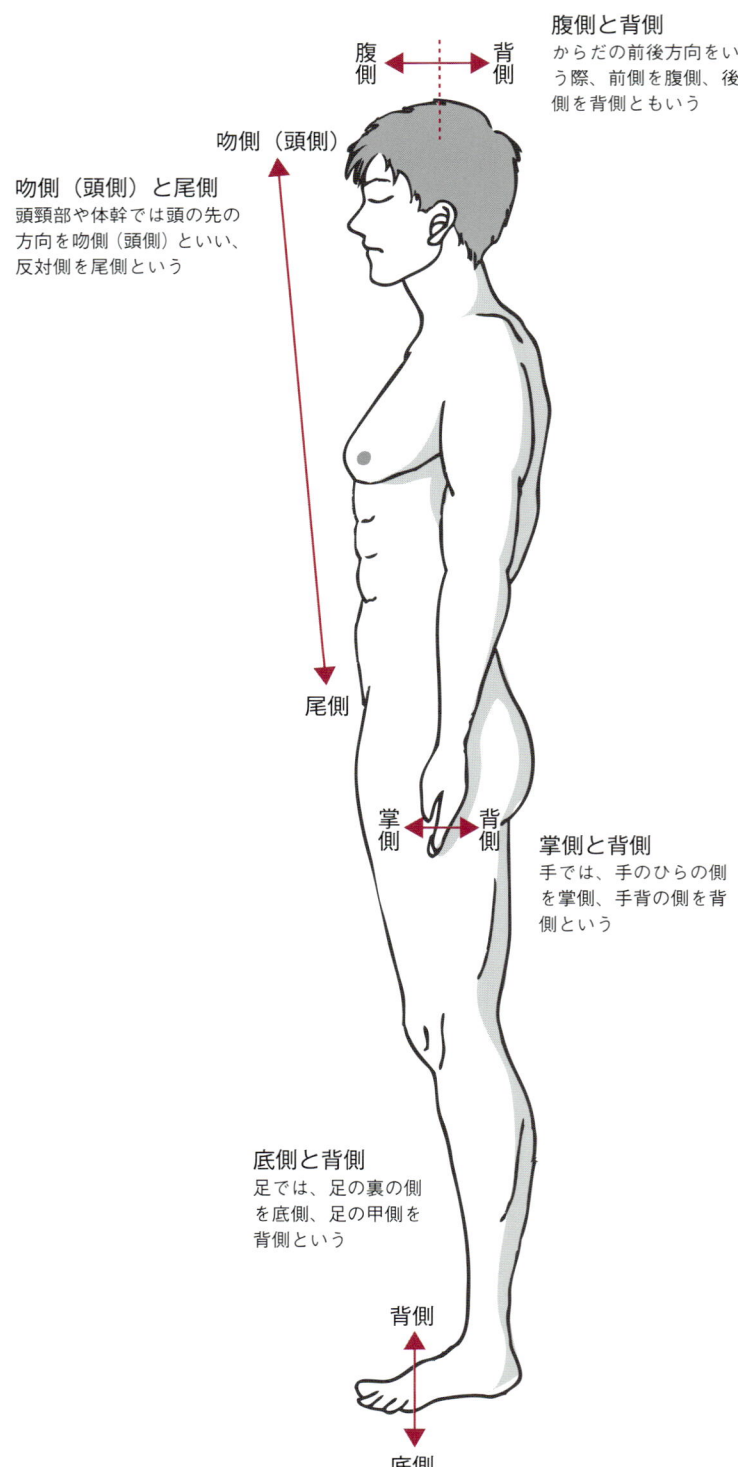

図 2-7 身体の方向を表現する用語（続き）

身体の動作用語

関節を介した身体の各部位の運動には、それぞれの用語がつけられる。

屈曲・伸展：関節を形成する2つの骨が180°の位置関係から、関節を中心まわりに1つの骨を回転させ、2つの骨で形成する関節角度を小さくする動作を**屈曲**という。逆に屈曲した姿勢から骨を逆方向に回転させ、関節角度を大きくする動作を**伸展**という。また、解剖学的正位から前方に体分節が移動する動作を**屈曲**とし、後方へ移動する動作を**伸展**と定義することもある。この定義は上肢の肩、肘、手関節は非常にわかりやすいが、下肢の膝、足関節はわかりにくい。

外転・内転：前頭（額）面において、体肢を体幹、またはからだの中心線から遠ざける動作を**外転**という。逆に体肢を体幹、またはからだの中心線に近づける動作を**内転**という。

外旋・内旋：垂直軸まわりに、外側または後方へ回旋する動作を**外旋**という。逆に内側または前方に回旋する動作を**内旋**という。

内反・外反：つま先と足の底が内側に向かい、同時に足部の外縁で立つような動きを**内反**という。つま先と足の底が外側に向かい、同時に足部の内縁で立つような動きを**外反**という。

底屈・背屈：足のつま先が脛骨の前面から離れるような足首の動きを**底屈**という。足のつま先が脛骨の前面の方へ向かうような足首の動きを**背屈**という。

橈屈・尺屈：手首が橈骨の方向に曲がる動きを**橈屈**という。手首が尺骨の方向に曲がる動きを**尺屈**という。

回外・回内：前腕の長軸を中心にして前腕が外側へ回る動きを**回外**という。前腕の長軸を中心にして前腕が内側へ回る動きを**回内**という。

側屈・復元：腰部や頚部が身体の中心から（左右へ）曲がる動きを**側屈**という。側屈の状態から直立への状態に戻る動きを**復元**という。

挙上・下制：肩甲骨が上方へ引き上げられる動きを**挙上**という。肩甲骨が下方へ引き下げられる動きを**下制**という。

図2-8 骨格筋による身体の動作を示す用語－頭部の運動
関節を介した各部位の運動用語を示し、その運動に類似する動作様式をもつスポーツを例に上げる。

頚部－前頭面

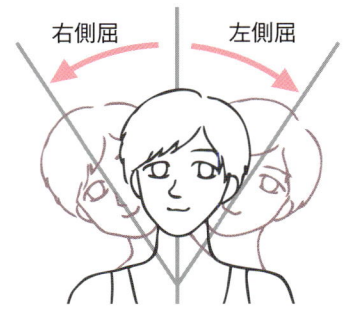

左側屈
例：ネックマシーン
スポーツ：ブレイクダンス

右側屈
例：ネックマシーン
スポーツ：サッカー（ヘディングシュート）

頚部－矢状面

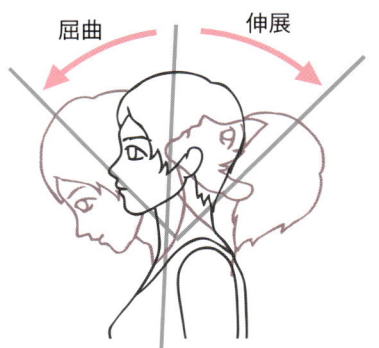

屈曲
例：ネックマシーン
スポーツ：前転

伸展
例：バックブリッジ
スポーツ：体操競技（後方回転）

頚部－水平面

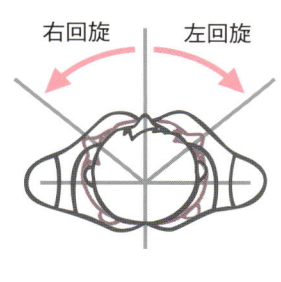

左回旋
例：徒手抵抗トレーニング
スポーツ：レスリング

右回旋
例：徒手抵抗トレーニング
スポーツ：レスリング

02 からだの動きの基本的用語
身体の基本的用語と体組成

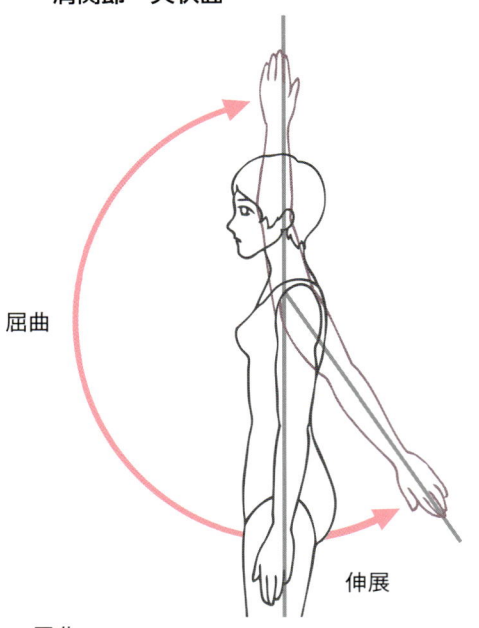

肩関節－矢状面

屈曲
例：フロント・ショルダーレイズ
スポーツ：競泳（背泳ぎ）、ボクシングアッパーカット

伸展
例：ナローグリップ・ロー
スポーツ：競泳（自由形のプル動作）、ボート

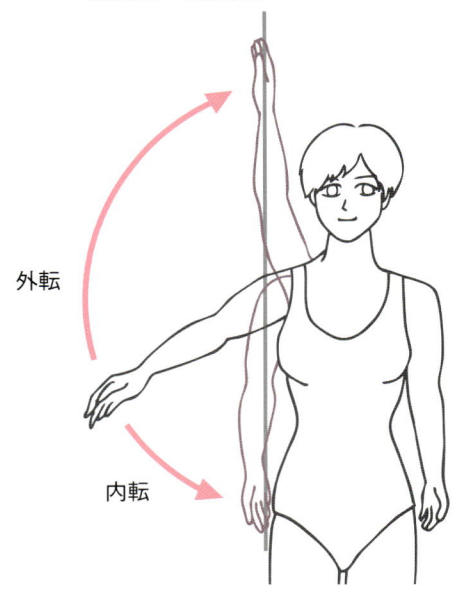

肩関節－前頭面

外転
例：ラテラル・アームレイズ
スポーツ：飛び板飛び込み

内転
例：ワイドグリップでのプルアップ
スポーツ：競泳（平泳ぎ）

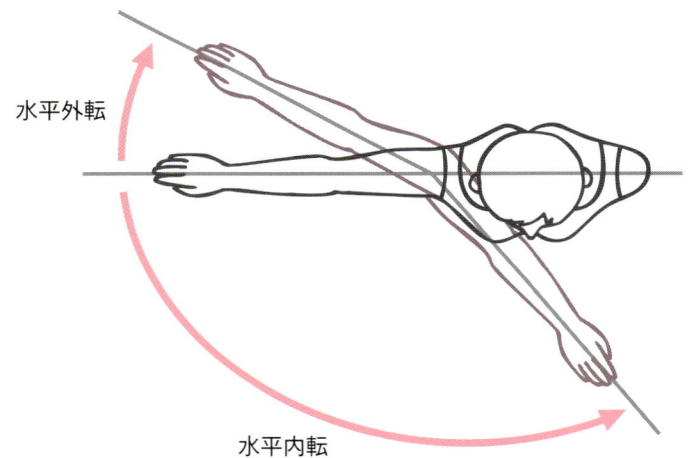

肩関節－水平面

水平外転
例：ベントオーバー・ラテラルレイズ
スポーツ：テニス（バックハンド）

水平内転
例：ダンベルフライ
スポーツ：テニス（フォアハンド）

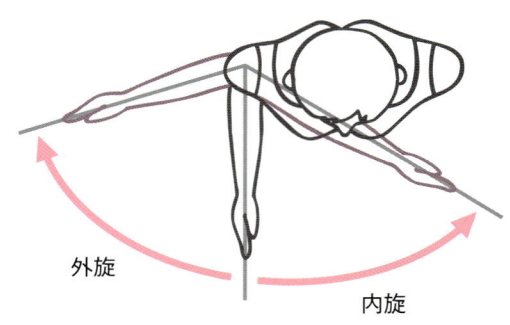

肩関節－水平面

外旋
例：腕相撲と逆方向の動き（ダンベル、バンド）
スポーツ：空手の受け技

内旋
例：腕相撲の動き（ダンベル、バンド）
スポーツ：野球（スローイング）

図 2-9 肩関節の運動

肩甲帯-前頭面

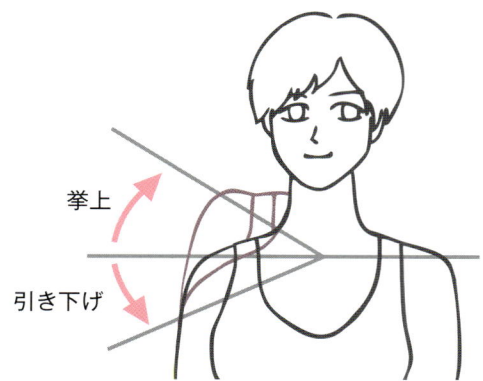

挙上
例：シュラッグ
スポーツ：重量挙げ

引き下げ
例：トライセプス・プッシュダウン
スポーツ：跳び箱の着手

肩甲帯-水平面

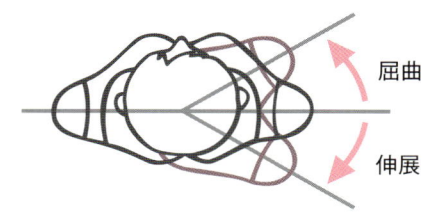

屈曲
例：バタフライマシーン
スポーツ：卓球（フォアハンド）

伸展
例：フライリアデルト
スポーツ：卓球（バックハンド）

前腕

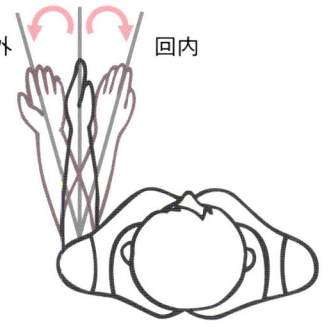

回外
例：回外・回内運動（ダンベル）
スポーツ：柔道、野球（変化球）

回内
例：回外・回内運動（ダンベル）
スポーツ：柔道、野球（変化球）

手関節

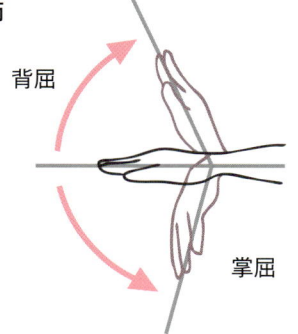

背屈
例：リバース・リストカール
スポーツ：バスケットボール（シュート）

掌屈
例：リストカール
スポーツ：テニス（バックハンド）

肘関節

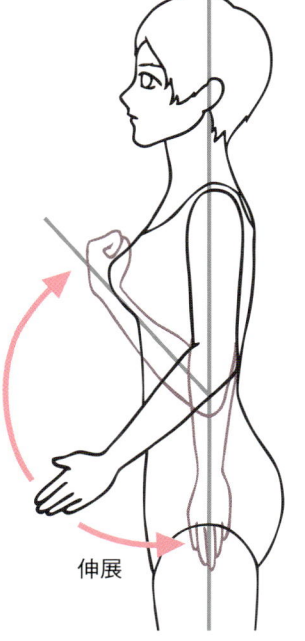

屈曲
例：アームカール
スポーツ：相撲、レスリング

伸展
例：トライセプス・エクステンション
スポーツ：サッカー（スローイング）、ボクシングのジャブ

図 2-10 肘関節の運動

02 からだの動きの基本的用語
身体の基本的用語と体組成

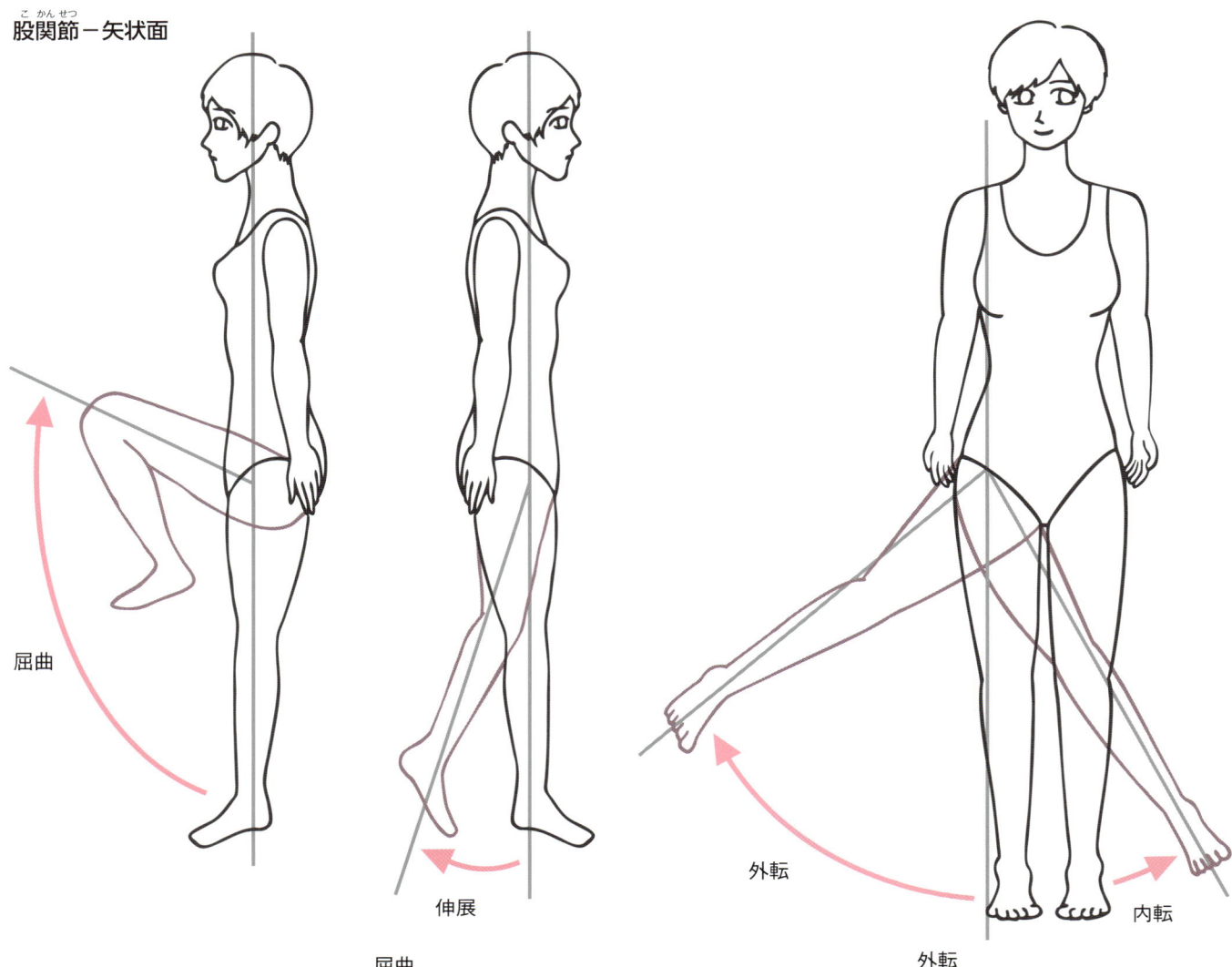

股関節－矢状面

屈曲
例：レッグカレイズ
スポーツ：格闘技（蹴り）

伸展
例：スクワット
スポーツ：短距離走

外転
例：ヒップアブダクション
スポーツ：スケート

内転
例：ヒップアダプション
スポーツ：サイドステップ

図 2-11 股関節の運動

膝関節－矢状面

屈曲
例：レッグカール
スポーツ：短距離走、ロッククライミング

伸展
例：レッグエクステンション
スポーツ：走り高跳び、サッカー

図 2-12 膝・足関節の運動

図 2-12 膝・足関節の運動（続き）

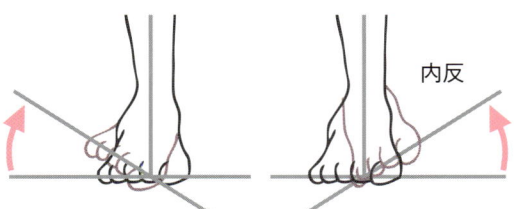

外反
例：スクワット（バランスディスク）
スポーツ：スケート、クロスカントリースキー

内反
例：足でのメディシンボールキャッチ
スポーツ：スキー（ターン内足）

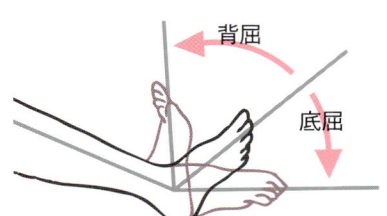

背屈
例：つま先挙げ
スポーツ：ランニング

底屈
例：カーフレイズ
スポーツ：自転車

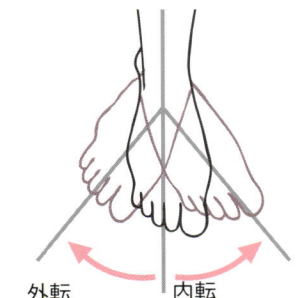

外転
例：外転運動（チューブ）
スポーツ：サッカー（アウトサイド）

内転
例：内転運動（チューブ）
スポーツ：サッカー（インサイド）

図 2-13 体幹の運動

下背部−前頭面

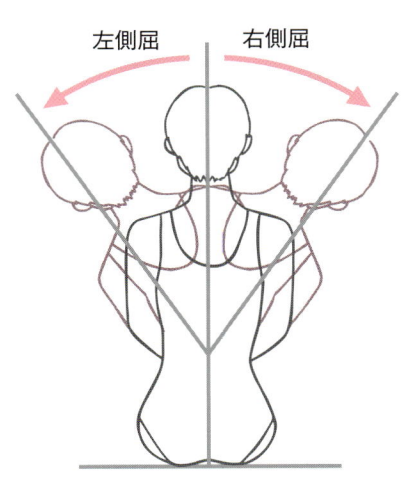

左側屈
例：サイドベント
スポーツ：体操競技（側方回転）

右側屈
例：サイドベント
スポーツ：バスケットボール（フックシュート）

下背部−矢状面

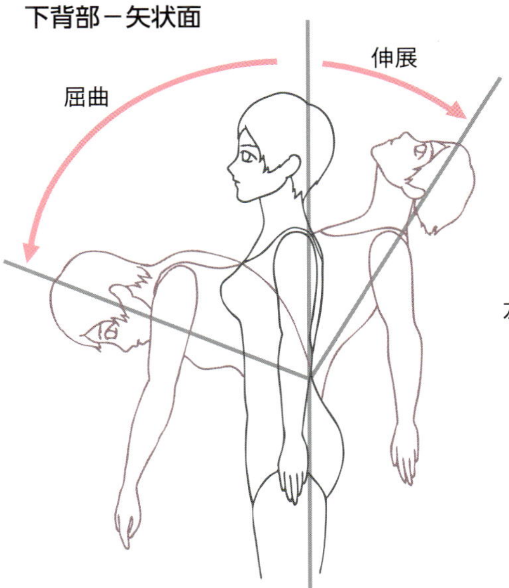

屈曲
例：シットアップ
スポーツ：槍投げ、柔道（投げ技）

伸展
例：バックエクステンションマシーン
スポーツ：体操競技（後方回転）

下背部−水平面

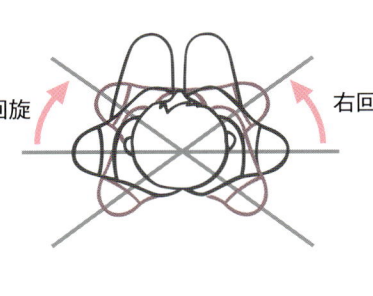

左回旋
例：ディシンボール・サイドトス
スポーツ：野球（バットスイング）

右回旋
例：トルソーマシーン
スポーツ：アメリカンフットボールの投動作

身体の基本的用語と体組成　17

02 身体の基本的用語と体組成
からだの動きの基本的用語

2.2 身体計測法

目標
- 長さ、幅、周径位の定義を理解する。
- 測定基準点を正確に規定することができる。
- 長さ、幅、周径位を測定できる。

重要

測定を正確に行うためには、身体測定点や各体節部位の重心の位置等をよく理解しておく必要がある。

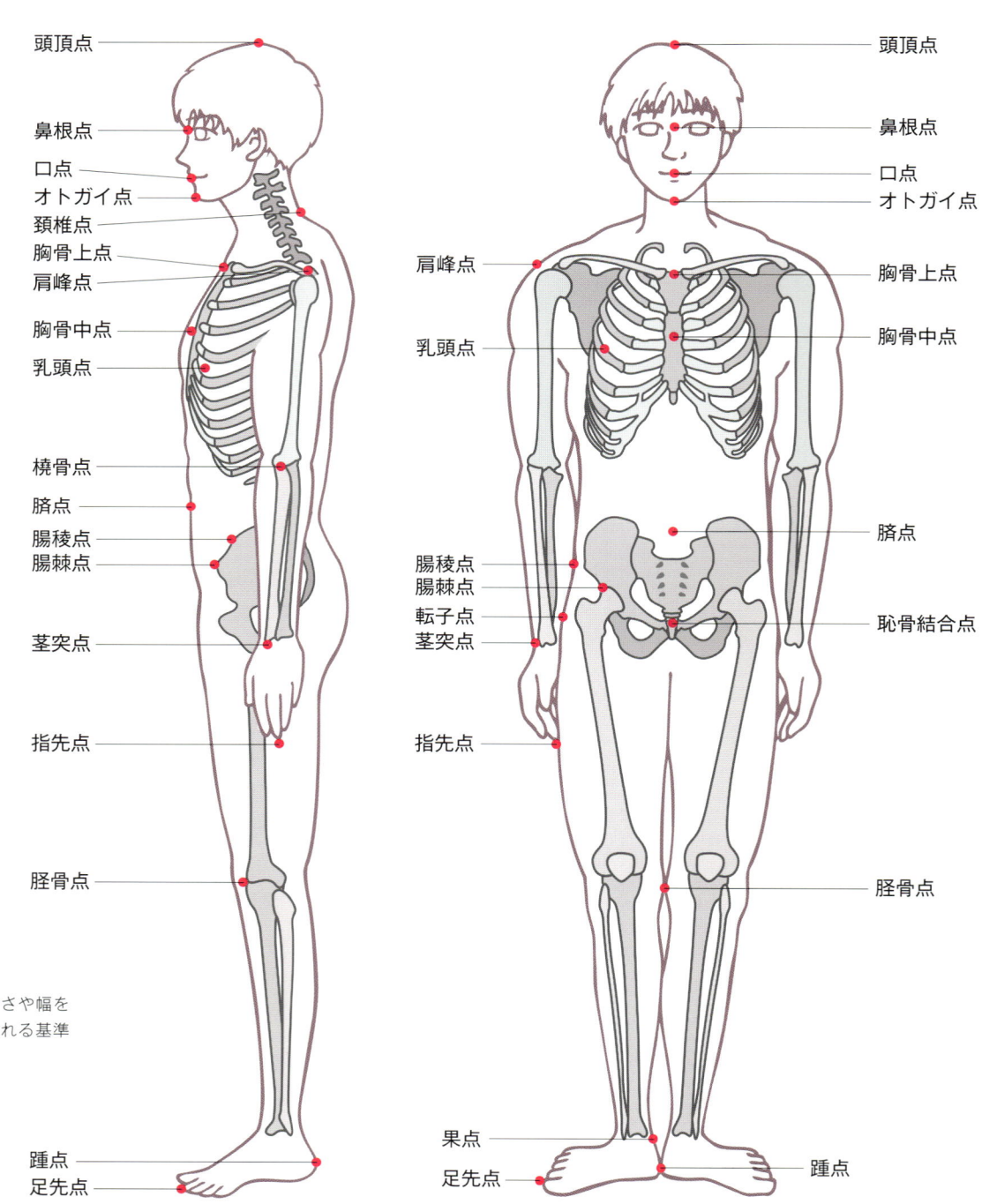

図 2-14 身体の計測点
各部位の測定点は身体の長さや幅を正確に測定する際に用いられる基準点となる。

身体測定は、身体各部位の大きさ、長さ、太さ、重さなどを測定することであるが、スポーツを行う上で、身体の客観的な数値は、パフォーマンス向上のためには欠くことのできない情報である。測定結果から、栄養状態、筋の肥大や萎縮、四肢の長さや太さや左右差などを知ることができる。また身体計測を継続的に行うことにより、トレーニングの効果を評価することが可能になる。重さを測定する器具として体重計が、長さを測定する器具として身長計やメジャーや、マーチン Martin 式計測法が広く用いられてきたが、近年、巻尺（テープメジャー）を使用した測定方法が多く紹介されている。また脂肪の厚さは超音波が用いられている。

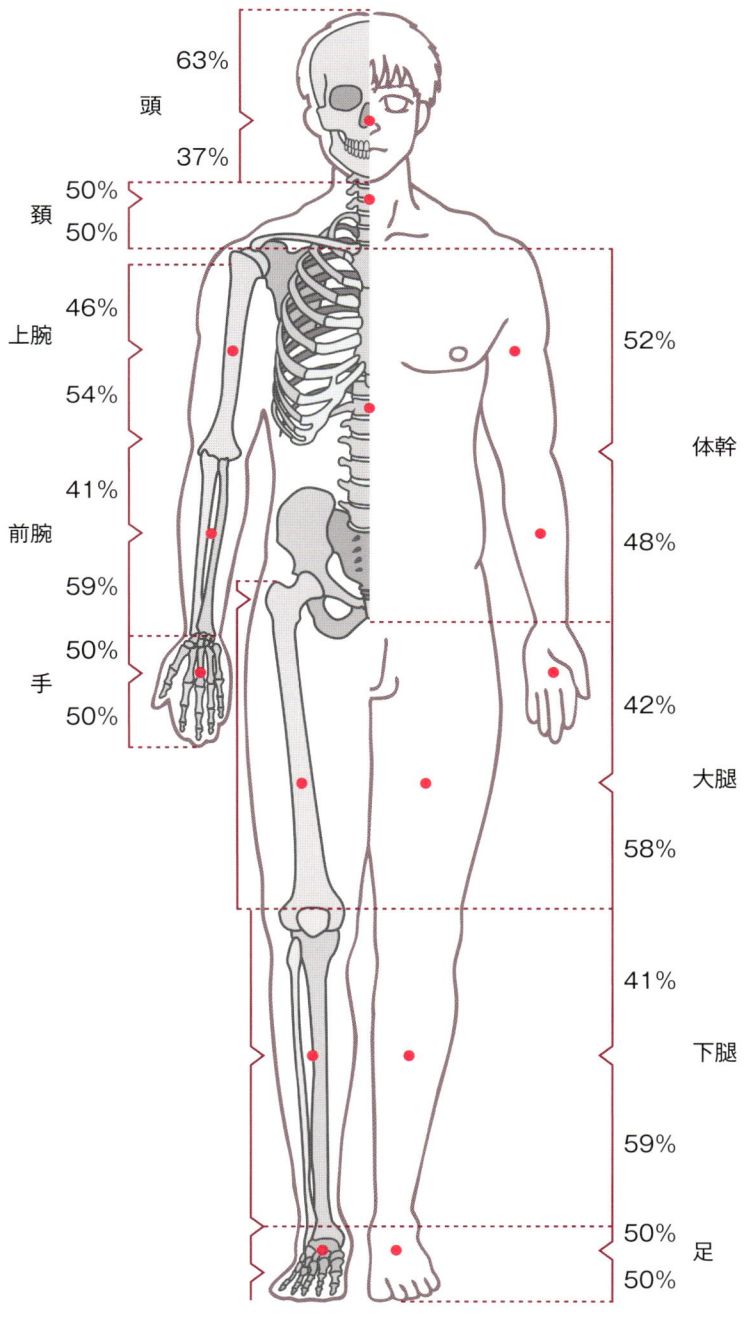

図 2-15 身体各部の重心位置
各部位のどの位置が重心となるかを示す。

02 からだの動きの基本的用語
身体の基本的用語と体組成

■ 身体の長さを測定する方法

上肢の長さは、ゴールキーパーにおいては守備範囲を大きくし、体操競技やダンスのような美を競う競技においてはダイナミックな動き（大きな動き）を表現することを可能にする。また、下肢の長さも同様な効果が期待され、さらに、左右差が生じている場合は、姿勢やアライメントに影響を生じることもある。

四肢長の測定法

上肢長：上肢を下垂した姿勢で肩峰点と指先点との間の直線距離を求める。

上腕長：肩峰点と橈骨点との間の直線距離。そのほか上腕長として肩峰点から上腕骨の外側上顆までとか、肘を強く曲げた場合の肘関節の先端までとか、その他種々の測り方がある。

前腕長：橈骨点から茎突点までの直線距離。上腕骨の外側上顆から茎突点までを測ることもある。

手長：橈骨と尺骨の茎状突起の先端を結んだ直線の中点と中指の先端との間の直線距離。

下肢長：下肢長の測定方法は次のような算出方法がある。そのため、下肢長の計測時は計測方法を明記する必要がある。

① 上前腸骨棘高－上前腸骨棘高から大腿骨骨頭までの推定値（平均は40 mm）
　＊身長　130 cmまでは15 mm、150 cmまでは20 mm、165 cmまでは30 mm、175 cmまでは40 mm、176 cm以上は50 mm
② 恥骨結合の高さ＋35 mm
③ 恥骨結合の高さ＋33 mm×100/身長×70
④ 身長×0.0212＋恥骨結合の高さ
⑤ （上前腸骨棘高－脛骨点高）×0.93＋脛骨点高
⑥ 背臥位の姿勢で、上前腸骨棘から内果までの最短距離。棘果長ともいう。
⑦ 背臥位の姿勢で、大腿骨大転子から外果までの距離。転子果長ともいう。

大腿長：大腿長の測定方法も次のような算出方法がある。そのため、下肢長の計測時同様に計測方法を明記する必要がある。

① 上前腸骨棘高と脛骨点高の間の直線距離を測り、それから40 mmを差し引く。
② 上前腸棘高から膝関節高を引き、その値からさらにその7％を差し引く。
③ 大腿骨の大転子から脛骨上縁、すなわち膝関節外側関節裂隙まで。

下腿長：脛骨点と果点との間の直接距離。

足長：踵点と足先点との間の直線距離。片足で立って、すなわちその足に全体重がかかった状態で測る。

■ 身体の幅を測定する方法

電車の椅子に座り、横の人と肩がぶつかり狭いと感じたことはないだろうか？　日常生活の椅子の幅や上着の大きさなど人間工学において必要とされる測定項目である。

肩峰幅（肩幅）：左右の肩峰点間の直線距離。
腸骨稜幅（腰幅）：左右の腸骨稜間の直線距離。腸骨稜幅は、女子において思春期以降

の発育が著しい。
手幅(しゅふく)：指を伸ばした状態で第2中手骨頭の最も橈側に突出している点と第5中手骨頭の最も尺側に突出している点との間の直線距離。
足幅(そくふく)：第1中足骨頭の最も内側に突出している点と第5中足頭骨の最も外側に突出している点との間の直線距離。

■ 身体の太さを測定する方法

周径：周径は、季節や栄養状態による変動が著しい。腹囲は食前、食後で大きく変化するため、測定条件をコントロールする必要がある。

胸囲(きょうい)：巻尺を背部では肩甲骨の下角の直下、側方は腋窩、前面では乳頭の直上を通るようにし、安静状態で軽く呼吸をさせ呼気と吸気の中間位で測定する。上肢は軽く下垂させておく。

腹囲：肋骨弓と腸骨稜との間で最もくびれている部分。別に臍の高さにおける水平周径を測定する方法がある。

上腕周径：肘関節伸展時または屈曲時に測定する2つの方法がある。
　　肘関節伸展時：上肢を下垂し、上腕中央部の上腕二頭筋最大膨隆部を測定。
　　肘関節屈曲時：肘関節を90°以上屈曲させ、上腕二頭筋を等尺性収縮させ筋肉が最大隆起する肢位で上腕二頭筋最大膨隆部を測定。

上腕最大囲：下垂した上腕において上腕二頭筋が最も隆起した場所を水平に測る。
前腕最大囲：上肢を下垂させ、前腕部において最も太い場所を水平に測る。
前腕最小囲：上肢を下垂させ、前腕部において最も細い場所を水平に測る。茎状突起のすぐ近位となる。
大腿周径：膝関節伸展位において、膝蓋骨直上5～15 cmを計測点として大腿骨軸に直角に測定する。膝蓋骨直上の5～10 cm以内は、内側広筋、外側広筋の状態を推測することができる。大腿全体の筋を推測するには大腿中央部にて測定することが望ましい。そのため、測定した測定位置を明記する必要がある（大腿長の下方から○ cmの位置、もしくは大腿長の下方から□%の位置）。
大腿最大囲：大腿部の最も内側に膨らんでいる場所を水平に測る。
下腿最大囲：下腿部において最も太い場所を水平に測る。
アンダーバスト：立位姿勢でバストのふくらみのすぐ下を測定する。
バストトップ：体幹を90°曲げた状態でバストのトップを測定する。
ウエスト：肋骨弓と腸骨稜との間で最もくびれている部分とも、地面と平行で臍の上を通る周径ともいわれている。
ヒップ：殿部の最も太い部分を測定する。

　ウエストをヒップで割ったものを、ウエストヒップ比といい、洋ナシ型肥満、リンゴ型肥満に分類することもある。

02 からだの動きの基本的用語
身体の基本的用語と体組成

2.3 体組成を評価する方法

目標
- 身体組成を正確に測定・評価ができるようになる。
- 各測定方法の長所および短所を理解する。
- 体組成は間接的測定のため測定方法の違いによる誤差があることを理解する。

重要

身体組成のおもな間接的測定法として約7種類が挙げられる。しかし、測定法のそれぞれに長所および短所がある。そのため、測定方法の特徴を考慮し、体組成を評価する。

■様々な体組成測定の方法

　より高いジャンプ、より遠くへ投げるなど、多くのスポーツ場面で大きな力発揮が求められる。このような力は、多くの筋によって発生し（筋力）は筋断面積と関係があることからスポーツ選手は、多種多様な筋力トレーニングを実施する。陸上競技短距離走選手のようなスポーツ選手にとって体脂肪は余分な重りとなる。しかし、相撲のように体重がより多いことが有利となるスポーツ選手にとって、体脂肪も貴重な存在である。こさらに身体組成の計測は、メタボリックシンドロームやサルコペニアに判断基準となり、生活習慣病の予防と一般人にとっても重要である。

　体組成評価するには様々な測定方法がある。それぞれの利点や欠点を理解して、目的に応じた測定法を用いることが望まれる。

❶ **水中体重法**：陸上と水中での体重を測定し、アルキメデスの原理を用い身体密度を算出する。間接的測定法の中で最も実測値に近似した値が算出されると捉えられている。水中で体重測定が可能な施設が少ないうえ、1人あたりの測定に時間がかかる。さらに、測定者（験者）の測定技術の違いにより2〜3%の誤差が生じる。

❷ **空気置換法**：被験者が密閉されたカプセル状の容器に入り、空気圧の変化を測定し、ボイル-シャルルの法則を用い身体の体積と密度を算出する。近年、測定可能な施設が増加しているが体育系大学や公立のスポーツ施設など測定場所が限定される。

❸ **二重エネルギーX線吸収法（Dual energy X-ray absorptiometry;DXA）**：X線は物質を通過する際に物質の質や量によって吸収や散乱が異なる。身体にエネルギーが異なる2種類のX線を照射し、X線の透過率の差を用い身体組成を算出する。身体部位別の測定は可能であるが装置が高額であるため測定可能な施設は少ない。

❹ **磁気共鳴画像法（MRI）・コンピューター断層撮影法（CT）**：MRI画像やCT画像を用い骨格筋量を定量化する。MRIおよびCTの装置が高額であるため測定可能な施設が少ない。

❺ **超音波法**：身体に探触子をあて超音波を発生させ反射した超音波を測定する。超音波の測定方法にはAモード、Bモード、Mモードなどがある。Bモードは反射波を輝度（Brightness）として表し、測定部位における輝度の違いを白黒の濃淡によって画像化する。得られた画像から皮下脂肪厚を測定し身体密度を算出する。ポータブルな測定器もあり、フィールド測定も可能である。

❻ **キャリパー法**：皮脂厚計（キャリパー）を用い上腕背部と肩甲骨下部の2カ所の皮脂厚から身体密度を算出する。また、上腕背部、肩甲骨下部と腹部の3カ所の皮脂厚から身体密度を算出する方法が多く用いられている。皮脂厚計は小型なためフィールド測定

が可能である。しかし、皮下脂肪の分布は個人によって異なるため、2カ所および3カ所の測定値からの推定は誤差を生じやすい。さらに、測定者（験者）の皮膚のつまみ方が測定値に影響を及ぼすことがあるため、測定者の技術も必要である。

❼ 生体電気インピーダンス法（Bioelectrical Impedance Analysis; BIA）：身体に微量な電流を流し、抵抗値から身体組成を算出する。体重計と一体になった機器が一般家庭用としても発売されており、測定に技術と時間を要さず簡便に測定できる。

以下に使用する可能性が高い❺超音波法と❻キャリパー法の測定および算出法を示す。

■ 超音波法

超音波法を用いた体脂肪率の推定には、身体6カ所の測定値または身体9カ所の測定値を用い推定する方法の精度が高い。測定個所の増加は測定時間の増加につながるが、体脂肪分布の評価も同時に行える利点もある。身体6カ所の測定部位と身体9カ所の測定部位を下記に記す。なお、身体6カ所の測定部位は全身9カ所の測定部位に重複する。

全身6カ所の測定部位：
上腕前面：上腕長（肩峰から上腕骨外側外果）の近位から60%の部位
上腕後面：上腕長（肩峰から上腕骨外側外果）の近位から60%の部位
腹部：臍右横2〜3 cm
肩甲骨下部：肩甲骨下角の直下部（肩甲骨下角から下方5cmの部位）
大腿前面：大腿長（大腿骨大転子から外側果）（大腿骨）の近位から50%の部位
大腿後面：大腿長（大腿骨大転子から外側果（大腿骨））の近位から50%の部位

全身9カ所の測定部位（上記6部位＋3部位）：
前腕前面：前腕長（橈骨頭から茎状突起）の近位から30%の部位
下腿前面：下腿長（外側果（脛骨）〜外顆（腓骨））の近位から30%の部位
下腿後面：下腿長近位から30%の部位

身体6カ所および9カ所の測定値の総和を用いた男女別の体脂肪率推定式を下記に記す。

推定式
男性 身体密度（g/mL）＝ 1.087 − 0.00056（6部位の皮下脂肪厚の総和）
 身体密度（g/mL）＝ 1.090 − 0.00050（9部位の皮下脂肪厚の総和）
女性 身体密度（g/mL）＝ 1.083 − 0.00048（6部位の皮下脂肪厚の総和）
 身体密度（g/mL）＝ 1.086 − 0.00042（9部位の皮下脂肪厚の総和）

■ キャリパー法

キャリパーを用いた身体密度の推定には、身体2カ所または3カ所の皮下脂肪厚の総和を用いるなど複数の推定式が紹介されている。さらに算出した身体密度を用いた体脂肪率の推定式も複数紹介されている。つまり、1つの測定値から使用する推定式によって異なる結果が算出される。そのため、先行研究や外部で実施されたデータと比較をする際には、推定式も確認をすることが重要である。本書では、日本で広く使用されている身体密度の推定式および体脂肪率の推定式を25ページに示す。

02 からだの動きの基本的用語
身体の基本的用語と体組成

図 2-16 超音波法で用いられる測定部位

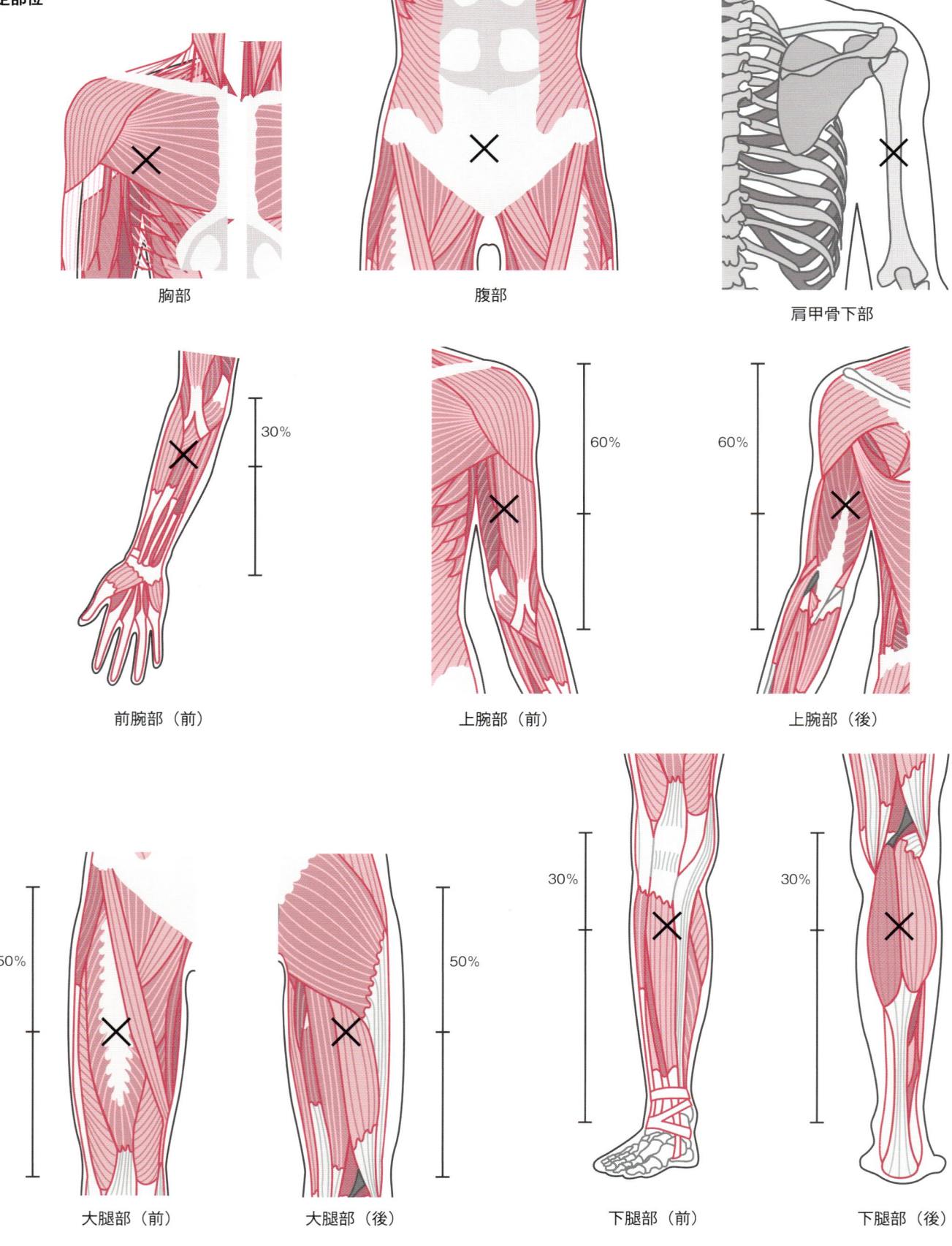

身体密度の推定式

男性

9〜11歳：身体密度（D）（g/mL）= $1.0879 - 0.00151X$

12〜14歳：身体密度（g/mL）= $1.0868 - 0.00133X$

15〜18歳：身体密度（g/mL）= $1.0977 - 0.00146X$

18歳以上：身体密度（g/mL）= $1.0913 - 0.00116X$

女性

9〜11歳：身体密度（g/mL）= $1.0794 - 0.00142X$

12〜14歳：身体密度（g/mL）= $1.0888 - 0.00153X$

15〜18歳：身体密度（g/mL）= $1.0931 - 0.00160X$

18歳以上：身体密度（g/mL）= $1.0897 - 0.00133X$

X：上腕背部と肩甲骨下部の皮下脂肪厚の総和

体脂肪率の推定式

① % fat =（4.950/身体密度 − 4.500）× 100　除脂肪組織の密度 1.10 g/cm^3（Sirl）

② % fat =（4.570/身体密度 − 4.142）× 100　除脂肪組織の密度 1.10 g/cm^3（Broz(v)ek）

③ % fat =（5.300/身体密度 − 4.890）× 100　除脂肪組織の密度 1.085 g/cm^3（Lohman）

④ % fat =（4.570/身体密度 − 4.142）× 100　（長嶺）

参考文献
○藤田恒太郎：「人体解剖図　改訂第42版」、南江堂（2003）。
○藤田恒太郎：「生体観察　改訂版」、南山堂（1960）。
○日本体育協会：「公認アスレチックトレーナー専門科目テキスト5 検査・測定と評価」、文光堂（2011）。
○安部　孝・福永哲夫：「日本人の体脂肪と筋肉分布」、杏林書院（1995）。
○鈴木　尚：「人体計測」、人間と技術社（1973）。
○保志　宏：「生体の線計測法　人間科学全書—テキストブックシリーズ」、テラペイア（1989）。
○福田　修(監修)：「PT・OTのための測定評価　形態測定・反射検査」、三輪書店（2007）。
○Thompson、C。W。(中村千秋訳)：「身体運動の機能解剖　改訂版」、医道の日本社（2002）。
○Biel、A（坂本桂造監修）：「ボディ・ナビゲーション—触ってわかる身体解剖　改訂版」、医道の日本社（2012）。

スポーツマンが知っておきたい豆知識

最終身長の予測

　身長は顔の特徴とならんで両親の影響を比較しやすい外見の特徴の一つである。身長は両親の遺伝的影響が大きく、以下のような最終身長を予測する式が紹介されている。

男子の身長（cm）= $\dfrac{父親の身長（cm）＋母親の身長（cm）＋ 13}{2} + \dfrac{父親の年齢＋母親の年齢}{20}$

女子の身長（cm）= $\dfrac{父親の身長（cm）＋母親の身長（cm）＋ 13}{2} + \dfrac{父親の年齢＋母親の年齢}{20}$

　この式では、遺伝寄与率を80〜90％、環境寄与率を10〜20％として捉えている（他の研究では遺伝寄与率を60％と推定している）。ちなみに両親の年齢が環境要因として推定式に利用されている理由として、年齢が増すにつれて収入が多くなり、子育てに費やせる金額も増えることを挙げている。つまり子どもに費やせる金額が多いということは、栄養状態をよい状態で保つことができることにつながるという理由らしい。また、他の最終身長を予測する式として以下の式も紹介されている。

　　男子の身長（cm）= 59.699 ＋ 0.419 ×父親の身長（cm）＋ 0.265 ×母親の身長（cm）
　　女子の身長（cm）= 43.089 ＋ 0.306 ×父親の身長（cm）＋ 0.431 ×母親の身長（cm）

　しかし、1945年時の男性日本人の平均身長が約160 cmであったが、2010年時には約170 cmになった。このことからも遺伝だけで身長が決まるわけではないことが理解できる。

03 からだをささえる 骨格系

3.1 骨の機能と種類

目標
- 骨のおもな名称と骨の種類が答えられる。
- 骨の機能が説明できる。

重要

ヒトの骨格は様々な形をもつ、206個ほどの骨からなる。骨同士の連結によってつくられる骨格系には運動の補助、身体の支持、内臓保護だけでなく、他にも重要な機能が多数あり、成長や運動に応じて形、内部構造がつくられている。

ヒトの身体の骨格は体幹と体肢に分けられる。体幹は頭部、頸部、胸部、腹部、骨盤部からなり、体肢は上肢と下肢からなる。また、人体は総数で206個ほどの骨からなってい

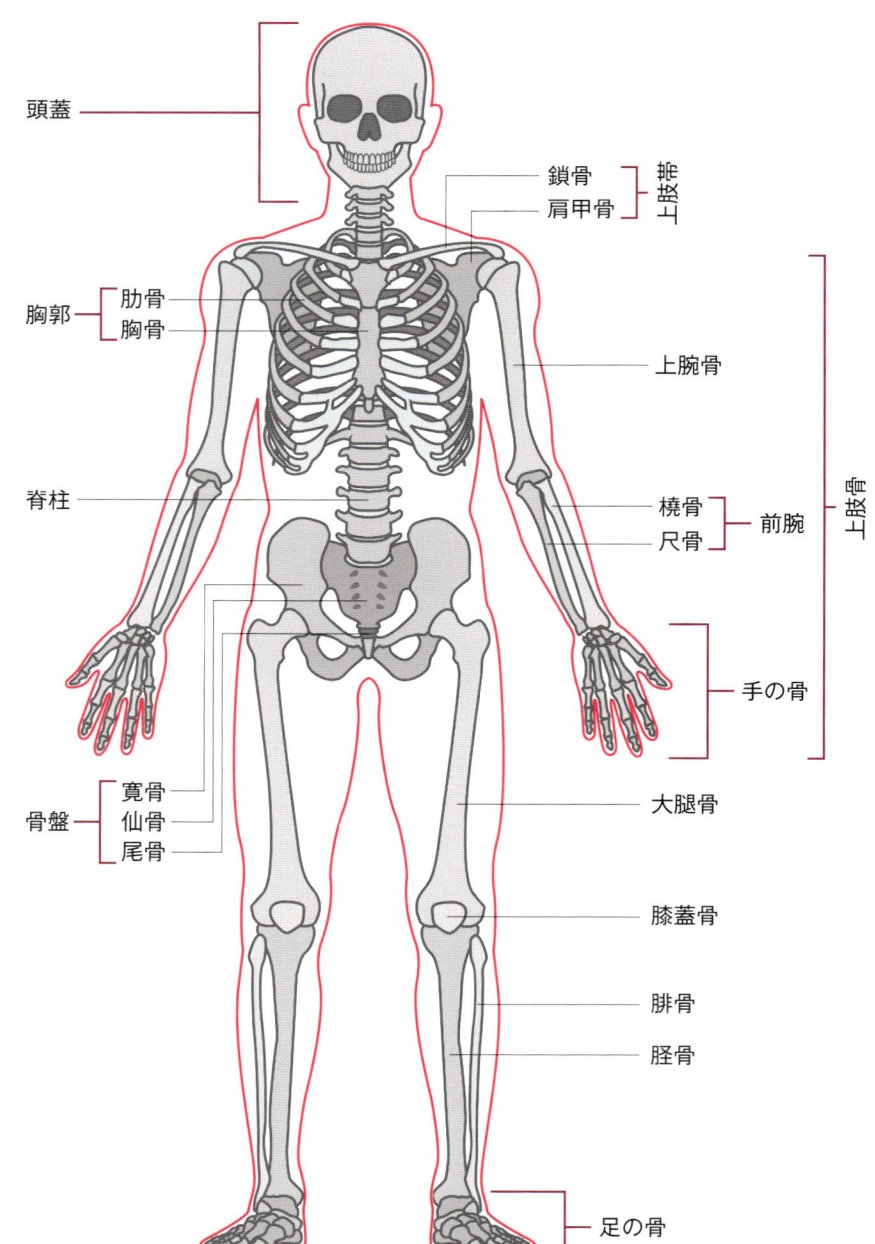

図3-1 人体の骨格（前面）
ヒトの骨は軸骨格（80個）と付属肢骨格（126個）からなる。

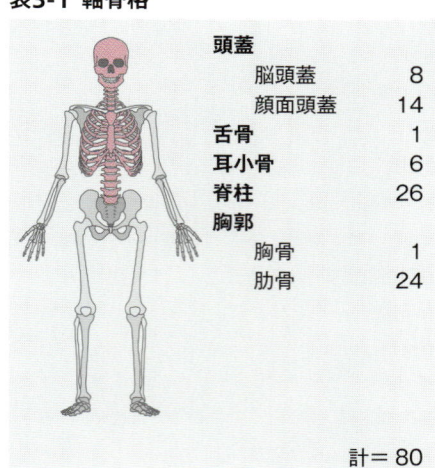

表3-1 軸骨格

頭蓋		
	脳頭蓋	8
	顔面頭蓋	14
舌骨		1
耳小骨		6
脊柱		26
胸郭		
	胸骨	1
	肋骨	24
	計＝	80

る。さらに骨格を構成する骨には種々の形があり、大きく分類すると以下の5つが挙げられる。

❶ **短骨**：手首・足首を構成する**手根骨・足根骨**のような短い骨。
❷ **長骨**：**上腕骨**、**大腿骨**のような管状の骨。
❸ **扁平骨**：頭蓋の**頭頂骨**、**前頭骨**、**肩甲骨**、**寛骨**（骨盤の骨）のような板状の骨。
❹ **不規則骨**：頭蓋にある**蝶形骨**、背骨の椎骨のように複雑な形をしたもの。
❺ **種子骨**：大きいものではよく膝のお皿という**膝蓋骨**。指などの腱の中にできる場合があり、人によって違いがある。

含気骨は骨の内部に空洞をもち、空気の出入りをするもの呼ぶ。
顔面の**上顎骨**、前頭骨などにみられ、その空洞は小さな穴で**鼻腔**（解剖用語では腔を「くう」と呼ぶ）と通じていることから副鼻腔と呼ばれる。ここに炎症が起き、膿のたまっ

図 3-1 人体の骨格（後面）（続き）

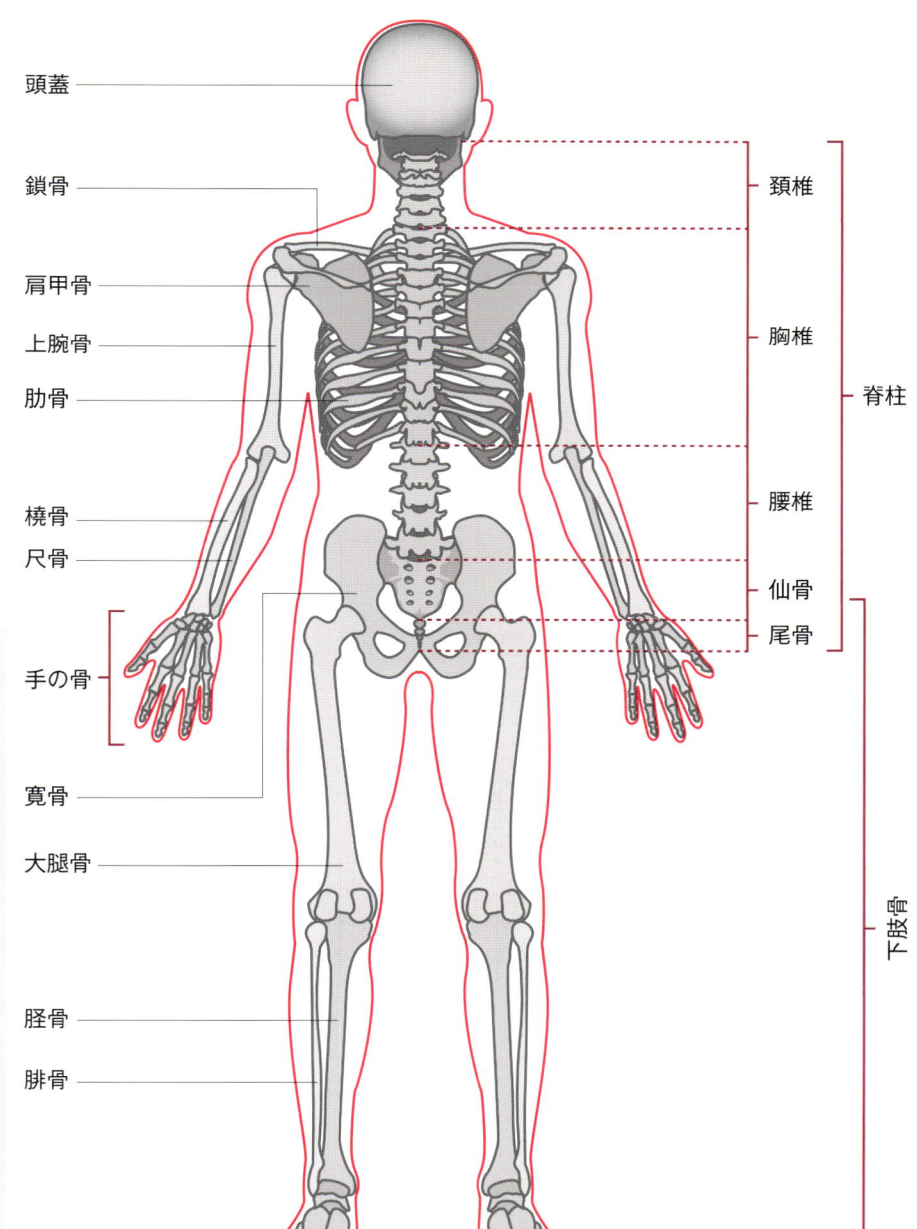

表 3-2 付属肢骨格

上肢帯		
	鎖骨	2
	肩甲骨	2
上肢骨		
	上腕骨	2
	尺骨	2
	橈骨	2
	手根骨	16
	中手骨	10
	指骨	28
下肢帯		
	寛骨	2
下肢骨		
	大腿骨	2
	腓骨	2
	脛骨	2
	膝蓋骨	2
	足根骨	14
	中足骨	10
	指(趾)骨	28
	計=	126

骨格系

03 からだをささえる 骨格系

た状態が副鼻腔炎と呼ばれる。

　骨は身体を支える役割の以下のような重要なはたらきをもつ。

1. 支柱および支持の形成　鉄筋コンクリートの建物の鉄筋のように身体全体の枠組みをつくって、他の軟らかい組織を支えている。

2. 運動の補助　骨格筋が腱を通して結合し、筋収縮によって骨格を動かしている。骨と骨格筋は共同して運動を行っている。

3. 臓器の保護　骨は、多くの内臓を外傷から防いでいる。例えば、**頭蓋骨**（とうがいこつ）は脳、**胸郭**（きょうかく）は心臓・肺を保護している。さらに、**椎骨**（ついこつ）は脊髄、**骨盤**はその中に含まれる腸や泌尿生殖器を保護している。

4. 造血場所の確保　骨の内部で赤血球、白血球、血小板、リンパ球などをつくっている骨髄は赤く、その骨髄を**赤色骨髄**と呼ぶ。

5. ミネラルの貯蔵　骨組織は、カルシウムやリンを蓄えている。必要に応じて血液中に放出し、身体のミネラルバランスを維持し、他の臓器へのミネラル供給に寄与している。

6. エネルギーの貯蔵　骨髄ははじめ赤色骨髄であっても、成人になるにつれ、主にトリグリセリド（いわゆる中性脂肪）を蓄えた脂肪細胞からなる**黄色骨髄**となる場合がある。黄色骨髄はトリグリセリドという形でエネルギーの貯蔵を行っている。

　それぞれのはたらきは他の組織、臓器と協調して行われている。

　個々の骨は関節で連結されており、さらに関節は靱帯で補強されている。これに腱を介して付着する骨格筋（4章参照）の筋活動によりヒト特有の運動を行うことができる。また、これらにより人体特有の体型が形成されている。

図 3-2 骨の形状[*]
骨の形状によって分類される。

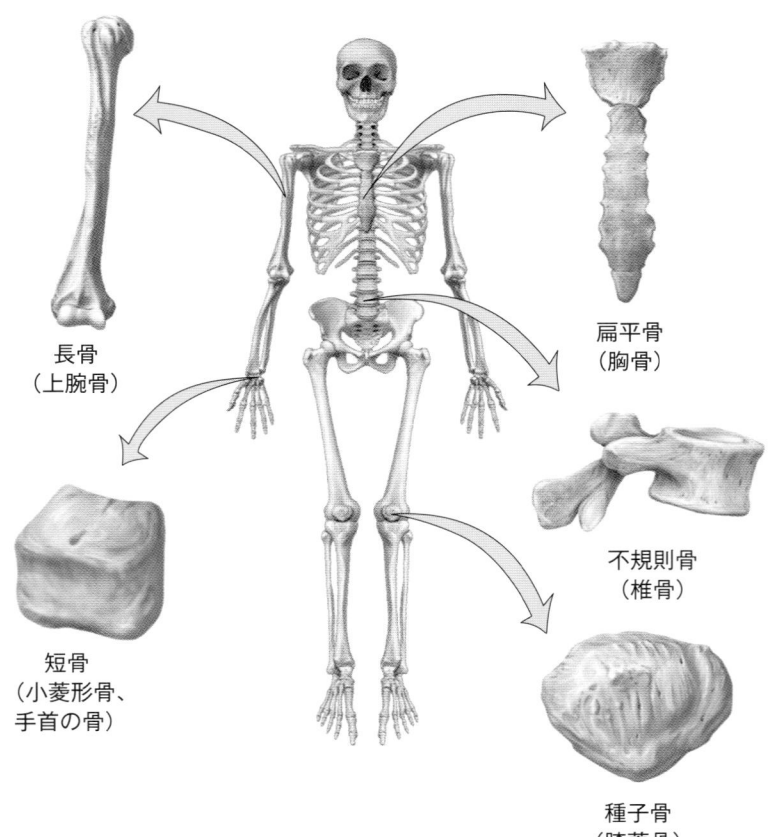

長骨（上腕骨）

扁平骨（胸骨）

不規則骨（椎骨）

短骨（小菱形骨、手首の骨）

種子骨（膝蓋骨）

3.2 骨の細かな構造

目標
- 骨端線について説明することができる。
- 緻密質の構造について説明することができる。
- 海綿質の構造について説明することができる。
- 骨髄について説明することができる。

重要

骨は骨端軟骨が増殖して骨に置換されていくことによって成長する。骨端軟骨が骨に置換されて骨端線となると成長は止まる。骨の内部は硬い緻密質と海綿質があり、中心部には骨髄がつまっている。緻密質には骨の基本単位を構成する骨単位(ハバース層板)があり、その中心には血管が走行する。

長骨を例にとると、骨の両端を**骨端**、その間の部分を**骨幹**、骨幹でも両骨端に近い部分を**骨幹端**とに分けて呼ぶ。骨端を除いて**骨膜**によって覆われている。

骨端は隣接する1個以上の骨と関節をつくり、骨端の関節部分は軟骨で被われ、**関節軟骨**と呼んでいる。継続的な運動負荷や老化により薄くなり痛みをともなうことがある。

骨の内部構造はすき間の多い構造でそのすき間に血管が入っており、骨髄の組織(後述)が存在する。すき間の大きさ、分布により**緻密質**と**海綿質**に分ける。海綿質は**骨梁**(骨小柱)という骨質の部分がすき間をつくっており、そのすき間には次に述べる赤色骨髄などが入っている。

海綿質は短骨や扁平骨などの内部に、また長骨の骨端の内部のほとんどをなしている。また長骨骨幹の髄腔の周りの部分や、髄腔と緻密質の接する部分にもある。海綿質を構成している骨梁は、不規則につくられたようにみえるが、骨にかかる力に応じて作り替えが行われ、骨自身が負荷に耐え、骨折しないような綿密な構築がなされている。骨の切断面での骨梁の全体の流れは骨梁線などと呼ばれ負荷に応じた構造がみられる。また海綿質をなすことによって骨自体の重さを軽減している。

骨幹は中空状のものが多く、その中空部分を**骨髄**という。骨髄中に血液を産生する組織があるものを赤色骨髄と呼ぶ。新生児の骨のほとんどは**赤色骨髄**をもっているが、成長が進むにつれエネルギーの貯蔵としての脂肪組織に置き換わるものがある。それを**黄色骨髄**(ヒトの脂肪組織はカロテンを含んでおり、文字どおり黄色である)、骨盤の腸骨や胸の真ん中にある胸骨などの骨髄ではかなり年を経ても赤色骨髄となっているので、骨髄の細胞はこの骨から採取する。

骨幹には骨1本に普通1～2カ所に「**栄養孔**」という孔があいており、骨髄でつくられた赤血球、白血球、血小板、リンパ球などは栄養孔を通る血管によって外部の血管系に出ていき、また造血に必要な栄養もこの孔の血

図 3-3 骨の内部構造

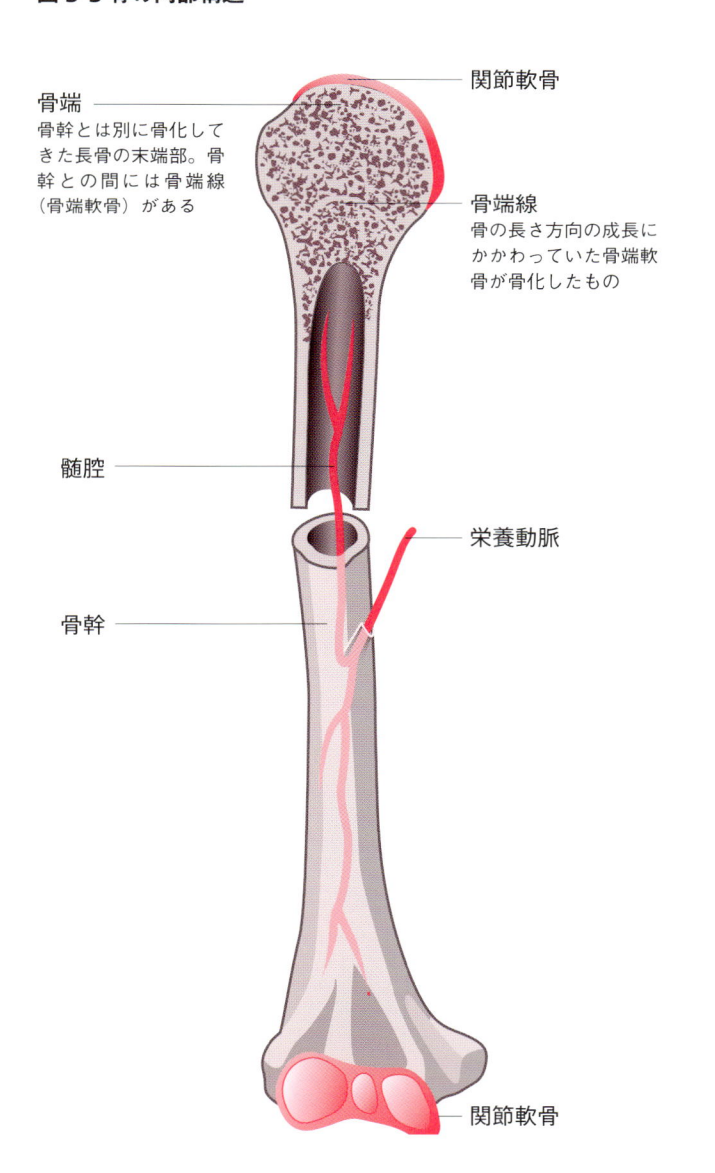

- 骨端 — 骨幹とは別に骨化してきた長骨の末端部。骨幹との間には骨端線(骨端軟骨)がある
- 関節軟骨
- 骨端線 — 骨の長さ方向の成長にかかわっていた骨端軟骨が骨化したもの
- 髄腔
- 栄養動脈
- 骨幹
- 関節軟骨

03 からだをささえる 骨格系

管によって供給される。

　骨幹の緻密質の部分には「**骨単位**」という小さな構造がみられる。これが骨をつくる際の構成単位とみなされている。この単位は**ハバース管**（中心管：毛細血管、リンパ管などを入れている）を中心にしたお菓子のバームクーヘンのような構造となっている。ベニヤ板を丸めたような骨の細胞外基質が何枚も同心円状に配置され、その1枚の板と1枚の板の間に骨細胞がはさまれている構造となっている。この構造で骨のしなやかさと強度の一部をつくっている。ハバース管の中に含まれている血管は骨単位の長軸方向に走っているがこの血管につながる横方向の血管はハバース管につながるフォルクマン管（貫通管）の中を走り、骨の外側の骨膜内の血管とつながっている。

　骨は生きている組織であり、多くの毛細血管が分布しているが、その血管の多くは骨膜に分布している血管からもたらされるものが多い。

　骨端軟骨以外の骨の外側は膜状組織で被われ、その骨膜（外側にあるので骨外膜とも呼ぶ）に分布する毛細血管は骨にあいた小さな穴から骨に入ってフォルクマン管（貫通管）（後述、横送管：骨の長軸に対して横に走るのでそう呼ばれる）に入っていき、ハバース管（後述）につながっていく。ハバース管からフォルクマン管により隣のハバース管へとつながり、それらの管の中を走る毛細血管はネットワークがつくられていくことになる。また骨膜は栄養孔から骨内部へと続いており、先ほどの海綿質の間のすき間まで続いており、赤色骨髄などと骨質とを分けている。骨内部の骨膜を骨内膜と呼ぶ。これら骨膜は骨の保護だけでなく骨の成長、骨折の修復、骨の栄養にはかかせないばかりか、靱帯・腱そして骨格筋へと結びついており、運動という点でも重要なものである。

図 3-4 緻密質の構造

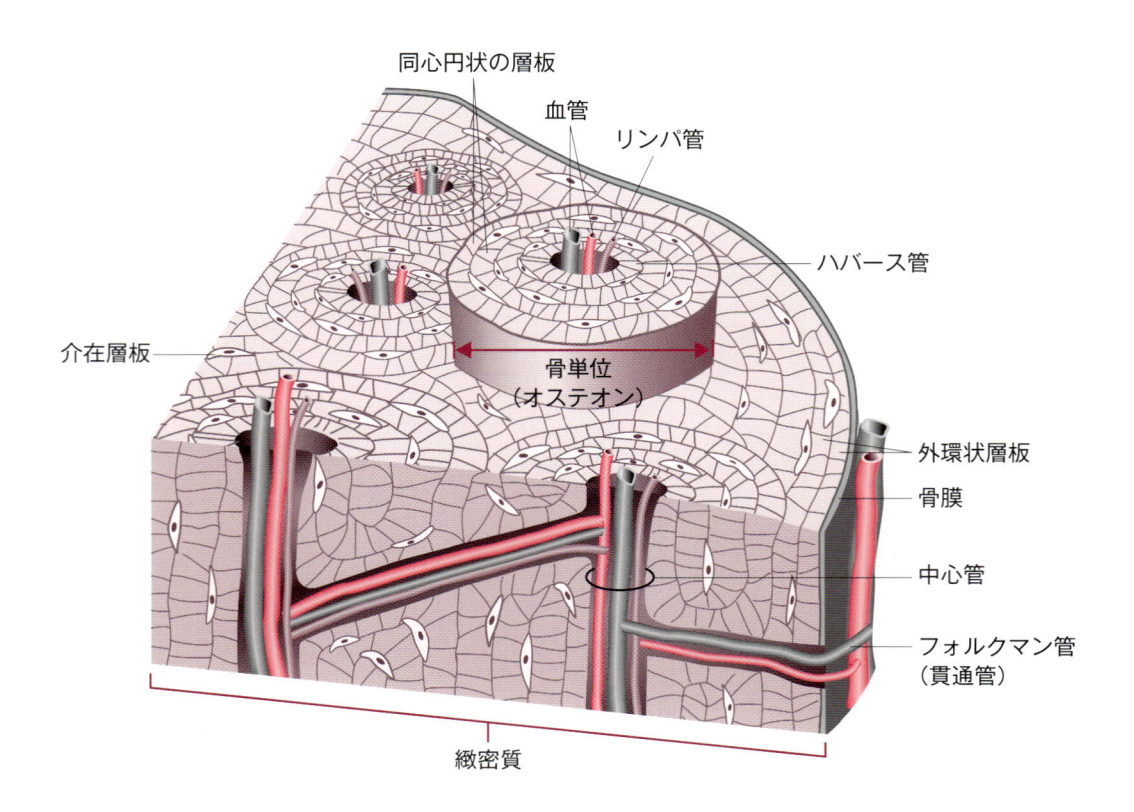

図3-5 スポーツによる骨折がみられる部位－疲労骨折

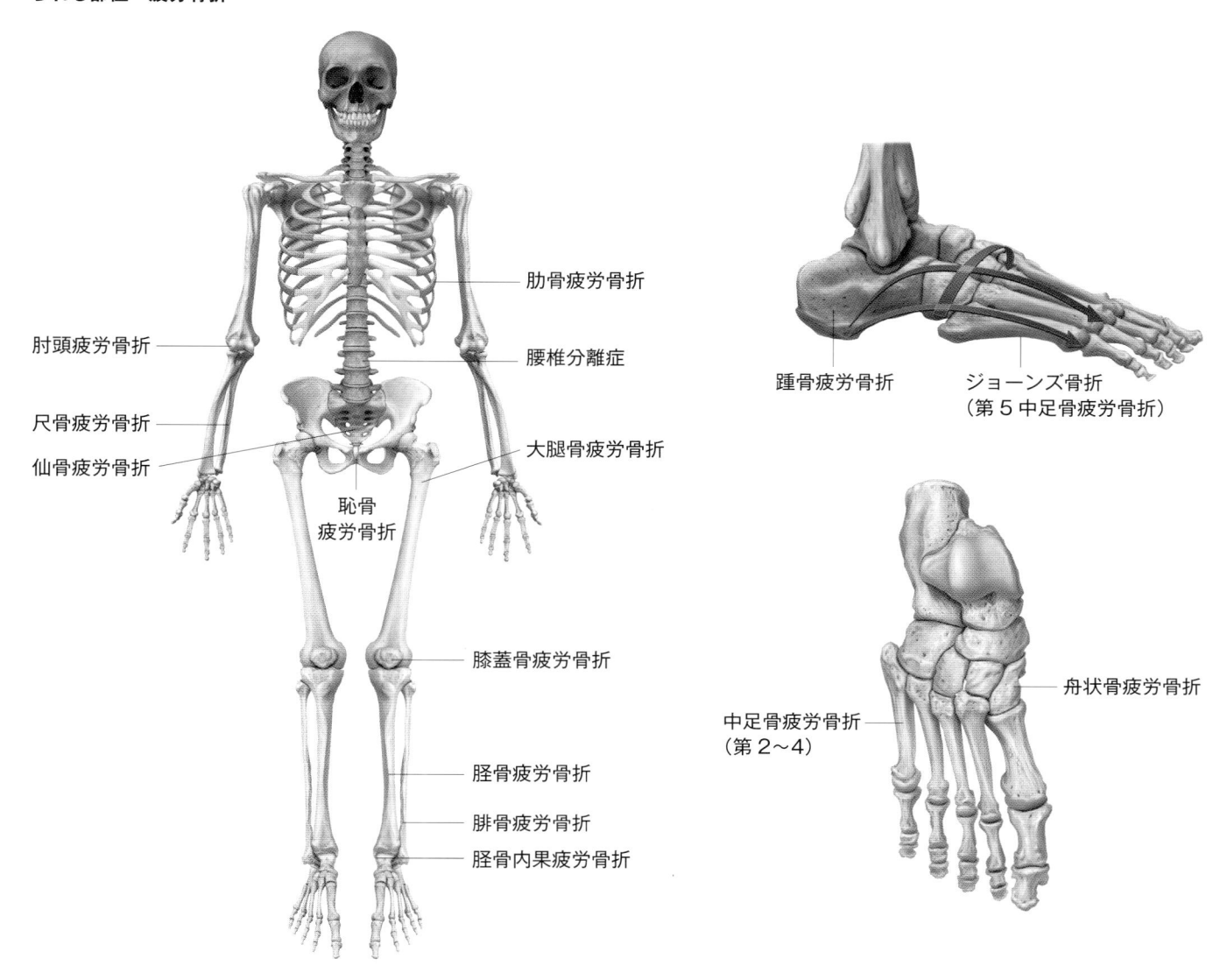

- 肘頭疲労骨折
- 尺骨疲労骨折
- 仙骨疲労骨折
- 恥骨疲労骨折
- 肋骨疲労骨折
- 腰椎分離症
- 大腿骨疲労骨折
- 膝蓋骨疲労骨折
- 脛骨疲労骨折
- 腓骨疲労骨折
- 脛骨内果疲労骨折
- 踵骨疲労骨折
- ジョーンズ骨折（第5中足骨疲労骨折）
- 中足骨疲労骨折（第2～4）
- 舟状骨疲労骨折

スポーツマンが知っておきたい豆知識

疲労骨折とは骨単位に亀裂が生じる現象

　通常の骨折は、大きな力によって骨の構造が壊れる。これに対し、疲労骨折は1回では骨を壊し得ない程度の力が、何度も繰り返し加わることによってミクロ的な破壊が生じる。このミクロな壊れ方というのは、骨を構成している骨単位（ハバース層板）の境界線に沿って生じる亀裂をさす。したがって、疲労骨折は臓器としての骨の壊れはほとんどなく、組織としての損傷であると考えられる。

骨密度と栄養素

　骨密度は、高いほうが怪我や故障が起こりにくく、逆に骨密度が低下するとパフォーマンスの低下に加え怪我をしやすくなったり、怪我からの復帰が遅れたりする。カルシウムは健康な骨の維持に欠かせない栄養素で、減少すると骨粗鬆症を引き起こす。しかし、骨を強くするためにはカルシウムだけを摂取しても、すべてが体内に吸収されるわけではなく、吸収を助ける他の栄養素と一緒に摂取することが必要である。特にビタミンDを一緒に摂取すると効果的にカルシウムが吸収される。ビタミンDは青魚や乾燥したキノコ類に多く含まれている。また、皮膚を日光に当てることでビタミンDを合成することができるので、ビタミンD不足の解消には日光浴も効果的である。

03 からだをささえる
骨格系

3.3 骨が形成される過程

重要

骨は重力や運動の「機械的な（必要であれば）」負荷によって常に作り替えられている。また、身体の成長や老化に伴って変化するホルモンの影響により、骨組織は破壊と再生を繰り返しており、骨は生きている組織といえる。

骨が形成される過程を**骨化**あるいは**骨形成**といい、4つほどの状況下で起こると考えられる。①胎児で起こるもの、②幼児から骨が成長して大人の大きさにまでなるもの、③一生を通じての骨の増改築（リモデリング）、④骨折の修復である。これらの骨化には色々な細胞、組織、ホルモン、その他の因子、もちろんカルシウムなどが関与している。

骨の構造は骨細胞のまわりは**細胞外基質**（骨基質とも呼ぶ）といい、**膠原線維**（コラーゲンというタンパク質でできた線維状のもの）と骨塩つまりカルシウム塩（Ca塩）からなる。骨はCa塩だけではもろく壊れやすくなってしまう。コラーゲンの線維は骨に弾力性を与え、Ca塩は骨に強さを与えるものである。Ca塩はヒドロキシアパタイトと呼ばれるものが主体で、リン酸も含まれている。

■ 骨形成に関与する細胞

❶ **骨形成細胞**：骨の幹細胞であり、細胞分裂して骨をつくる骨芽細胞となる。骨膜の中、骨内膜（後述）の中、ハバース管（後述）の中などに存在している。骨折の際の骨の再生には骨膜中のこの細胞が必要とされると考えられている。

❷ **骨芽細胞**：新しい骨をつくるはたらきをもつ細胞。細胞外基質の膠原線維をつくる。この膠原線維を中心としてまわりにCa塩が沈着していくと考えられている。

❸ **骨細胞**：成熟した骨の細胞で、後述するように細胞のまわりは膠原線維と骨塩で取り囲まれている。そのため骨細胞は硬い岩（細胞外基質・骨基質）の中にくりぬかれた洞窟のような小部屋（骨小腔）の中に入れられている。骨細胞は少し離れた隣の骨細胞と硬い細胞外基質に空いた細い管（骨細管）に細胞の突起を伸ばして相互に手をつなぎ、栄養物質、O_2、CO_2、老廃物および情報の交換を行っている。さらにこの骨細管および細胞の突起は毛細血管まで伸びている。

❹ **破骨細胞**：巨大な細胞で骨内部にあって、文字通り骨を壊している。

骨はつねに骨の改築を行っており、壊すことによってCa塩を血液中、つまり身体のすみずみにカルシウムおよびリン酸を供給し、反対に血液中のカルシウムを使って骨をつくっている。

骨は常に作り替えを必要に応じて行っている。骨の改築リモデリングの際には破骨細胞の活動でできた空間に骨芽細胞（骨形成細胞の細胞によってつくられた細胞）が侵入し、空間周辺から細胞外基質をつくっていく。まるでセメントで壁を何回も塗って外側から空間を埋めていくようである。その際、骨芽細胞は周期的に細胞外基質に埋め込まれてしま

目標
- 骨代謝に関与する細胞について説明できる。
- 骨の形成と修復について説明できる。
- 軟骨性骨化について説明できる。

う。さらに骨芽細胞が補充されて空間が埋められていく。最後には毛細血管を入れる管だけが残る。この管がハバース管である。この骨の改築は重力、運動の負荷などにしたがって行われる。

ベッドで寝たきりとか、骨折した場合ギプスで固定するとか、宇宙旅行をするなどでは負荷がかからないため、骨からCa塩がなくなってしまう。

■ 胎児での骨のつくられ方

骨形成の2つの様式

1. 膜内骨化：結合組織性の膜状組織が骨に置き換わっていく。頭蓋の骨、下顎骨、鎖骨などがこの方法でつくられる。

2. 軟骨内骨化：多くの骨がこの方法でつくられる。胎児からの長骨のつくられ方で述べる。軟骨をつくってからそれを骨に置き換えるのでその方式を**置換骨**ともいう。

　1）まず硝子軟骨で小さな骨のひな形をつくり、これを次第に大きくしていく。成長を

図3-6 軟骨内骨化
軟骨が骨で置き換わる軟骨性骨化の発生から形成までを示す。軟骨性骨化は長骨でよく観察される。

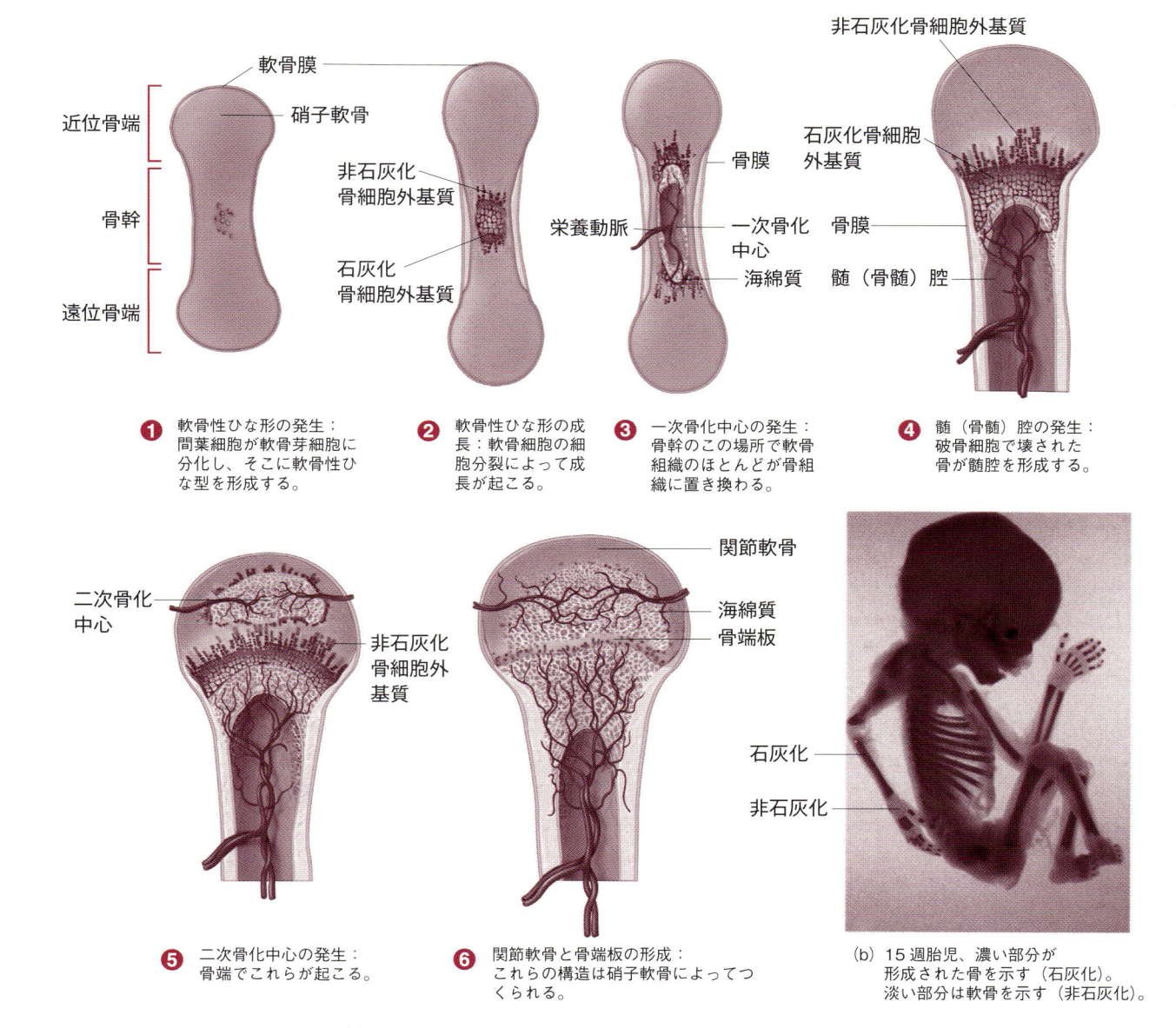

❶ 軟骨性ひな形の発生：間葉細胞が軟骨芽細胞に分化し、そこに軟骨性ひな型を形成する。

❷ 軟骨性ひな形の成長：軟骨細胞の細胞分裂によって成長が起こる。

❸ 一次骨化中心の発生：骨幹のこの場所で軟骨組織のほとんどが骨組織に置き換わる。

❹ 髄（骨髄）腔の発生：破骨細胞で壊された骨が髄腔を形成する。

❺ 二次骨化中心の発生：骨端でこれらが起こる。

❻ 関節軟骨と骨端板の形成：これらの構造は硝子軟骨によってつくられる。

(a) 骨の形成順序

(b) 15週胎児、濃い部分が形成された骨を示す（石灰化）。淡い部分は軟骨を示す（非石灰化）。

03 からだをささえる 骨格系

続けていくうちに中央部で軟骨細胞が肥大化、細胞周囲の石灰化が起こり、軟骨細胞が死ぬ。死んだ後の空所に骨芽細胞が入り込み骨化を起こし、海綿質をつくる。この海綿質を破骨細胞が破壊を行い、空洞つまり小さな骨髄腔をつくる。この骨化はひな形の両端方向に向かって進んでいく。

2) ひな形の中央部分の外側は骨膜ができて、骨化が起き、ひな形の周りを鞘のようにとりかこむようになる。

3) ひな形の両端でも中心部で骨化が起こるが、骨髄腔はできない。

4) ひな形の端に残った硝子軟骨は関節軟骨となる。

5) 骨幹の中心部で起こった骨化は軟骨を追うように両端方向へと進んでいく。軟骨はこれをのがれるように分裂を繰り返して両端方向へ伸びていく。全体として骨は長軸方向へ増大していく。

6) 骨端と骨幹にはさまれた軟骨は成人期以前までは骨端板としてほぼ一定の厚さで残っている。これが残っているうちは長骨での長さの成長につながっているが、成人期ぐらいでこの軟骨も骨化して骨端線となる。骨端線は女性の場合のほうがすこし早く現れる。

7) 太さの増大は骨幹での骨膜からの骨芽細胞による骨化によって起こる。骨幹での内部は破骨細胞でつくられた骨基質を壊して、太さの増大にあわせて骨幹内部の空所つまり髄腔を広げていく。

もし成長期に骨折を起こした場合、その骨折部位が骨端板であった場合は骨の修復がなされても、その骨の長さの増大は期待できない。

骨折で骨の修復がなされる場合、骨折部位の骨膜（外側および内側の膜に分布している細胞から、骨芽細胞ができて骨化していくが、ここでも増改築がたびたび行なわれていく。

スポーツマンが知っておきたい豆知識

運動と骨量（骨塩量）増加のメカニズム

重力を伴う運動選手は骨密度が高いといわれる。その原因の一つとして次の作用機序が明らかになっている。まず、運動の衝撃が骨に伝わるとコラーゲン分子の歪みが生じ、骨に弱いマイナスの電気が発生する。その後、プラスのカルシウムイオンとマイナスの電気が結合して骨塩が沈着しやすくなり、その結果、骨密度が高くなるということである。そのため、重力をほとんど伴わない環境下にいる水泳選手などの骨密度の値は低い傾向にある。

運動と骨量（骨塩量）増加のメカニズム

運動の衝撃 → コラーゲン分子の歪み → マイナス微少電位の発生 → プラスのカルシウムイオンと結合 → 骨に骨塩が沈着

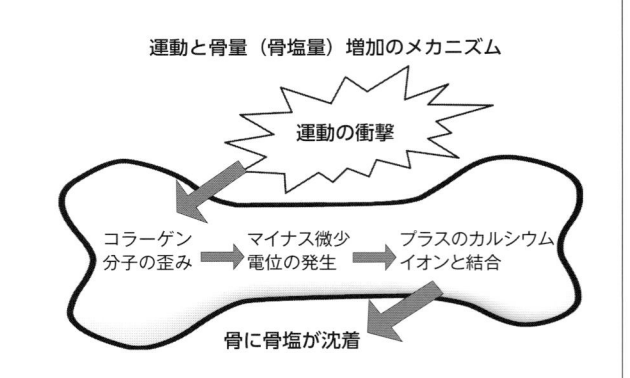

骨代謝とイソフラボン

女性に多い骨粗鬆症は骨の中がスカスカになる病気である。卵巣から分泌されるエストロゲンには骨密度を保つはたらきがあり、女性アスリートにみられる月経異常や閉経などによりエストロゲンの分泌が減少すると骨密度が減少して、骨粗鬆症になりやすくなる。一方、大豆に含まれている大豆イソフラボンはエストロゲンと構造がよく似ており、女性ホルモン様の弱いはたらきがあることが知られている。大豆イソフラボンを摂取することで骨密度が増加するという研究報告もあり、また、大豆には大豆タンパク質など骨によい栄養素も含まれているので、大豆製品を摂食的に摂取するとよい。

3.4 骨の成長および改築リモデリングに関与する因子

目標
- 骨代謝に関与する栄養素とその役割について説明できる。
- 骨代謝に関与するホルモンを挙げ、その役割について説明できる。

重要

骨の成長および改築にはホルモンの十分な量とともに十分な量のミネラル、ビタミンを取り入れなければならない。

■骨代謝に関与する栄養とホルモン

❶ ミネラル
大量のカルシウム、リン（リン酸の形が多い）、それに少量のフッ素、マグネシウム、鉄、マンガンの化合物が必要とされる。

❷ ビタミン
ビタミンAは骨芽細胞の活性化、ビタミンCは骨芽細胞のコラーゲンの合成および分泌などに、ビタミンDは腸での食物からのカルシウムの取り込みおよび骨の構築に、ビタミンKおよびビタミンB_{12}などは骨芽細胞のタンパク質に必要とされる。

❸ ホルモンなど
インスリン様成長因子：小児期など骨の成長のために重要なホルモンで肝臓などから分泌され、骨芽細胞の細胞分裂を促進する。
成長ホルモン：下垂体前葉から分泌され、この分泌に応じてインスリン様成長因子が分泌される。
甲状腺ホルモン：甲状腺の細胞から分泌され、骨芽細胞を刺激し骨を成長させる。
インスリン：膵臓のランゲルハンス島から分泌され、骨タンパク質の合成を増加する。
性ホルモン：女性・男性ともに女性ホルモン・男性ホルモンをもち、どちらのホルモンも骨の成長にはたらき、とくに10代で急激に起こる成長開始に大きな役割をなす。女性では広い骨盤のような女性特有の骨格構築となる。一般に成長に伴って性ホルモン量が次第に高くなると性ホルモンは骨端板での軟骨の成長を止め、骨の伸長が止まる。女性では女性ホルモンのレベルが高く早期に骨の長さの成長が止まるので、女性は男性より小さい骨格となる。

成人では性ホルモンは骨改築を担っているが、とくに女性ホルモンが骨吸収を遅くしているが、初老期に女性ホルモンがなくなると、骨吸収が骨化を上回るようになり、骨のすき間が多くなり、スカスカとなることがある（骨粗鬆症）。

骨と血液の間のカルシウムのやり取りを調節する重要なホルモンとしては次の3つのホルモンが挙げられる。

1）副甲状腺ホルモン（パラトルモン・上皮小体ホルモン）：副甲状腺（上皮小体）から分泌され、骨の再吸収を高める。結果として血液中のカルシウム濃度を上げる働きとなる。
2）カルシトニン：甲状腺内にある特別な細胞から分泌され、骨芽細胞の働きを促し、血液中のカルシウムは骨化に用いられるので、血液中のカルシウム濃度は下がる。
3）ビタミンD（活性型ビタミンD）：食物からのカルシウムの吸収を促進することで血液中のカルシウム濃度は上がる。

血液中のカルシウムの濃度を一定保ち、骨の成長・改築には多くのホルモンが関わる。

03 からだをささえる 骨格系

3.5 頭部と頚部と上肢の骨（頭、頚、上肢、上肢帯）

目標
- 運動をするうえでも重要な要素な頭部および上肢・上肢帯の骨の各部をいうことができる。

重要

頭蓋の骨は、扁平な、複雑な骨などからなり、脳を保護し、視覚、聴覚、嗅覚、味覚など多くのセンサー器官を入れ、また呼吸、栄養摂取の点でも重要な部位である。頚部は7つの骨で構成されるが、頭部の位置決めに、上肢・上肢帯骨は腕の運動に大きく貢献する。

ここでは身体上部の骨、つまり身体上部には頭蓋骨、頚部、上肢（自由上肢）、上肢と体幹をつなぐ上肢帯の骨をあつかう。

❶ **頭部**：頭部の骨は脳を保護する部分の**脳頭蓋**と、おもに顔面の形成に関与する部分の**顔面頭蓋**に分けられる。

脳頭蓋には**前頭骨**（左右2つ）、**頭頂骨**（左右2つ）、**側頭骨**（左右2つ）、**後頭骨**、**蝶形骨**（頭の内部にあり外からは触知できないが、蝶の形のような複雑な骨）、**篩骨**（同じく内部にある骨）、このうち側頭骨は内部に聴覚、平衡覚のセンサーを入れている。

新生児の頭部の骨は、出産時に骨盤内から出るための仕組みがある。骨の接合部分（これを**縫合**と呼ぶ）の骨化が進んでおらず、結合組織でできた膜状の組織があり、柔軟性が

図 3-7 頭蓋の骨（前面）＊

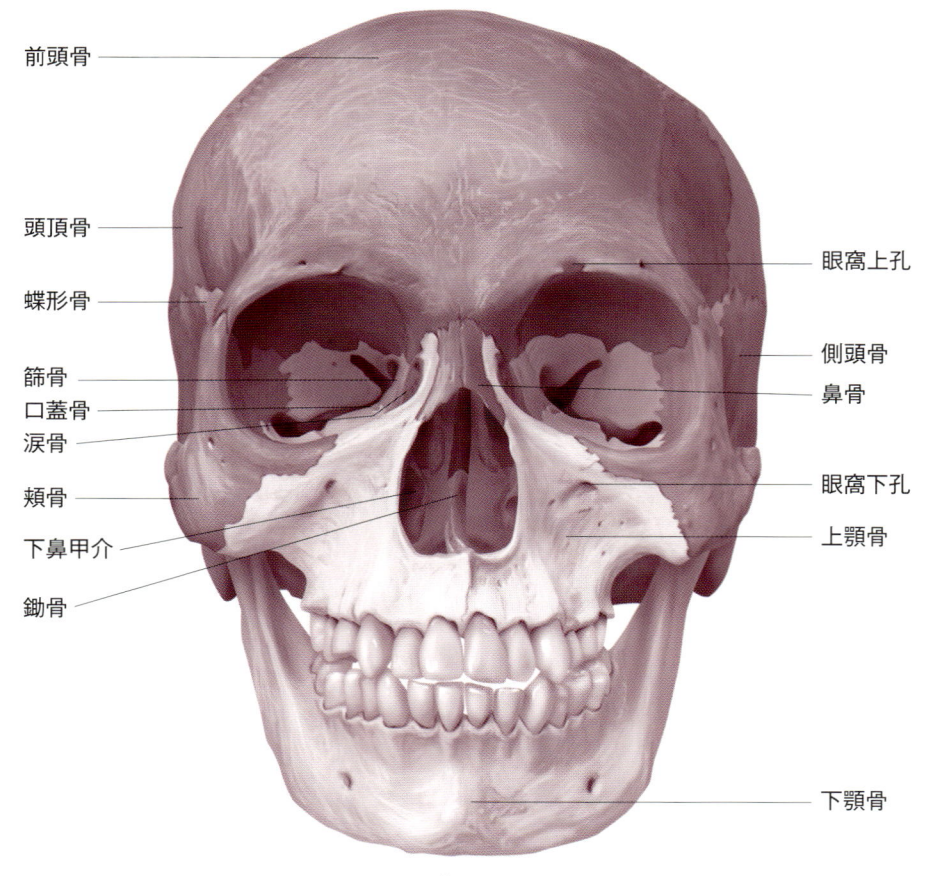

前面

図 3-7 頭蓋の骨（上面・下面）
（続き）*

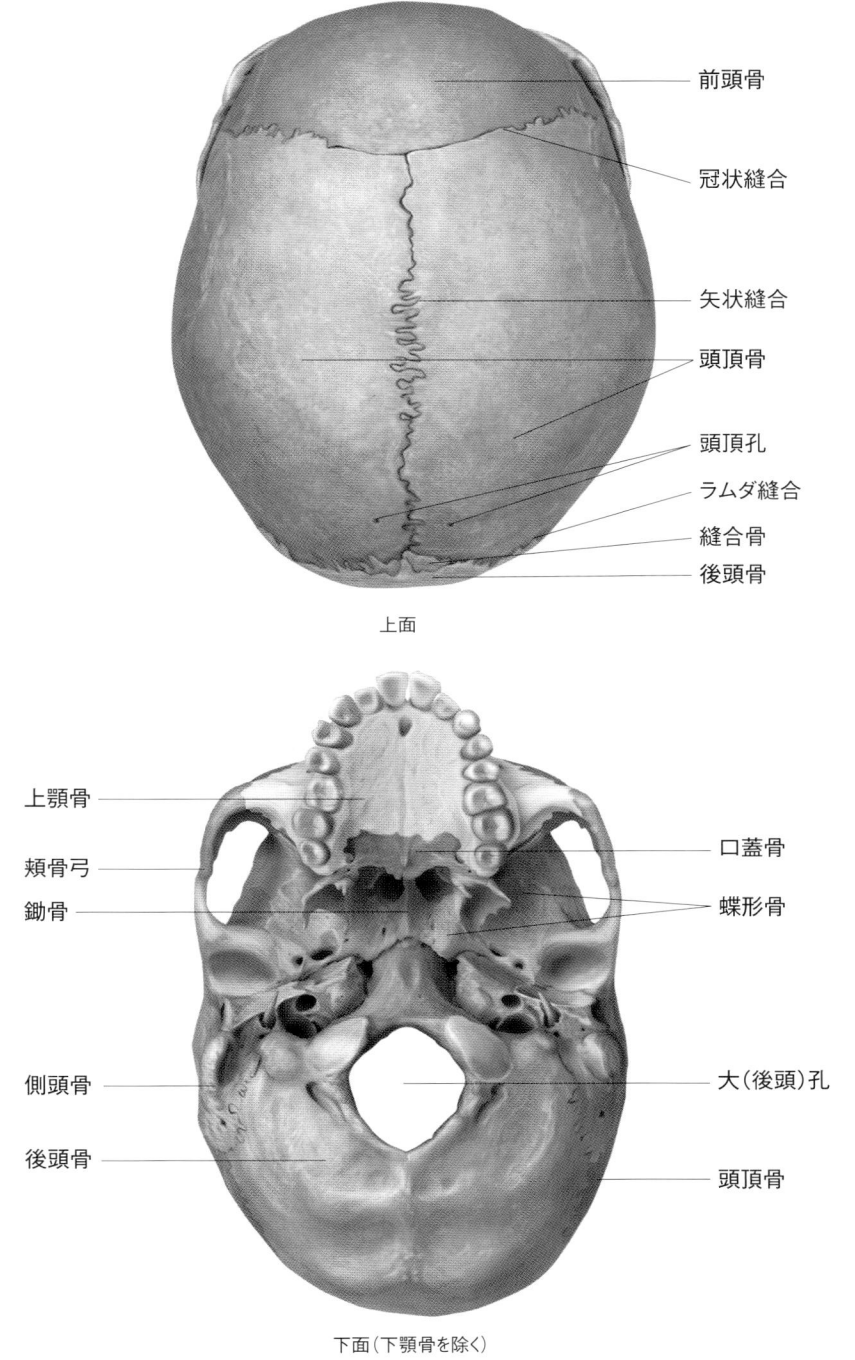

― 前頭骨
― 冠状縫合
― 矢状縫合
― 頭頂骨
― 頭頂孔
― ラムダ縫合
― 縫合骨
― 後頭骨

上面

上顎骨 ―
頬骨弓 ―
鋤骨 ―

口蓋骨 ―
蝶形骨 ―

側頭骨 ―
後頭骨 ―

大（後頭）孔 ―
頭頂骨 ―

下面（下顎骨を除く）

スポーツマンが知っておきたい豆知識

ヒトの骨格の特徴

　二足歩行を行う人類は霊長類の中でも特有な骨の特性をもっている。巨大な脳をおさめる頭蓋骨の巨大化とその脳から出る脊髄が頭蓋骨を出る穴（大後頭孔）の位置が前方化し、このため重い頭蓋を下から支えるため頚部の骨と筋肉の仕組みが発達、脊柱（簡単には背骨）も横からみると曲線を描くように弯曲し、直立姿勢、直立歩行時の脊柱に弾力・しなやかさを与えている。**また強力な脚力を支えるため骨盤の強大化がなされている。**また、胸郭の横断面もサル類の丸型からお腹側と背中側が扁平になった全体として楕円形となっている。また骨盤も他の霊長類にくらべ大型化してきている。

骨格系

03 からだをささえる
骨格系

ある。出産時にはそれぞれの骨が多少重なりあって、狭い産道をくぐり抜ける。そのおもなものは、

大泉門：左右の前頭骨と左右の頭頂骨に囲まれた部分。
小泉門：左右の頭頂骨と後頭骨に囲まれた部分。
これらの泉門はふつう生後半年から2年までに骨化してくる。

　　顔面頭蓋は**上顎骨**（左右2つ）、**頬骨**（左右2つ）、また**涙骨**（左右2つ）、**鼻骨**（左右2つ）、**鋤骨**（左右2つ、農耕具の鋤のような形から）、**口蓋骨**（左右2つ）、**下顎骨**、**下鼻甲介**（左右2つ、鼻腔の中にある）。

　　眼窩とは眼とその付属器を入れておくための、全体としてピラミッド形のくぼみをいう。前述の複数の骨から構成されている。

　　頭蓋の骨には各所に脳神経（後述）・血管などを通す大小の孔が多数ある。一例を挙げると眼窩の真下の部分を押さえると痛いところがあるが、そこを**眼窩下孔**といい**三叉神経**の枝の**上顎神経**の一部が通り、この神経は顔面の上顎部の知覚を担っている。おなじく眼窩の上のふちでやや中央よりを押すと痛い点は**眼窩上孔**（閉じ切ってない場合は眼窩上切痕）と呼び、三叉神経の枝の**眼窩上神経**（額の部分の知覚を担う）が通っている。

❷　**頚部の骨**：第1頚椎（C1）から第7脊椎（C7）の合計7つの骨からなる。CはCervical vertebrae（頚椎）の略（いわゆる背骨の骨に属する。詳細は脊柱の項で述べる）。首の部分の骨を**頚椎**と呼ぶ。重い頭蓋を載せて、頭部の回転に合わせて位置を調整し、重心を取るなどにはたらく重要な骨である。また頚椎は中にある脊髄を保護し、また脳にいく4つの動脈のうち2本の椎骨動脈が頚椎の側方に飛び出した部分（**横突孔**）の中を走る。頚椎のうち一番上の第1頚椎は**環椎**と呼び、リングの形をしてその輪の中に脊髄が入る。

図 3-8 頭蓋の骨（側面）[*]

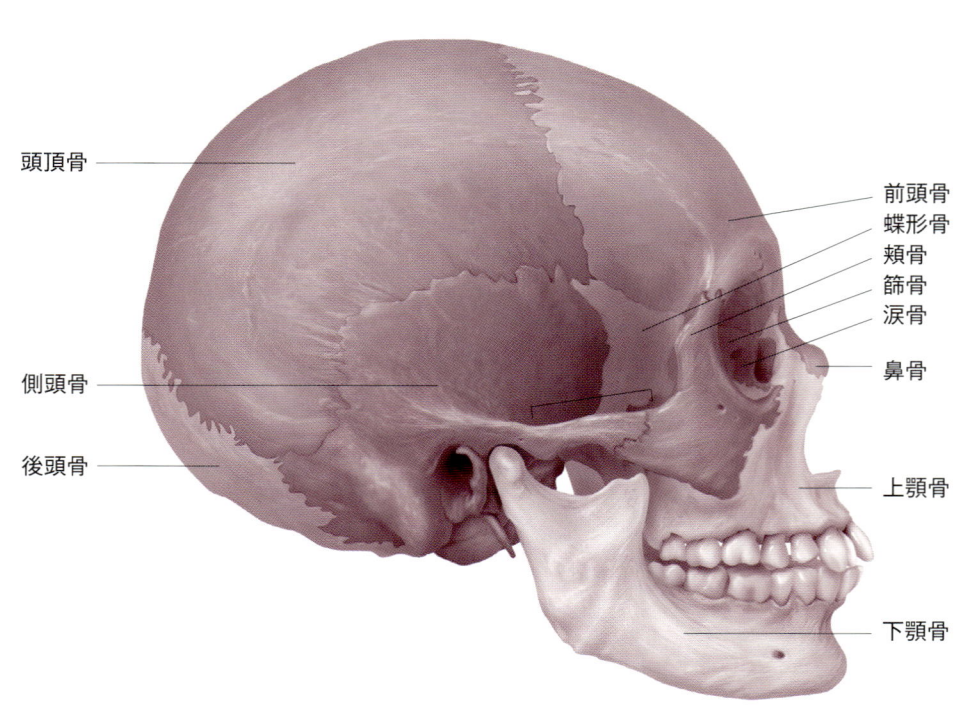

右外側面

また第2頸椎は親指と中指をつないで輪をつくり人差し指を伸ばしたような形をし、**軸椎**と呼び、頭部の回転に合わせた形をしていると考えられている。第7頸椎は**隆椎**と呼び、大きな**棘突起**（脊柱の項参照）をもっている。これは自分の首の後ろを手で触ることでわかり、また他のヒトで頸部の後ろが少し飛び出ていることでわかる。

またどの骨とも連結しない**舌骨**があり、この骨は全体がU字形をなしている。舌の支持体としてまた顎の運動にも重要な骨である。

❸ **上肢帯の骨**：背中にある左右の肩甲骨と前側の鎖骨。

上肢（専門的には自由上肢）を体幹に帯でつなげているという意味で**上肢帯**と呼んでいる。

肩甲骨は逆三角形の平たい骨で、胸郭の後部にある。肩幅を測るのに使う点は**肩峰**と呼ばれるが、鎖骨の一部が外側に飛び出ている部分である。この骨は体幹とは直接には関節をつくらず、鎖骨、筋肉・靭帯で体幹につながっているだけである。肩甲骨の上部、背面、前面には多くの筋肉がついており、上肢の円滑な運動には、この肩甲骨に付着している筋肉が必要である。肩甲骨は上肢の上腕骨と肩関節でつながり、鎖骨と**肩鎖関節**でつながっている。上腕骨頭がはまる肩関節のクボミが浅いために上腕の可動範囲は広いがそのため、脱臼しやすい。肩関節から上腕骨が抜けるのを防いでいるのは肩関節の靭帯と上腕骨と肩甲骨をつないでいる筋肉（肩のインナーマッスル）といえる。

鎖骨は上方からみると全体として細いS字形をした骨で、肩甲骨と胸骨上端をつないでいる。胸部の前面に飛び出ており、強い力がかかると折れやすく、人体の中で骨折しやすい骨である。

❹ **上肢の骨（自由上肢）**

上腕骨　**上腕骨**はいわゆる「二の腕」を構成する太い骨。肩関節に接続する部分は丸く大きい骨端となり**上腕骨頭**と呼ぶ。上腕骨頭の細くなった部分は骨折しやすいので**外科頸**

図 3-9 頸椎の骨[*]

頸椎の場所

関節している頸椎の後面

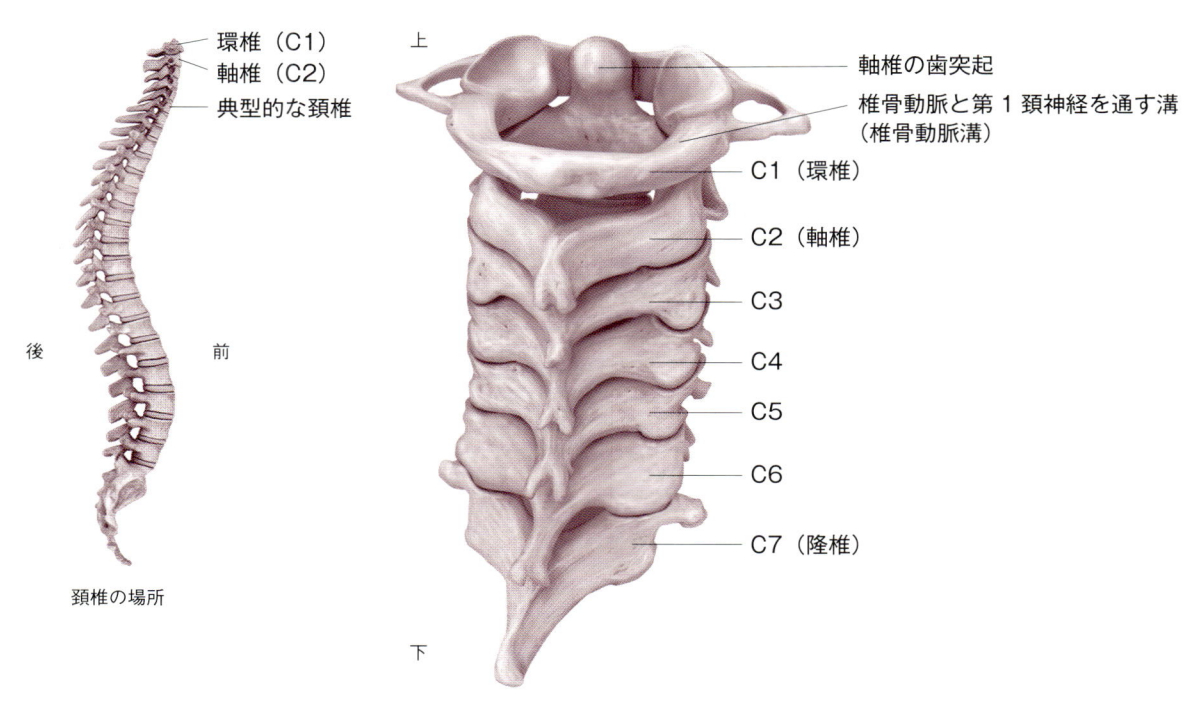

骨格系　39

03 からだをささえる 骨格系

と呼んでいる。上腕骨の遠位端つまり肘の部分は複雑な関節をつくるため、飛び出たり、引っこんでいたりする部分がある。前腕の橈骨と関節する小さな出っ張りが前面の外側（親指側）にある上腕骨小頭、その後部にある出っ張りを外側上顆、内側にある尺骨と関節する部分は**上腕骨滑車**という。

　前腕を伸ばした際に尺骨の肘頭がちょうどはまるところが**肘頭窩**というへこみがある。上腕骨の肘の部分で出っ張りを**内側上顆**、前出の**外側上顆**といい、前腕の大部分の筋肉がつく。内側上顆の後側を**尺骨神経**が走っており、外から触れるとコロコロ動き、肘を後ろに引いて机などにぶつけるとひどく痛むのはこの神経である。

❺ 前腕の骨

橈骨　前腕の親指側にある骨で肘の部分の橈骨頭は円盤型をして、前腕を回転しやすい構造となっている。（覚え方　父さん指側が橈骨）。

尺骨　前腕の小指側の骨で、肘の部分にある骨頭は肘頭と呼び、前面には肘関節の上腕骨滑車とかみ合う弯曲したくぼみとなっている。肘関節の屈伸によい構造となっている。

❻ 手の骨

手根骨　形の上から名付けられた8個（**舟状骨、月状骨、三角骨、豆状骨、大菱形骨、小菱形骨、有頭骨、有鉤骨**）の小さな骨である。手を開いた状態で落下して手根骨を骨折した場合、落下の際の衝撃は舟状骨から橈骨に伝えられるので舟状骨が折れやすい。

図 3-10 上肢帯の骨（前・後）[*]

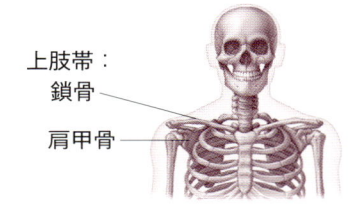

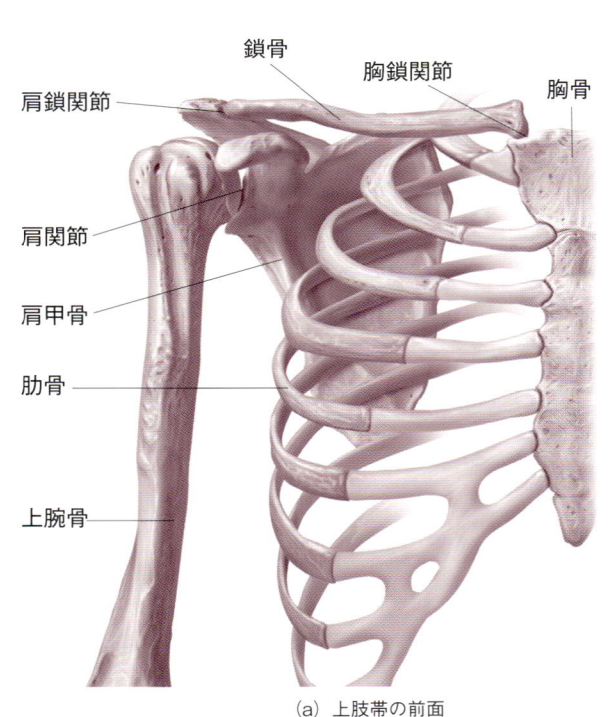

(a) 上肢帯の前面　　(b) 上肢帯の後面

指の骨

中手骨、**手掌**つまり手のひらの部分にある骨で、手根骨と指骨を結ぶ5本の骨であり、親指側から第一中手骨と呼ぶ。手根骨に関節する骨端を手根骨の**底**、指骨に関節するほうを**頭**と呼ぶ。中手骨頭は手を握った場合によくみえる。

指骨　手の一番はじの部分の骨で、親指（**母指**と呼ぶ）から小指に向かって番号付けがなされる。指の骨は1個1個を**指節骨**という。親指は2個の指節骨のみからなる。つまり基節骨と末節骨からなる。しかし、第二指から第五指は3個の、中手骨に関節する**基節骨**、**中節骨**、末端の**末節骨**からなる。

図 3-11 上肢の骨（右）[*]

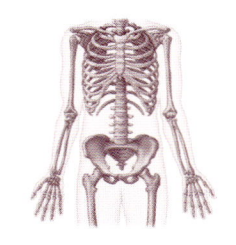

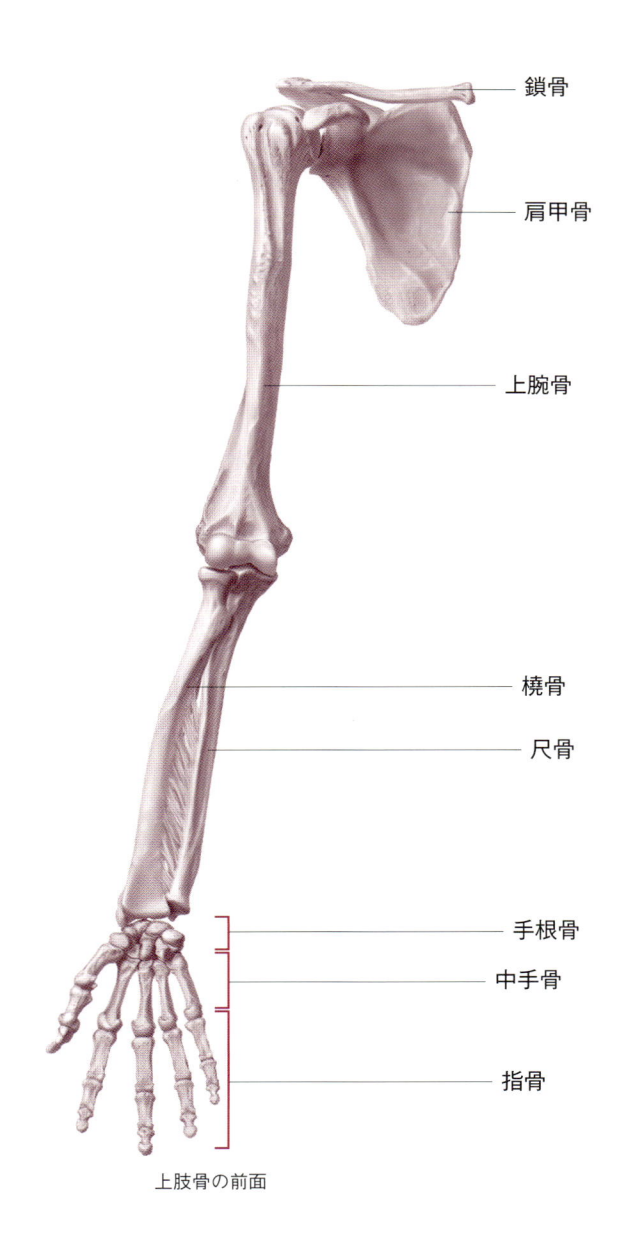

上肢骨の前面

骨格系　41

03 からだをささえる 骨格系

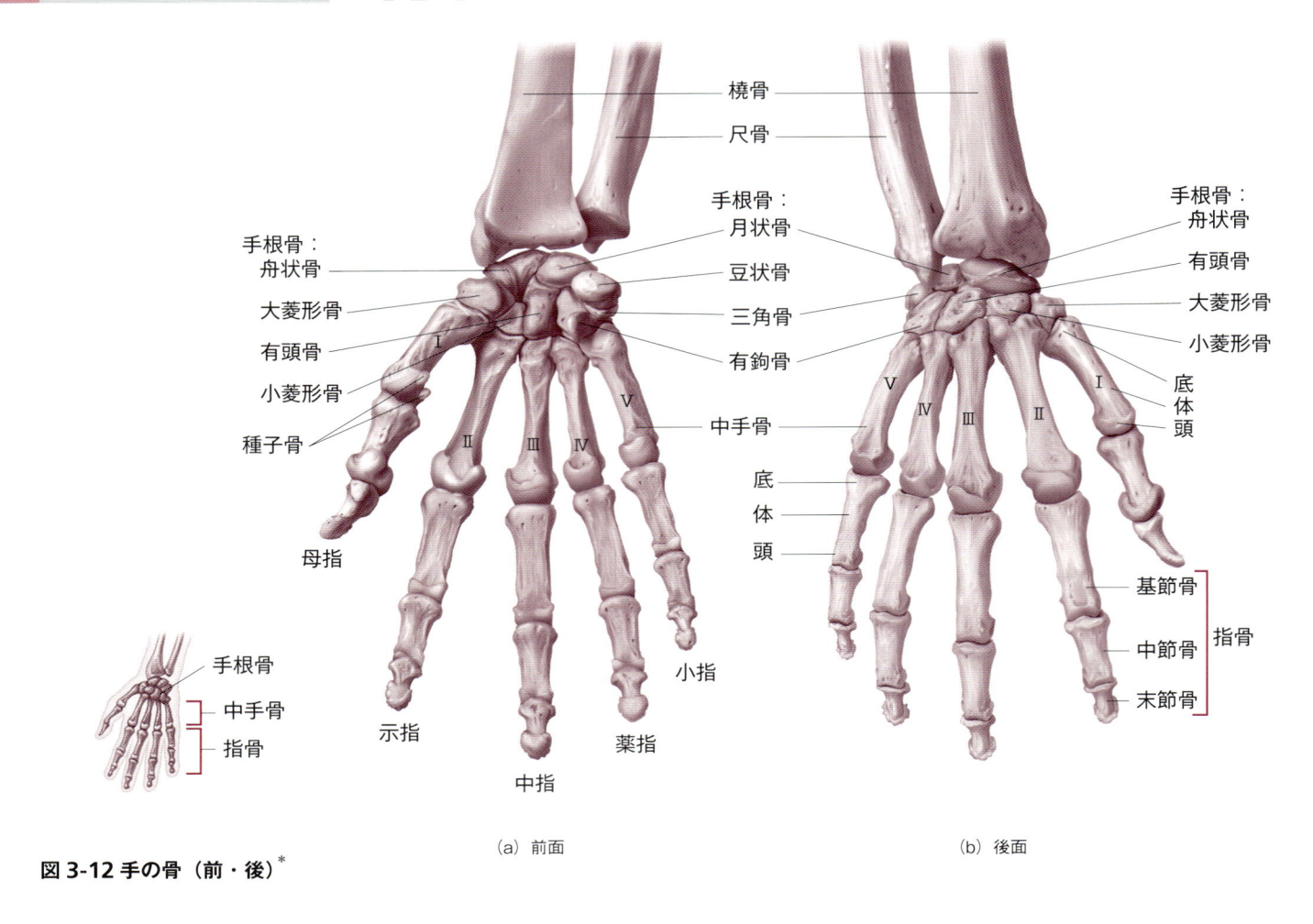

図 3-12 手の骨（前・後）＊

(a) 前面
(b) 後面

橈骨／尺骨

手根骨：舟状骨、大菱形骨、有頭骨、小菱形骨、種子骨
月状骨、豆状骨、三角骨、有鈎骨
手根骨：舟状骨、有頭骨、大菱形骨、小菱形骨

中手骨（底・体・頭）
指骨：基節骨、中節骨、末節骨

母指、示指、中指、薬指、小指

スポーツマンが知っておきたい豆知識

転倒時に起こる「コレス骨折」と「舟状骨骨折」
　こどもや高齢者が転倒時に手のひらを着いてしまった時に、前腕の親指側にある橈骨が折れてしまう骨折を「コレス骨折」という。また、同じ転倒で手をついても大人は舟状骨骨折の発生が多いようである。舟状骨折は骨の形状上、診断が難しく、さらに癒合するまで時間を要する。いずれも転倒して手のひらを強打して起こるものであるが、転倒防止や受け身の姿勢を素早くとれるバランス能力を高めておくことが大切である。

活性酸素とビタミン
　運動には健康増進作用がある一方で、激しい運動は体内の活性酸素や酸化ストレスが増加することがわかっている。活性酸素はパフォーマンスの低下、さらには正常な細胞や血管内壁を傷つけ、病気を引き起こす原因となってしまう。一方、ビタミンA、ビタミンC、ビタミンEなどは抗酸化ビタミンとも呼ばれ、活性酸素を除去することのはたらきがある。ビタミンCは柑橘類などのフルーツに多く含まれている。また、ビタミンEやAはモロヘイヤ、しそ、ピーマン、かぼちゃなどの緑黄色野菜に多く含まれている。このような食品を摂食的に摂取することで、スポーツ活動時の酸化ストレスを予防することができる。

3.6 体幹の骨（胸部、脊柱）

目標
- 骨格の軸をなす脊椎および胸郭の各部の特徴・機能が説明できる。

重要

体幹の骨は臓器を保護する役割を持つ。また、脊柱は柔軟性に富み、脊髄を保護する。さらに肋骨、胸骨、脊椎からなる胸郭は呼吸筋によって動かされ、呼吸を助ける。

■ 脊　柱

脊柱は横方向からみると前述の頚部で前方に飛び出ており、胸部で後ろに弯曲し、腰部で前に、仙骨と尾骨部で後ろに合計して4カ所で弯曲している。これを**生理的弯曲**と呼んでいる。胎児の脊柱では大きく後ろに曲がっているだけであるが、生後の直立姿勢、直立歩行に伴って生理的弯曲が形成されるようになる。脊柱は全体として1本の棒であるが、横方向、前後方向、回旋の柔軟な運動が行える。頭部を支え、胸郭・骨盤の一部もなし、脊髄および内部臓器を保護し、下肢の筋肉および背筋群それと上肢の筋がついている。

典型的な成人で33個の椎骨で脊柱が構成されている。

頚椎（前述　39ページ）は7個

胸椎は12個、T1～T12：Thoracic vertebrae の略

腰椎は5個、L1～L5：Lumbar vertebrae の略

図3-13 脊　柱[*]

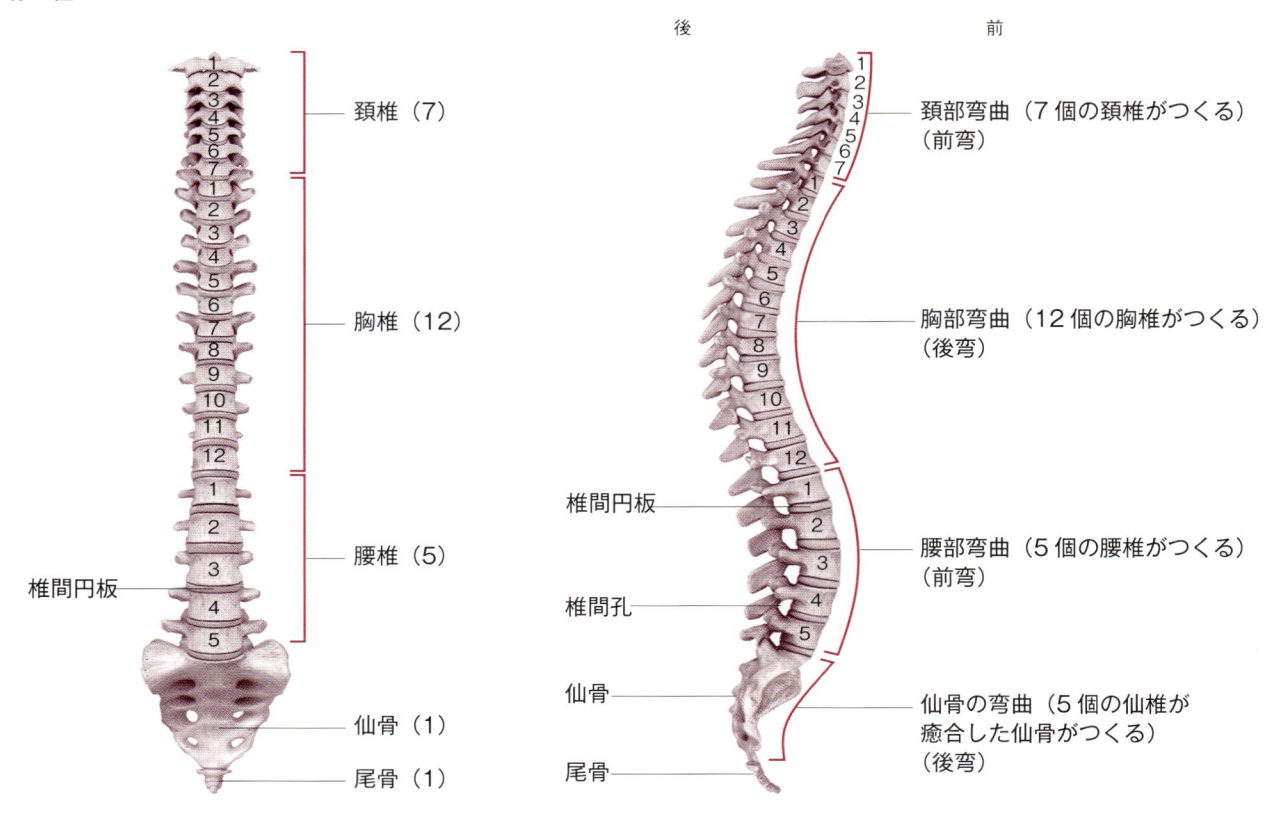

(a) 前面で脊柱の区分（領域）を示す

(b) 右の外側面で正常な4弯曲を示す

03 からだをささえる 骨格系

仙骨 Sacrum は初め 5 個の仙椎（S1 ～ S5：Sacral vertebrae）からなるが後に癒合して 1 個となる。

尾骨 Coccyx は 4 個の尾椎（Co1 ～ Co4：Coccygeal vertebrae）が癒合してできるが、癒合が不完全で複数個の場合もある。

■ 椎骨の基本構造

椎骨は各部によって違いがあるが、基本的には脊柱の基本となる**椎体**と椎体の後ろから伸びて椎体とともに脊髄を取り囲んで保護する**椎弓**（この脊髄を保護している円形の穴を**椎孔**）、それに椎弓のさらに後方から飛び出している**棘突起**と椎弓から側方に飛び出している**横突起**である。すべての椎骨の椎孔を総合したものを**脊柱管**と呼んでいる。上下の椎骨間はすき間のできる部分（**椎間孔**）があり、脊髄神経がここを通って末梢と連絡している。

椎骨の上下の椎体の間には線維性軟骨からなる**椎間円板**がある。この椎間円板は朝には厚いが夜には体重の負荷によって縮み、身長が変化することになる。椎間円板が正常位置から飛び出してしまい（椎間板ヘルニア）、脊髄神経を圧迫し、痛みを生じる場合がある。

図 3-14 椎　骨[*]

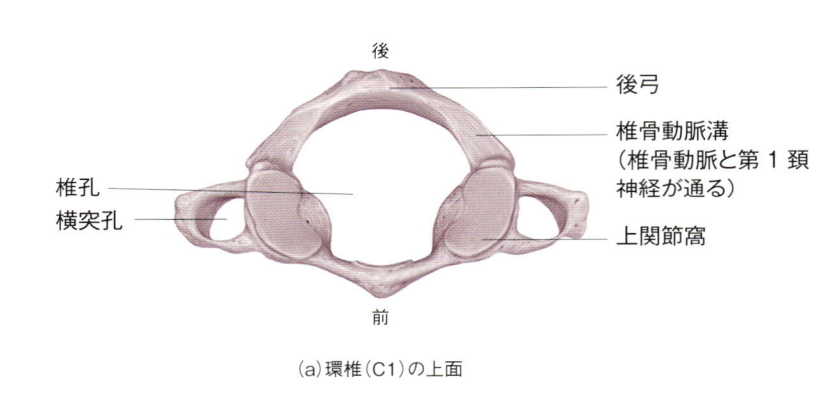

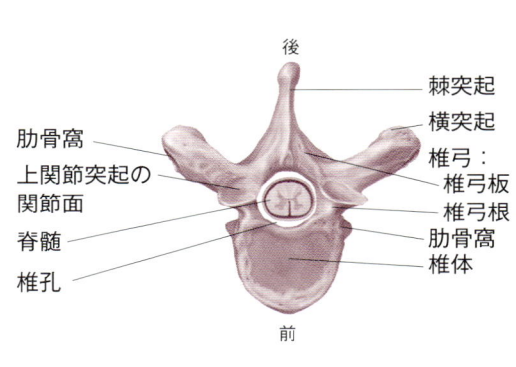

(a) 環椎（C1）の上面

(b) 胸椎の上面

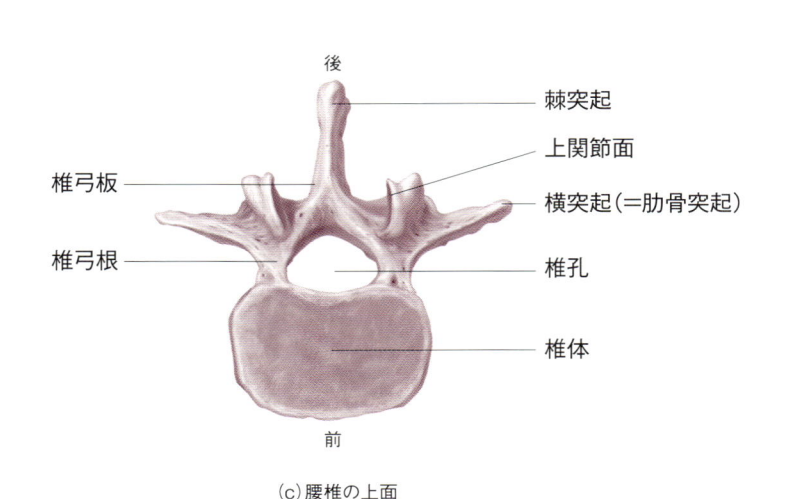

(c) 腰椎の上面

(d) 仙椎と尾椎の前面

■ 胸　郭

　12個の胸椎と1個の胸骨と12個の肋骨からつくられる。**胸骨**は横からみると全体として軽く折れ曲がった「くの字」の形をしており、上方の**胸骨柄**は胸骨角（前のほうに一番飛び出ている部分）で胸骨体とつながり、さらに剣状突起につながる。前述の**鎖骨**（胸鎖関節）と第1～7肋骨と関節をつくる。肋骨は各胸椎と胸骨をつなぐ弓状の骨である。前方部は硝子軟骨（**肋軟骨**）で後方は硬骨（**肋硬骨**）からなる。第1～7肋骨は直接に胸骨に連結する。これを**真肋**と呼ぶ。第8～12肋骨は胸骨と直接には連結しない。これを**仮肋**と呼ぶ。第8～10肋骨は上位の肋軟骨と連結している。第11～12肋骨は胸骨とは連結せず、自由肋骨あるいは**浮遊肋骨**と呼ぶ。これらの骨・軟骨で胸郭という筒状のかご構造をなし、内部臓器の保護と呼吸による胸郭全体の空間の増減にしなやかに対処している。

　仙骨・尾骨は骨盤の項で説明する。

図 3-15 胸の骨[*]

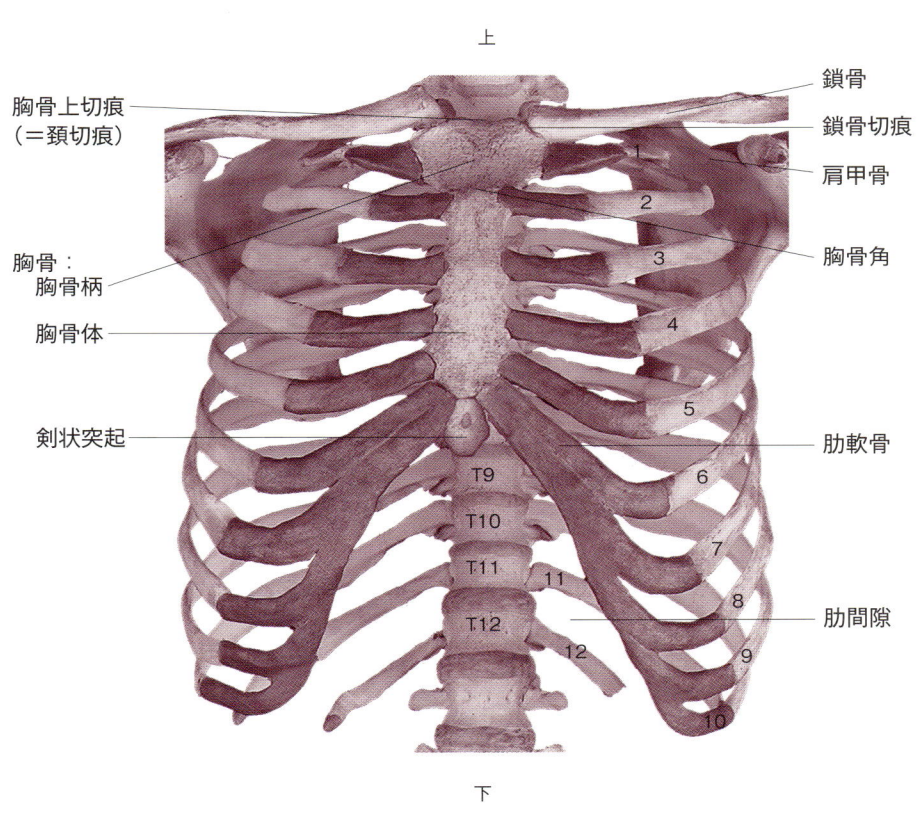

胸郭の骨格の前面

スポーツマンが知っておきたい豆知識

ゴルフや野球による肋骨疲労骨折

　肋骨骨折はアメリカンフットボールやラグビーなどで、転倒や衝突にみられるような外傷性の骨折と、反復動作による疲労骨折がある。疲労による骨折は、野球やゴルフなどの競技でしばしばみられることがある。発生機序を説明すると、主に腹直筋や外腹直筋などがスイング運動を行っているが、これらの筋肉は肋軟骨に付着しているため、スイング時に付着面にストレスが加わる。この肋骨軟骨と筋肉の付着部位に牽引運動が繰り返されると、付着部位はストレスに耐えきれなくなって肋骨疲労骨折になってしまう。

03 からだをささえる 骨格系

3.7 下肢の骨（下肢帯、大腿、下腿、足）

目標
- 下肢を構成する骨の名称と特徴・機能を述べることができる。

重要

下肢の骨は下肢帯、大腿、下腿、足の部分からなり、歩行だけでなく、重心を決め、重心移動にも大きくはたらく。

❶ 下肢帯

体幹と自由下肢（大腿～足）をつなぐ部分で**寛骨**からなる。寛骨は3つの骨、上部の**腸骨**と下部前方の**恥骨**、下部後方の**坐骨**からなる。この3つの骨の結合点に股関節をつくる寛骨臼窩がつくられる。この**寛骨**と**仙骨**で骨盤がつくられる。

正確には骨盤とは左右の**寛骨**と**仙骨**と**尾骨**からなる筒状の骨格構造をいう。ちょうど底のなくなったバケツのような構造である。左右の寛骨は前方では**恥骨結合**で、後方では仙骨と**仙腸関節**で連結し、骨性の完全な環ができている。骨盤は脊柱と骨盤内臓を支える安定した、頑丈な支持体となる。骨盤の一部である下肢帯は骨盤とともに体軸と自由下肢骨と連結する重要な骨格である。

骨盤をつくっている寛骨に**上前腸骨棘**と呼ばれる部分があり、骨盤側方に出ている部分なので身体を接触させるスポーツではこの周囲の皮膚などに打ち身をつくりやすい。ちょうどゆるい腰のベルトがとまる部分である。

骨盤の寛骨（腸骨）にある**弓状線**と呼ばれる部分と坐骨の上縁の**恥骨線**と仙骨の**岬角**（仙骨の一番上で前方の部分）と結んだ円形の輪を**分界線**（骨盤縁）と呼び、この線で上の部

図3-16 骨　盤＊

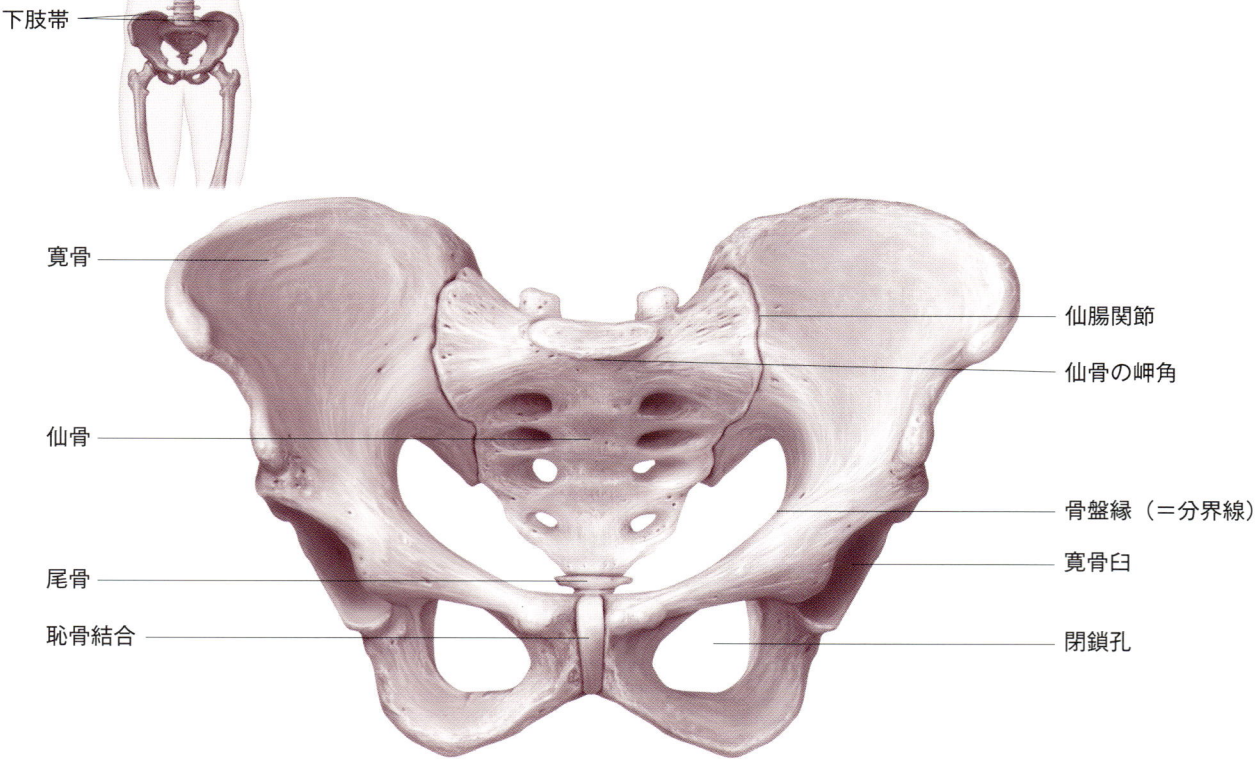

骨盤の上前面

分を**大骨盤**、下の部分を**小骨盤**に分ける（産科学では重要な構造で、たんに骨盤腔といった場合は小骨盤をさす）。小骨盤には骨盤内臓の膀胱、卵巣、卵管、子宮などが含まれる。しかし尿の充満時の膀胱や妊娠期間中の子宮は大骨盤まで上方に膨らむことになる。

小骨盤では骨盤縁を**骨盤上口**、骨盤の下の開口部を**骨盤下口**と呼び、骨盤の広さ（骨盤腔）とともに産科では重要な計測値となる。この値によっては胎児が狭い骨盤を出られないと考えられる場合は帝王切開となる。

年齢および肉体的に類似した男女を比べた骨盤のおもな違いを表で示した。

表3-1 女性と男性の骨盤の比較

比較点	女性	男性
一般構造	軽く薄い構造	重く厚い構造
大骨盤	浅いすり鉢	深いすり鉢
骨盤上口	より卵円形	より小さくハート型
恥骨弓（恥骨下角）	90度以上	90度以下

骨盤の構造上のおもな違いは妊娠と出産に必要な特徴を備えているかどうかである。

❷ **自由下肢骨**：大腿部、膝蓋部、下腿部、足部に分ける。

大腿部に身体で最も長く重く、頑丈な骨である**大腿骨**からなる。近位部は大きく丸い大腿骨頭となって、骨盤の寛骨臼と関節（**股関節**）をつくる。大腿骨頭は大腿骨の軸からある角度をもって内側に向かってついている。この大腿骨頭に下部のくびれた部分（大腿骨頚）で股関節骨折が起こりやすい。大腿骨頚からすぐ直下の外側に大転子というふくらみがあり、外から触知できる。

内側には小さなふくらみの小転子がある。それぞれ大腿部や殿部の種々の筋肉がついている。遠位端は膨らんで、下腿の骨の脛骨と膝関節をつくり、さらに膝蓋骨と接する。

膝蓋部に人間で最大の種子骨である**膝蓋骨**があり、この骨は膝関節の前面にあり、三角形をし、大腿四頭筋の腱の中にできる骨である。

下腿部は内側にある**脛骨**と外側の**腓骨**の2個の骨からなる。脛骨は丈夫で下腿ではより大きな骨で、体重を支える。膝関節をつくる部分は膨らんでいる。遠位部では少し膨らんで**内果**（うちくるぶし）とまた腓骨と足根骨の距骨と関節をつくる。腓骨はより細い骨で近位端は下腿の脛骨と関節をつくり、膝関節の安定化に働いている。遠位端は**外果**（そとくるぶし）となり、足根骨の距骨と関節をつくる。

足部は足根骨と中足骨と**趾骨**（指骨）からなる。足根部は7個の骨からなり、**距骨**は足首の骨で、**踵骨**はかかとの骨で足根骨の中で一番大きく頑丈である。その前方に、**舟状骨**、3個の**楔状骨**、**立方骨**がある。中足骨は手とおなじく内側から番号付けがなされた5個の骨からなる。趾骨は手の指骨と似ており、内側の母趾からⅠ～Ⅴの番号がつけられることがある。母趾は大きく2個の骨つまり基節骨と末節骨からなるが、他の趾骨は3個の基節骨、中節骨、末節骨からなる。足で重要なものに3個の**足弓**がみられる。**縦足弓**は内側と外側にあり、それと**横足弓**である。これらの足弓は足部の骨とそれらを結ぶ靱帯からなり、足にかかる体重の足全体への分散、足の安定性を保つことにある。靱帯が弱くなってきた場合、扁平足となり、疲れやすく、足底の筋膜などに炎症を引き起こす。

03 からだをささえる 骨格系

図 3-17 下肢の骨（右）*

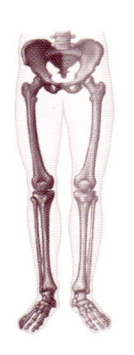

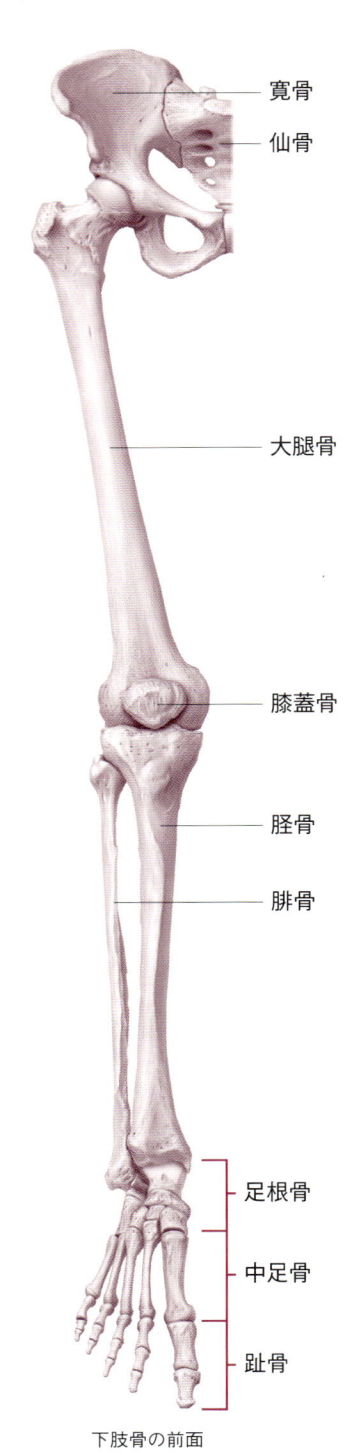

- 寛骨
- 仙骨
- 大腿骨
- 膝蓋骨
- 脛骨
- 腓骨
- 足根骨
- 中足骨
- 趾骨

下肢骨の前面

スポーツマンが知っておきたい豆知識

2 種類の脛骨疲労骨折

脛骨の骨幹部はまっすぐに伸びてはおらず、わずかに前方にカーブした形状をしている。このような形の骨にランニングなどを行い、上下から負荷が繰り返し加わると、骨はカーブを強める方向に曲がって脛骨の後方に損傷を受ける（脛骨疾走型疲労骨折）。これに対してジャンプなどの跳躍運動を行う競技では脛骨前方の中央付近に損傷を受けることが多い（脛骨跳躍型疲労骨折）。

図 3-18 足の骨（上面・下面）*

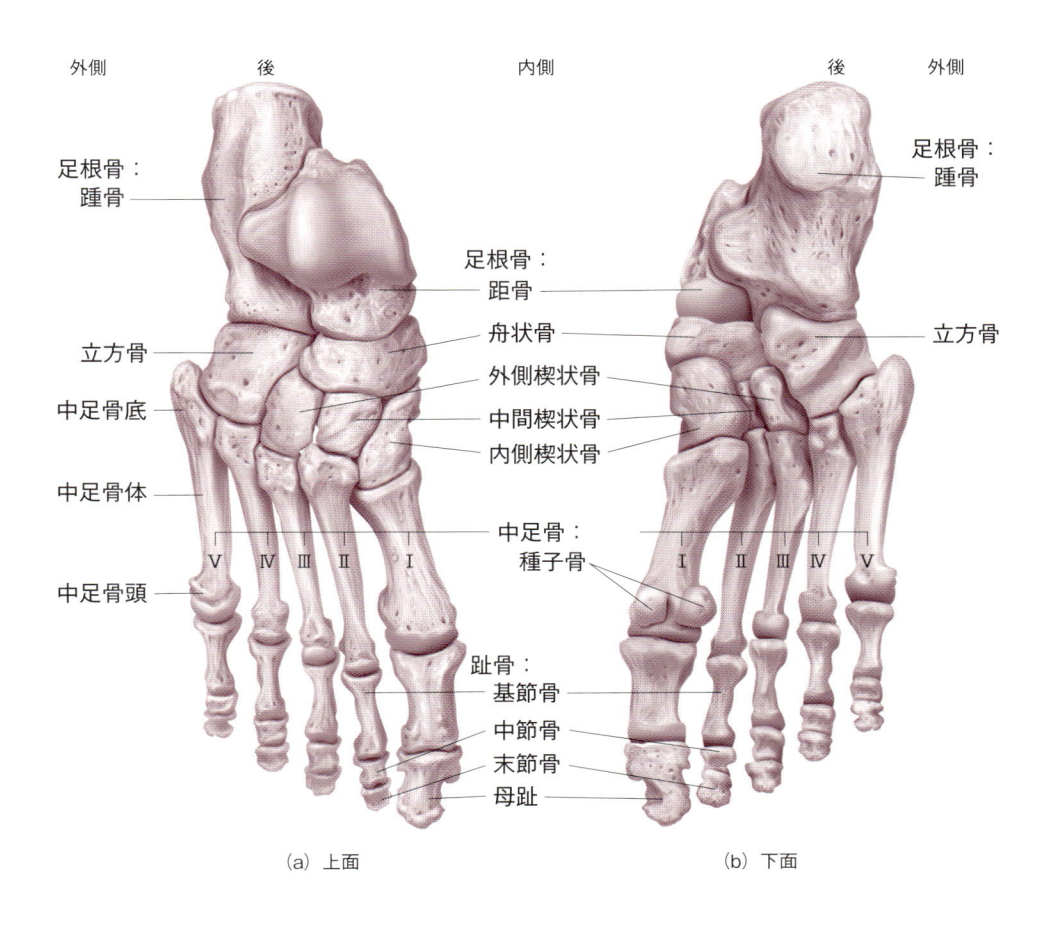

(a) 上面
(b) 下面

図 3-19 足の骨（側面）*

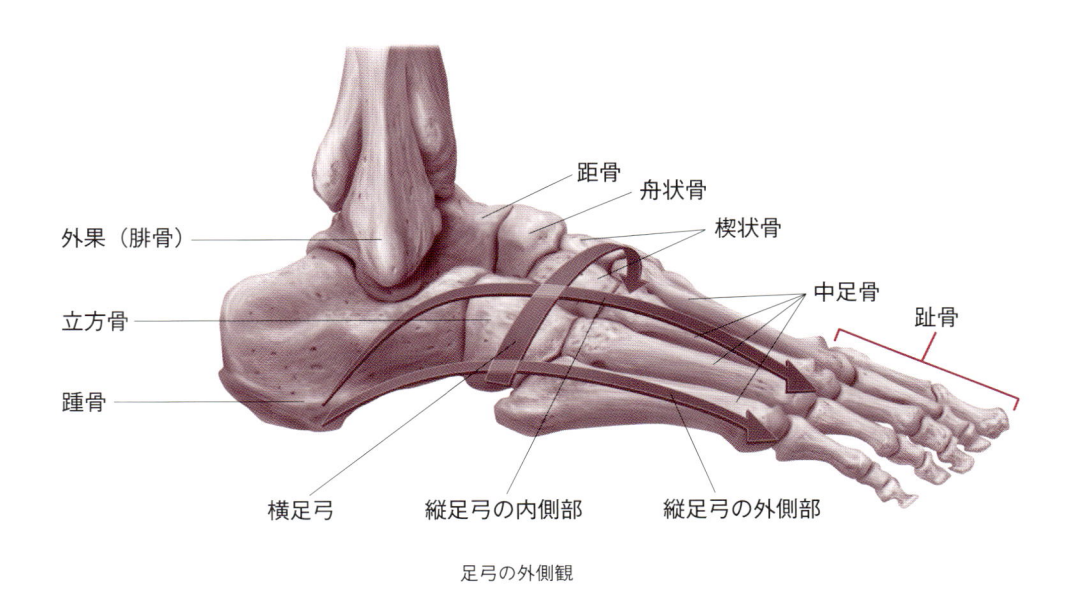

足弓の外側観

スポーツマンが知っておきたい豆知識

踵骨で骨密度測定を測定する理由

　骨密度測定には様々な方法があるが、ほとんどの測定が骨の海綿質（海綿骨）の部位を測定している場合が多い。海綿質は加齢によって構造が崩れることから骨強度の測定に使用される。特に簡易的で測定時間の短い超音波法は踵で測定する。踵骨は約90％が海綿質で占めているためこの部位で骨密度を測定する。

03 からだをささえる 骨格系

3.8 関節の構造－関節の種類

目標
- 関節の構造とそれに付随する靭帯などを述べることができる。
- 関節の種類を上げ、その運動方向が説明できる。

重要

骨は剛性が強く、骨そのものを曲げることは壊さない限り無理であるが、骨と骨を連結している関節によってある程度の運動は可能である。

骨と骨の連結には、可動性がない骨の連結（不動関節）と、わずかに可動性がある連結（半関節）および自由に動く関節（可動関節）がある。

■ おもな連結

線維性の連結

縫合：膠原線維のみで連結され頭蓋骨のみにみられる。小児期までみられ後には骨に置き換わる。（例：冠状縫合は小児期に前頭骨と頭頂骨間にみられる。）不動関節。

靭帯結合：
① 脛骨と腓骨の遠位端間。わずかに可動性がある、半関節。
② **釘植**（ていしょく）：歯と上顎骨・下顎骨などの歯槽との間。歯骨間連結であり、不動関節。

骨間膜：橈骨と尺骨間、脛骨と腓骨の間には丈夫な結合組織の膜で連結され、半関節である。

図 3-20 線維性の連結
骨は線維により連結されている。

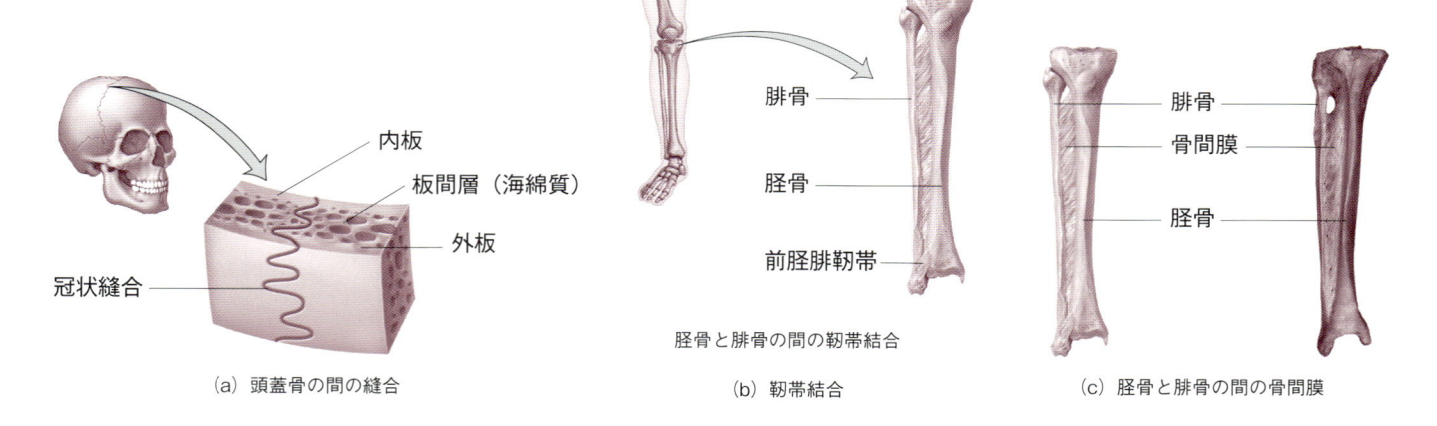

(a) 頭蓋骨の間の縫合
(b) 靭帯結合
(c) 脛骨と腓骨の間の骨間膜

軟骨性の連結

軟骨結合：成長中の長骨にみられる骨端板（成長板）がその例で、骨と骨（例えば骨端と骨幹）を硝子軟骨が連結する、不動関節。

線維軟骨結合：左右の寛骨は体前面部で板状の線維軟骨で連結される。これを**恥骨結合**と呼ぶ。ほかに椎間円板も線維軟骨でつくられている。線維性結合は多少の可動性があるので半関節である。

図 3-21 軟骨性の結合
骨は軟骨組織によって骨同士が結合される。

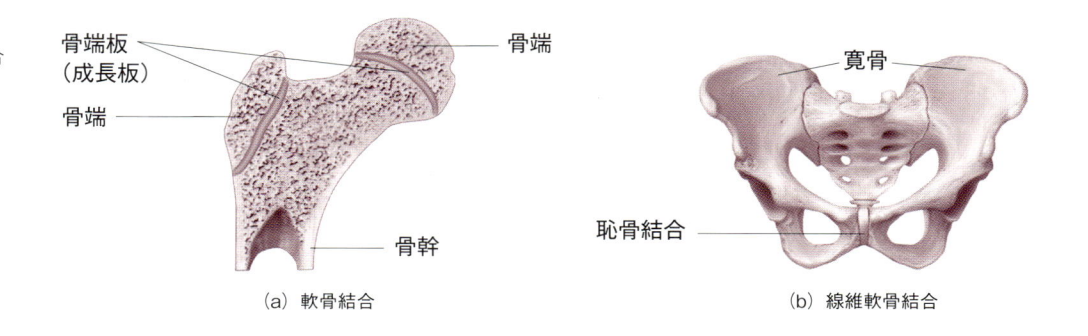

(a) 軟骨結合 — 骨端板（成長板）、骨端、骨幹

(b) 線維軟骨結合 — 寛骨、恥骨結合

滑膜性の連結

関節といった場合の多くは滑膜をもち可動性に富んだこの連結をいうことが多い。

この連結には特殊な構造で関節の自由な動きをもたらす**滑膜腔**あるいは**関節腔**という空間が存在する。

内部の骨の骨端は一方が丸く飛び出している（**関節頭**）と、もう一方の骨の骨端は運動範囲に対応し凹んでいる（**関節窩**）。この骨端はどちらも軟骨で被われ（**関節軟骨**）、運動の際の摩擦を減少し、衝撃の吸収にも役立つ。この関節全体を**関節包**という膠原線維でできたしっかりした膜で包まれているが、内部に滑液を入れた滑膜で関節を取り囲んでいる。滑膜が分泌する滑液はヒアルロン酸を含み、粘性がある透明〜黄色の液体である。滑液は運動による摩擦の減少、衝撃吸収、骨端軟骨への酸素と栄養の供給と老廃物の除去が挙げられる。滑膜性の連結はしばらく動かさないと滑液の粘性が高くなる。

運動の前のウォーミングアップは関節にとって重要であり、滑液の粘性を低下させ、滑液の分泌を増加させ、この増加により運動にかかる関節の負担を減らすことになる。

図 3-22 関節の構造
関節面は通常、凹凸になっているが、凹の面を関節頭といい、凸を関節窩という。関節の周囲は線維膜と滑膜の2層からなる関節包で包まれる。滑膜が潤滑液である滑液を分泌している。

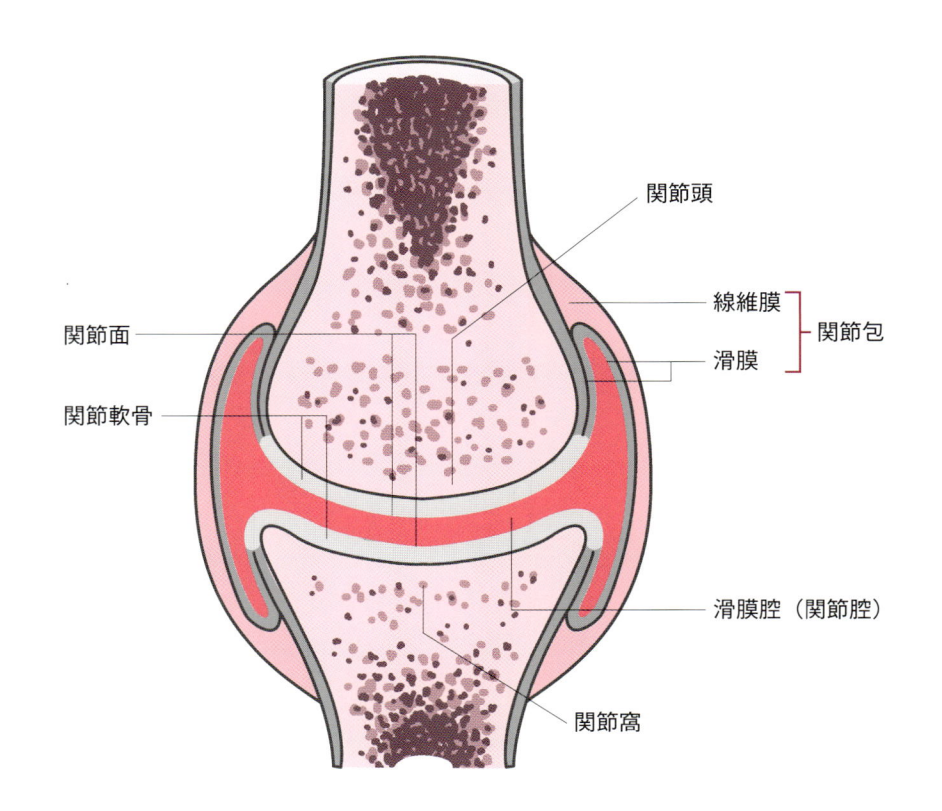

関節頭、線維膜、滑膜、関節包、関節面、関節軟骨、滑膜腔（関節腔）、関節窩

骨格系　51

03 からだをささえる 骨格系

■ 関節の付属物

副靭帯
関節包の外側にある副靭帯は、膝関節の外側側副靭帯および内側側副靭帯である。膝関節の関節包の内部にある副靭帯は、前・後十字靭帯であり、関節を補強している。

関節円板および関節半月
関節内に円板状の線維軟骨をもつ関節がある。顎関節にみられる関節円板であり、膝関節にみられる関節半月である。関節面の形を修正し、関節面を適合させる。関節の安定化、摩擦が生まれやすい部位への滑液の流入増加により摩擦を減少させ、衝撃吸収の役目をなす。運動選手によく起こる膝のけがに関節半月断裂がある(半月損傷)。放っておくと摩滅し、炎症を起こすので、外科的に修復が必要となる(関節半月切除術)。

加齢と関節
個人差はあるが、年齢が上がるにつれ関節の変形が起こることがある。老齢になると膝関節、肘関節、股関節に何らかの変性が生じる。脊柱の退行性変化もみられるようになり、猫背、神経の圧迫などを引き起こす。

ストレッチ、エアロビクスなどの運動により、関節の動く範囲を維持し、加齢による変性を最小限にする効果が期待される。

滑膜性の連結の種類
① **平面関節**：関節面が平面に近い曲面のもの。手根間関節、足根間関節など。
② **蝶番関節**：ドアなどの蝶番のような運動を可能にするもので、一方の飛び出た骨端がもう一方の凹んだ局面にはまり込んでいる。膝関節、肘関節、手足の指節間関節、足首の距腿関節など。
③ **車軸関節**：車輪の軸のような構造の関節で、上・下の橈尺関節は手のひらを裏返す運動を可能にし、環椎(第1頸椎)と第2頸椎の環軸関節により、首を左右に回転する運動が行える。
④ **顆状関節**(あるいは**楕円関節**)：楕円状の凸面とそれにちょうどはまり込むような楕円状の凹面からなる。二方向の動きを可能にする(2軸性)。手首の上下左右の運動を可能にする橈骨手根関節。第二指〜第五指の各指全体を左右上下の動きを可能にしている中手指節間関節。
⑤ **鞍関節**：関節面が馬の鞍と騎手のような関係になっており、顆状関節の変形とみなすことがあるが自由度はより大きい。手の親指の動きを可能にしている母指手根中手関節。
⑥ **球関節**：一方がボール状の骨端をなし、もう一方はカップ状にくぼんだ関節面をもち自由度が関節の中では大きい、3軸性となる。肩の動きを肩関節。大腿の運動の股関節(股関節の場合、寛骨臼というくぼみから臼関節と呼ぶ場合がある)。

〈スポーツマンが知っておきたい豆知識〉

関節唇損傷の予防
関節唇は肩関節の骨と骨の間に存在する軟骨のクッション組織である。通常、この関節唇は関節の動きを助け、衝撃を吸収して力を分散することにより、関節の表面が傷つかないようにしている。しかし、この軟骨のクッションが壊れると、逆に関節面を傷つけることになる。さらには、肩関節の可動範囲が狭くなることから、投球などのパフォーマンスに支障をきたすことがある。関節唇損傷の予防法は、まず、無理のない正しいフォームを身につけ、さらに肩関節の柔軟性を高め、肩への負担を軽減することが重要である。

図 3-23 滑膜性の連結の種類と運動方向

関節面の形態は多くの種類があり、多様な運動が可能になる。

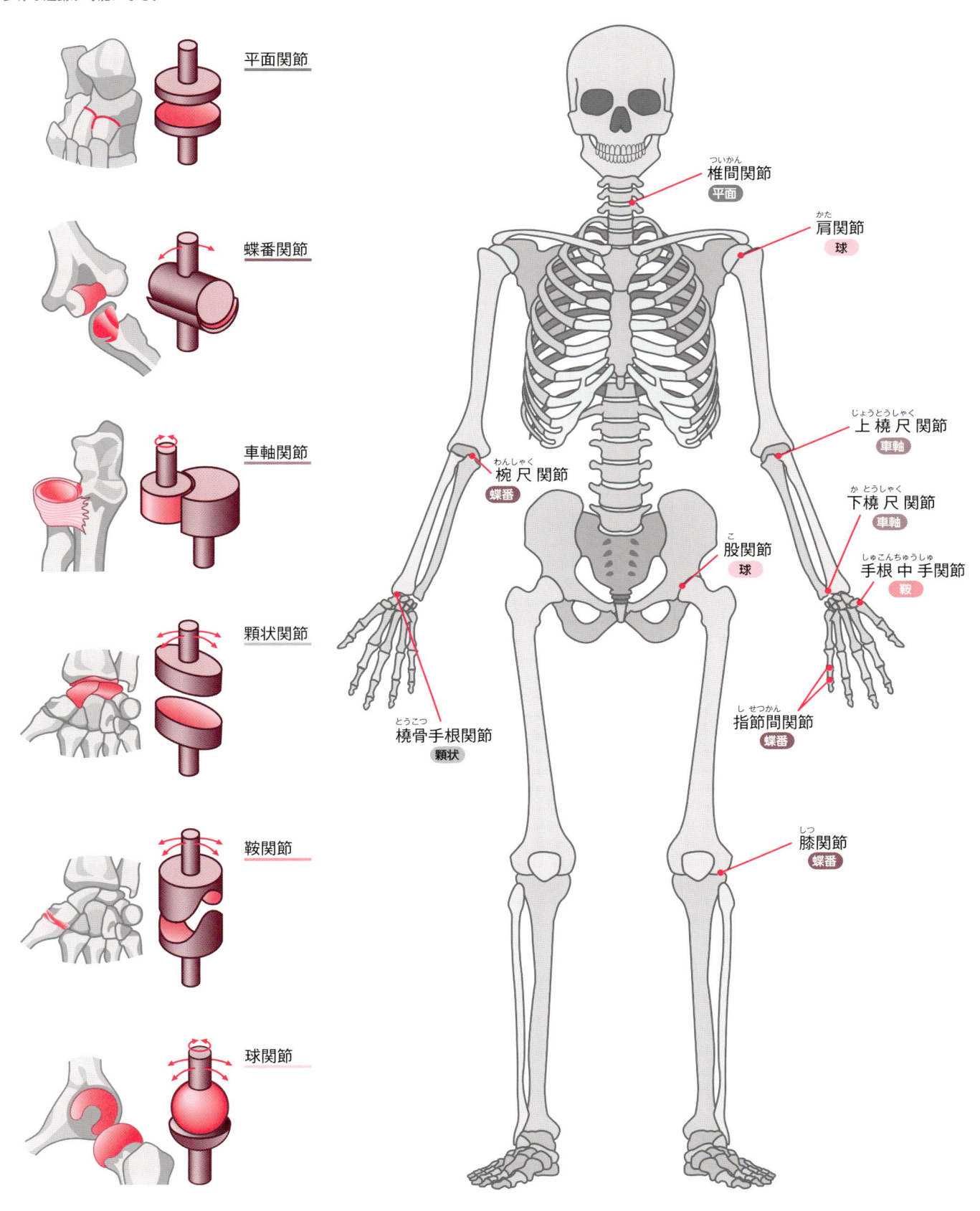

- 平面関節
- 蝶番関節
- 車軸関節
- 顆状関節
- 鞍関節
- 球関節

椎間関節（平面）
肩関節（球）
腕尺関節（蝶番）
上橈尺関節（車軸）
下橈尺関節（車軸）
股関節（球）
手根中手関節（鞍）
橈骨手根関節（顆状）
指節間関節（蝶番）
膝関節（蝶番）

骨格系

04 からだをうごかす
筋 系

4.1 筋組織の種類と構造

目標
- 筋組織の3つの種類を挙げ、それぞれの特徴や構造について説明できる。

重要

動物が運動をするために分化した組織が筋肉である。その筋組織は骨格筋、心筋、平滑筋に分けられる。骨格筋は横紋筋とも呼ばれ、随意で動かすことができる筋で収縮速度が速い特徴をもつ。心筋は心臓を構成する筋であり、持久力に優れ、刺激伝達系により収縮を行う。一方、平滑筋は主に消化器官の壁を構成する筋で横紋はみられず、収縮速度が遅い特徴をもつ。

　全体重量の40〜50％を占めるのが筋組織で、身体運動は筋組織の収縮と弛緩（しかん）（ゆるむこと）による。筋組織は化学エネルギーを力学的エネルギーに変える変換装置である。

　筋組織は収縮性タンパク質としてミオシン分子、アクチン分子をもち、この分子の相互作用で次の機能を示す。

① 骨、関節の協力で歩くなどの動作を作り出す。
② 関節を固定し、立つなどの姿勢を保持する。
③ 括約筋などで胃において食べ物を貯蔵、あるいは食道で食物の移動を行う。
④ 体温の維持、寒いときなどは震えなどで熱の産生を行う。過大な運動時には筋で発生

図4-1 3種類の筋組織が示すおもな特徴の要約

特 質	骨格筋	心筋	平滑筋
外観と特徴	周辺部分に多数の核をもつ細長い円柱状の筋線維；横紋をもつ 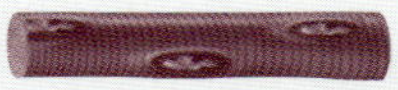	中央部に1個の核をもつ枝分れした円柱状の筋線維；介在板によって周囲の筋線維と連結する；横紋をもつ 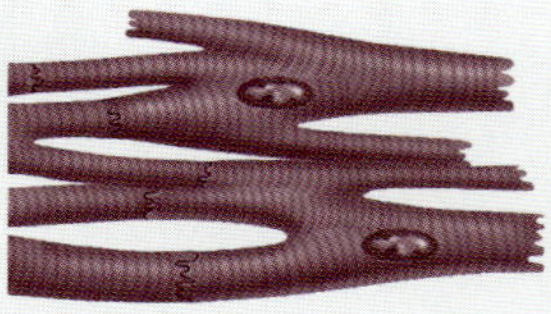	筋線維は中央部が太く、両端が細い形状で、中央部に1個の核をもつ；横紋はない 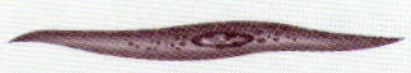
位 置	腱を介して主として骨に付着	心臓	中空性臓器の壁、気道、血管、眼の虹彩と毛様体、毛包に付く立毛筋
筋線維の太さ	非常に太い（10〜100 μm）	太い（10〜20 μm）	細い（3〜8 μm）
横細管の存在	あり。各A帯とI帯の境界部に整列	あり。Z板の部分に整列	なし
自動性	なし	あり	内臓型平滑筋ではあり
収縮速度	速い	中位	遅い
神経支配	随意（体性神経系）	不随意（自律神経系）	不随意（自律神経系）
再生能力	限定される。筋衛星細胞による	限定される。特定の状況の下に行われる	かなり高い。周皮細胞による（これは他の筋組織との比較であり、上皮に比べれば再生能力は限定的である）

した熱は血液で運ばれ、肺、皮膚から放散される。

すべての筋組織は次のような性質をもつ。
① 神経などの刺激によって筋細胞は神経細胞と同じく電気的活動を起こす。これを筋の電気的興奮性と呼んでいる。
② 電気的興奮によって収縮する。
③ 伸ばすことのできる伸展性、例えば胃は食べ物によってある程度までふくらますことができる。
④ 収縮するとまたもとの長さに戻る能力をもつ。

筋組織はその構造、機能、分布から**骨格筋**、**心筋**、**平滑筋**に分けられる。

骨格筋は骨その他と共同して体の移動・運動を行い、随意的つまり意識して動かせる筋である。また多核で線維のように細長い細胞からなっており、細胞内に横紋構造がみられる。この横紋構造は内部に収縮タンパク質が規則正しく配列されていることによる。

心筋は心臓の壁を構成する筋肉である。心筋細胞は単細胞でできており、細胞内に1個の核がみられる。細胞内に横紋構造をもつが、細胞は枝分かれして他の心筋細胞と結合している。このため細胞間に信号を送ることができる。心筋細胞は自身で自動的に収縮するが、それぞれの細胞の収縮を同調させるための仕組み（洞房結節、房室結節、刺激伝導系）を心臓はもっている。その仕組みをさらに調節するのが自律神経である。つまり心筋は意志では動かせない不随意筋である。刺激伝導系で送られた信号は各心筋細胞を次々と伝わって心室、心房の全体の収縮となる。

平滑筋は動脈の壁、消化管の壁、膀胱の壁、子宮の壁などを構成し、比較的ゆっくりと収縮を行って、血圧の調節、物質の移動などを行っている。やはり意志では動かせない不随意筋である。細胞内に核を1つもち、細胞内には他の筋組織と同じく収縮タンパク質ももっているが規則正しい配列はみられない。そのため横紋構造がみられず、平滑筋と呼ばれている。

筋肉といえばおおかたは腕や足などを動かす筋肉つまり骨格筋を思い浮かべる。この章では骨格筋についてだけ述べていく。

スポーツマンが知っておきたい豆知識

運動連鎖（キネティックチェーン）

オープンキネティックチェーン（OKC）とクローズドキネティックチェーン（CKC）という言葉がある。トレーニングやリハビリテーション等で重要な概念であり、体の遠位側（手、足）が自由な状態で行う運動をOKCと呼び、反対にCKCは体の遠位側（手、足）の動きに抵抗がかかる状態で行う運動をいう。大腿部を鍛えるトレーニングを例にすると、OKCのトレーニングはレッグエクステンション、CKCのトレーニングはスクワットということになる。

OKCでは、単関節の動きが主になるので安全にターゲットとなる筋肉を鍛えられる利点があり、リハビリテーションの初期の段階等で使われる。一方でCKCのトレーニングは、多関節の動きとなるためより複雑な動きになり、スポーツ動作により近いものになる。OKCとCKCのトレーニングを比較した研究では、筋力などは両者ともに向上したものの、OKCよりもCKCトレーニングを行った方が、体の使い方なども影響する球速や垂直跳びが向上することが報告されている。両者の特徴を理解して、有効に活用することで効率のよいトレーニングプログラムが作成できる。(J Strength and Conditioning Res **22**(6): 1790-8, 2008)。

04 からだをうごかす 筋系

4.2 骨格筋に関する用語

目標
- 筋の基本的構成要素を述べることができる。
- 身体の行うそれぞれの運動には特有の呼び方があることを理解する。
- 筋肉の補助装置を上げ、その機能を説明することができる。
- 骨格筋はどのように運動を引き起こすのかを説明できる。

重要

骨格筋は腱を介して骨に付着し、収縮するときに力を発揮する。骨格筋の部位は、身体との位置関係によってそれぞれの名称がつけられる。また、骨格筋には様々な形状があり、その特徴と機能により分類される。さらに筋肉にはその運動に伴う特有な付属装置をもつものがある。

筋肉は筋線維という収縮要素をもった細胞の集まりで、集団で1つの運動を行うようになっている。腕の筋などを例にすると、1つの筋肉は中央が膨らんで（**筋腹**）両端は細く全体としては紡錘形をしている。両端のうち、起始を**筋頭**、停止に近い端を**筋尾**と呼ぶ。**起始**とは筋の付着部のうち身体の中心に近く、そして移動が少ない筋の端の部分を呼び、**停止**とは身体の中心線から遠く、そして移動が大きい筋の他端の部分を呼ぶ。

① **二頭筋**：頭が2つあるもの。上腕二頭筋、大腿二頭筋。
② **三頭筋**：頭が3つ。上腕三頭筋、下腿三頭筋。
③ **四頭筋**：頭が4つ。大腿四頭筋。
④ **二腹筋**：筋腹が2つあるもの。顎二腹筋。
⑤ **羽状筋**：中央の腱から両方向に筋が斜めに伸び出しているもの。鳥の1本の羽根の

図 4-2 筋の部位の名称

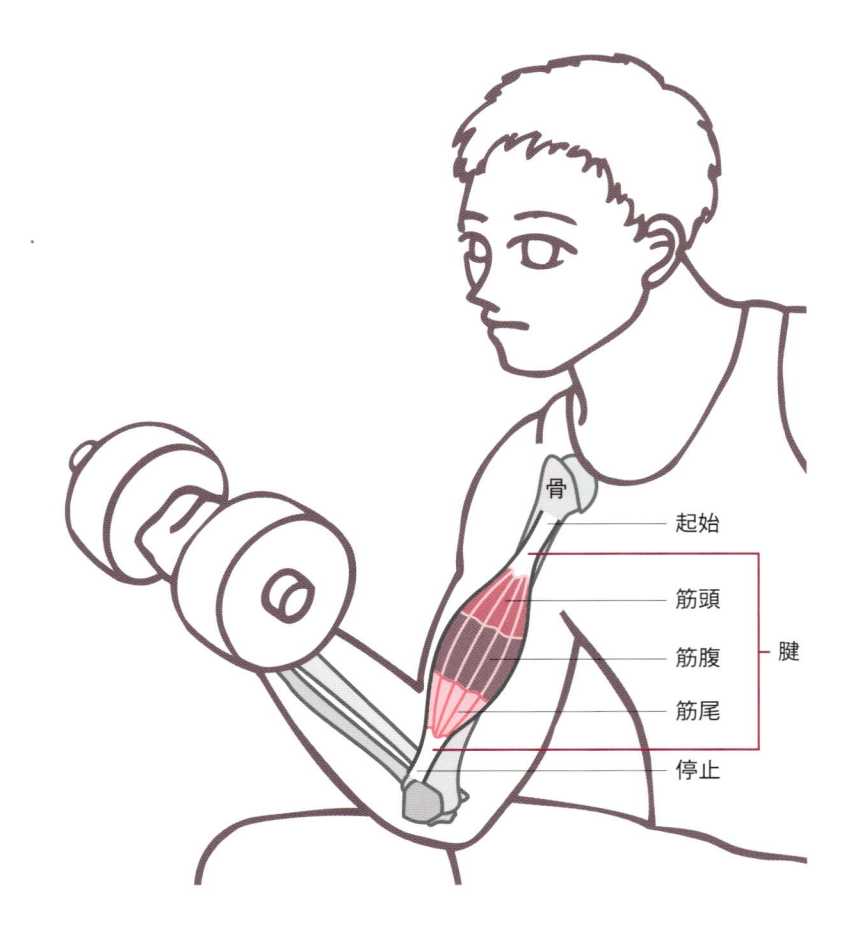

ようにみえる。大腿直筋。
⑥ **半羽状筋**：腱から一方向に筋が斜めに伸びているもの。
⑦ **鋸筋**：頭がいくつもあり、全体でのこぎりの刃のようにみえるもの。前鋸筋。
⑧ **腱画**：筋腹がいくつかあるもので、腹直筋にみられる。いわゆるおなかが割れているなどと表現するときの、腹部中央の3本の横方向のへこみ。

補助装置
① **筋膜**：筋線維全体を包んでまとめている膠原線維でできている膜。
② **滑液包**：骨と腱の間にあって運動の摩擦をへらす役目の袋。
③ **腱鞘**：腱を包んでいる滑液の入った袋。炎症が起きると腱鞘炎。
④ **種子骨**：腱の中にできた骨。大きいものでは膝蓋骨。
⑤ **筋滑車**：筋の作用や方向をかえる靭帯や骨からなる装置。外眼筋（眼球を動かす筋肉）の上斜筋。

筋の作用：それぞれの運動には拮抗する方向のペアーがある。
① **屈曲と伸展**：関節の角度が少なくする屈曲とその反対の伸展。

図 4-3 筋の形状

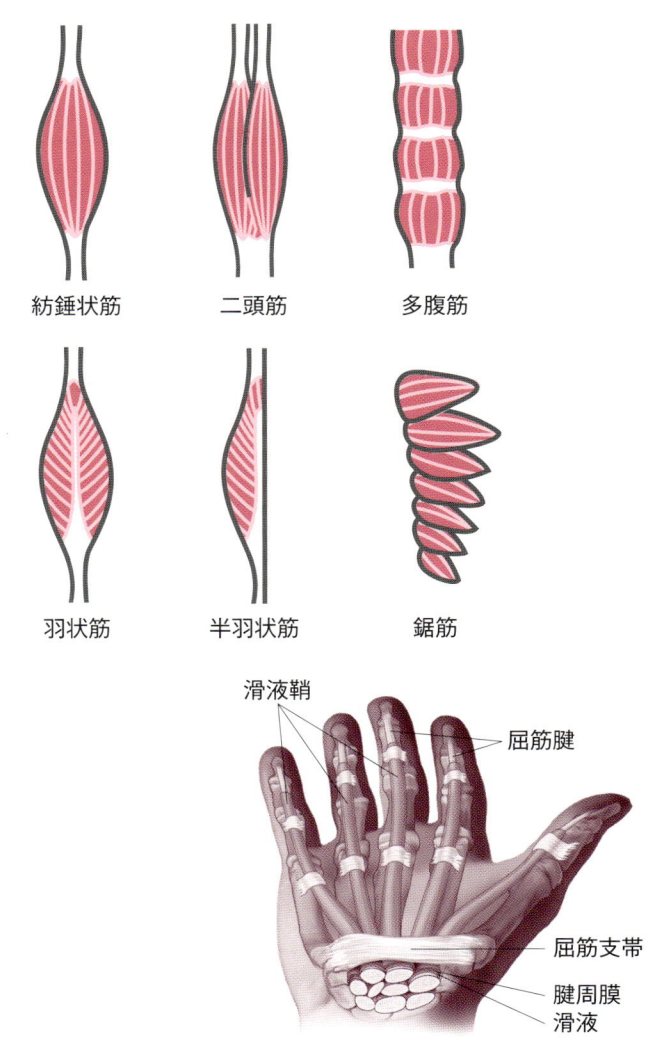

紡錘状筋　　二頭筋　　多腹筋

羽状筋　　半羽状筋　　鋸筋

滑液鞘
屈筋腱
屈筋支帯
腱周膜
滑液

図 4-4 腱鞘
腱はかなり強い摩擦にさらされるので、腱鞘ともいわれるスリーブ状の滑液鞘に包まれている。

04 からだをうごかす
筋 系

② **内転と外転**：手・足を体幹に近づける方向の運動を内転、その反対が外転。
③ **内旋と外旋**：手・足を内向きに回転する内旋と外向きの回転の外旋。
④ **回内と回外**：手にひらを下に向ける運動の回内と上に向ける回外。これは肘関節のうごきである。
⑤ **内反と外反**：足の裏をみるときのような足関節の運動。足の裏を内側に向ける内反。足の裏を外側に向ける外反。

協同筋と拮抗筋

筋の作用で述べたそれぞれ反対の動きを行う筋を**拮抗筋**と呼ぶ。1つの運動にともにはたらく筋を**協同筋**と呼ぶ。筋の運動のなかには直接その運動に関わるのではなく、骨・関節の固定にはたらき、間接的にその筋の運動を助けるものがある。

てこの原理

身体の運動の中には、たとえば手にもったテニスボールを持ち上げるさいにボール（荷重）の移動を大きくする場合、あるいは重い鉄アレイを持ち上げる場合などの運動では「てこの原理」を利用して効率をよく運動していることが各所でみられる。

運動を起すとき、骨がてこの作用をし、関節がてこの支点の働きをする。てこは**支点**と呼ぶ固定点の周りに動く。てこでは運動を起す**作動力**、そして運動に対抗する負荷、または抵抗の2つの異なる力が2点作用する。作動力とは筋収縮力によって生じる力であり、荷重は動かされる身体の部位の重量である。筋の停止において骨に加えられた作動力が重量以上になると運動が発生する。

図 4-5 てこの原理
前腕を挙上するとき、肘が支点となる。前腕の重量と手中の物体の重量を合わせたものが荷重である。腕を引き上げている上腕二頭筋の収縮力が作動力である。

上腕二頭筋
作動力（E）＝上腕二頭筋の収縮
荷重（L）＝物体＋前腕の重量
支点（F）＝肘関節

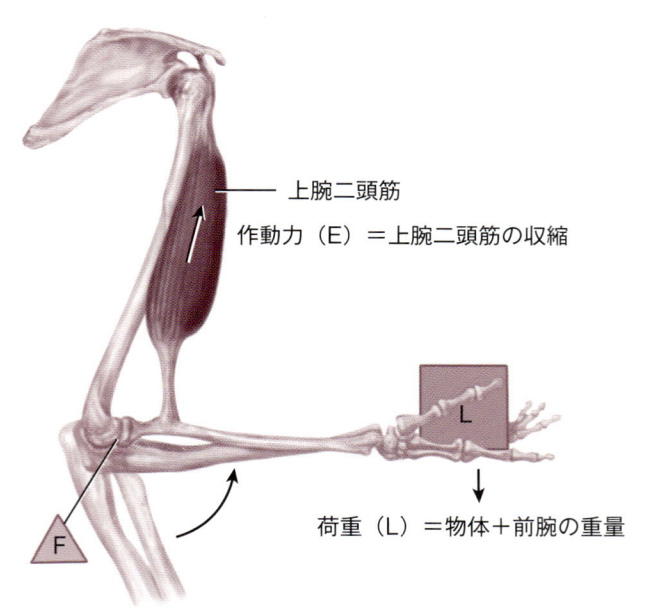

重量物を挙上中の前腕の運動

4.3 おもな筋の名称

目標

● 身体の浅層部に位置する前面と後面のおもな骨格筋の名称をいうことができる。

重要

身体の前面の筋肉のうち、腹部の筋は腹部内臓を守り、腹圧、呼吸に関与し、身体の前屈に関与する筋肉が位置する。一方、身体の後面には、鎖骨と肩甲骨を動かす筋や上腕骨を動かす肩の筋が位置する。

　頚部、胸部、背部、上肢、下肢の筋については別の項で述べるので、前面、後面の体表でわかるおもな筋について挙げ、腹部の筋については詳しく述べる。

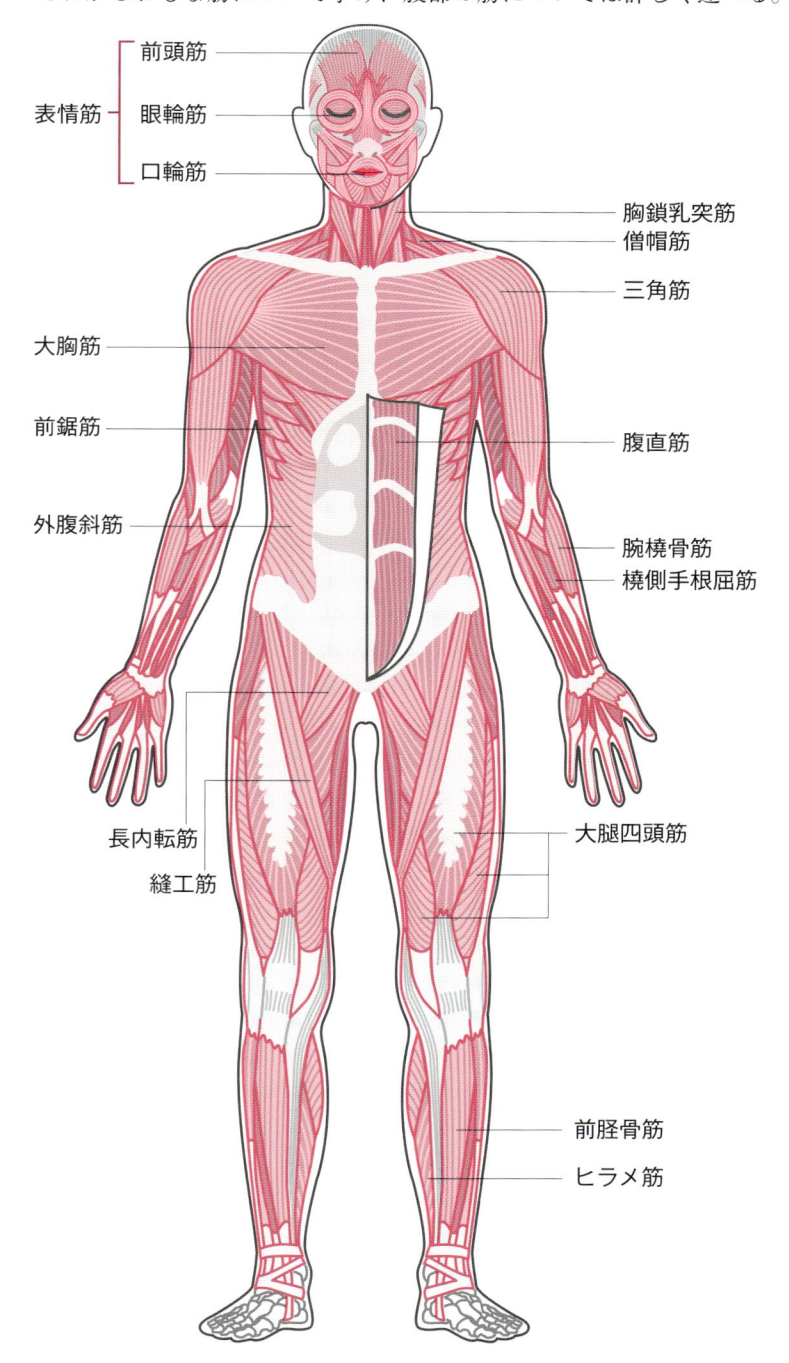

図4-6 前面のおもな骨格筋（浅層）

表情筋
- 前頭筋
- 眼輪筋
- 口輪筋

- 胸鎖乳突筋
- 僧帽筋
- 三角筋
- 大胸筋
- 前鋸筋
- 腹直筋
- 外腹斜筋
- 腕橈骨筋
- 橈側手根屈筋
- 長内転筋
- 縫工筋
- 大腿四頭筋
- 前脛骨筋
- ヒラメ筋

筋系　59

04 からだをうごかす
筋 系

図 4-7 後面のおもな骨格筋（浅層）

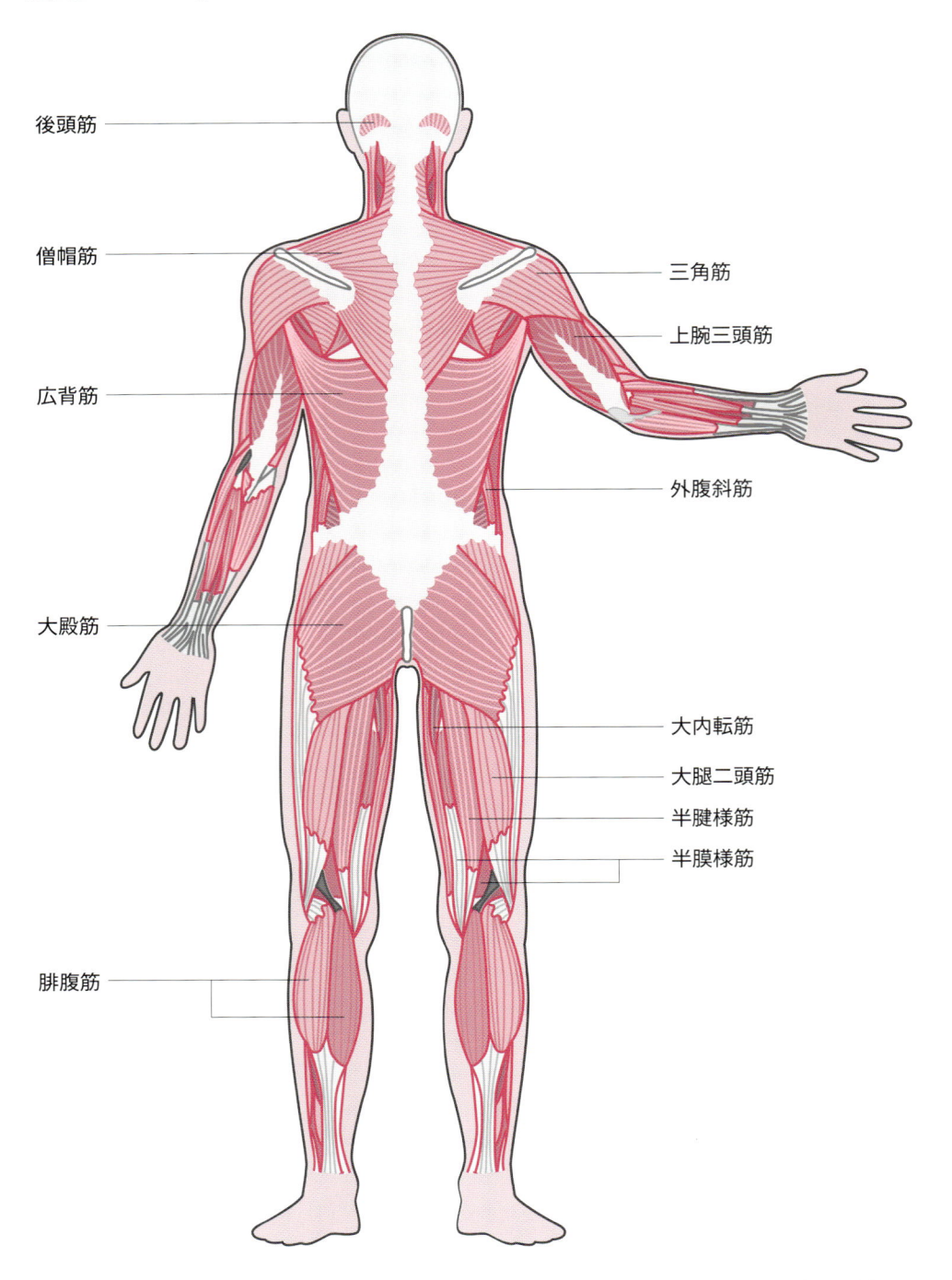

- 後頭筋
- 僧帽筋
- 三角筋
- 上腕三頭筋
- 広背筋
- 外腹斜筋
- 大殿筋
- 大内転筋
- 大腿二頭筋
- 半腱様筋
- 半膜様筋
- 腓腹筋

　頚部には**胸鎖乳突筋**がみられ、肩では**僧帽筋**が、胸部に**大胸筋**、上腕には**上腕二頭筋**（ちからコブの筋）、前腕では外側（撓骨側・母指側）に**腕撓骨筋**がみられる。

腹部前面のおもな筋

　前腹部の腹壁の筋は外表面から**外腹斜筋**、その内層に**内腹斜筋**、最下層に**腹横筋**が層状に配列する。

　外腹斜筋は下位半分の肋骨の外側面から起こり、斜め前下方に走り**鼠径靱帯**、また腹壁では腱膜となって**白線**などに停止する。

　内腹斜筋は外腹斜筋と直交する筋の走行、その下層の**腹横筋**はほぼ水平に走る。

　腹直筋は恥骨から起こり、中位肋軟骨と剣状突起に停止する。ほぼ全腹壁の全長にわた

る筋である。その全長は**腱画**と呼ばれる3本ほどの結合組織で分断されている。

　これら前腹部の筋は、腹部内臓の臓器を外部からの傷害から守り、腹圧をあげて腸の内容物を送るのを助け、他の筋とともに呼吸での補助的作用のほか、身体を前屈させる強力な筋である。また体をねじる運動にも参加し、これらの運動は他の筋とともに協力して行われる。

　筋と腱からなる腹壁に内部からの圧力に弱い部分があると内部臓器の一部がそこから出てきてしまうことがある。いわゆるヘルニアと呼ばれるものの一つである。

　下肢前面では大腿では**大腿四頭筋**が、下腿では**前脛骨筋**がみられる。

図4-8 体幹前面の筋
前外側腹壁の筋は、腹部の内臓を保護し、強制呼吸、排便、排尿などを補助する。

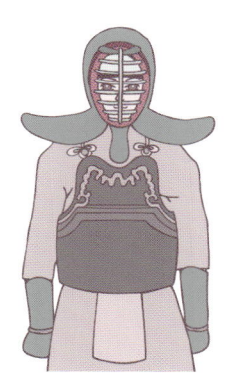

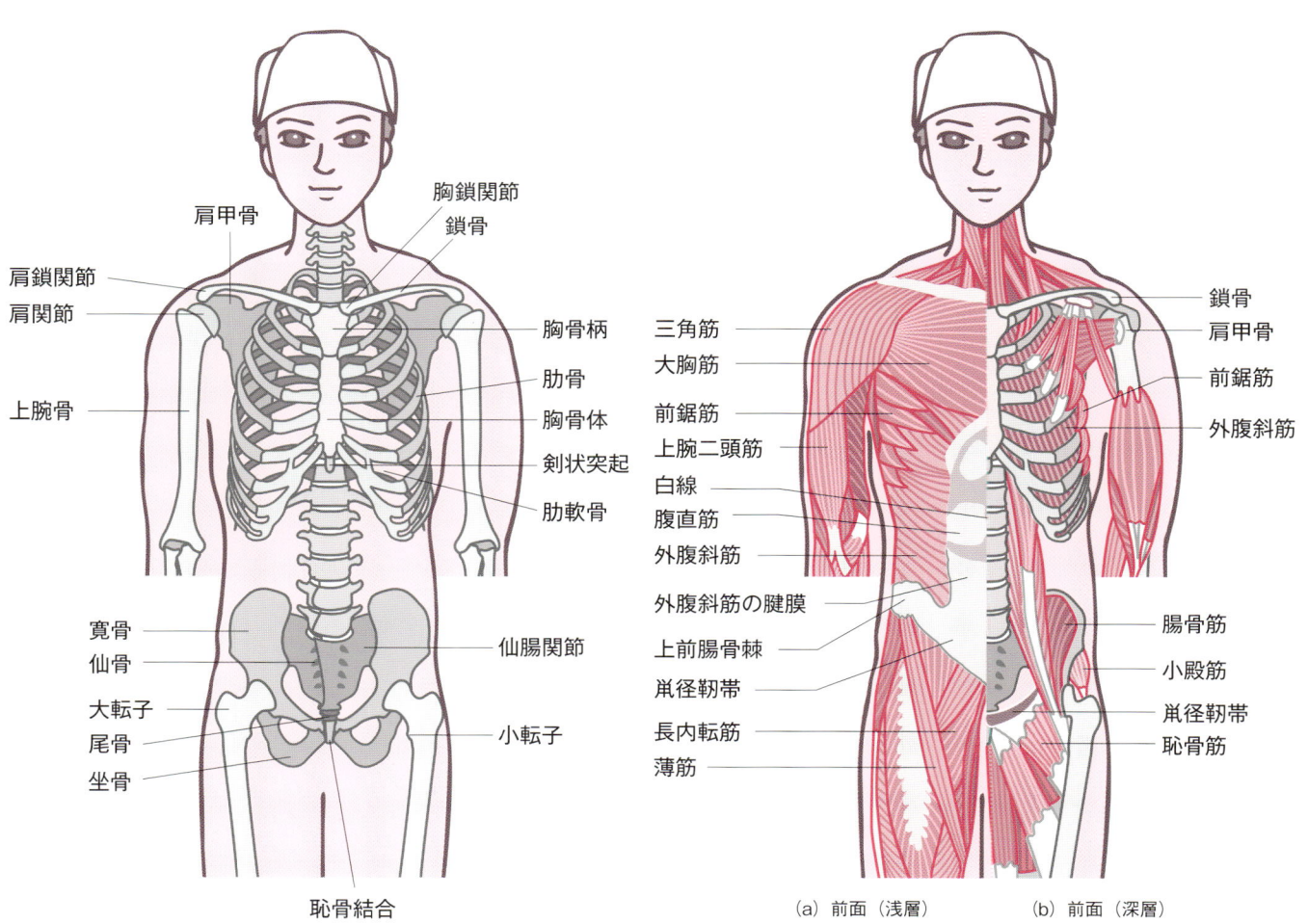

(a) 前面（浅層）　　(b) 前面（深層）

筋系　61

04 からだをうごかす 筋系

背部のおもな筋

肩の部分に前面でもみられる**僧帽筋**がみられ、殿部では**大殿筋**がみられる。下肢では大腿部で**大腿二頭筋**、下腿では下腿三頭筋の**腓腹筋**（ふくらはぎの筋：腓腹筋、ヒラメ筋、足底筋）の内側頭と外側頭の両頭をみてとれる。

図 4-9 体幹後面の筋
体幹の後面には上腕骨を動かす胸郭と肩の筋肉がある。

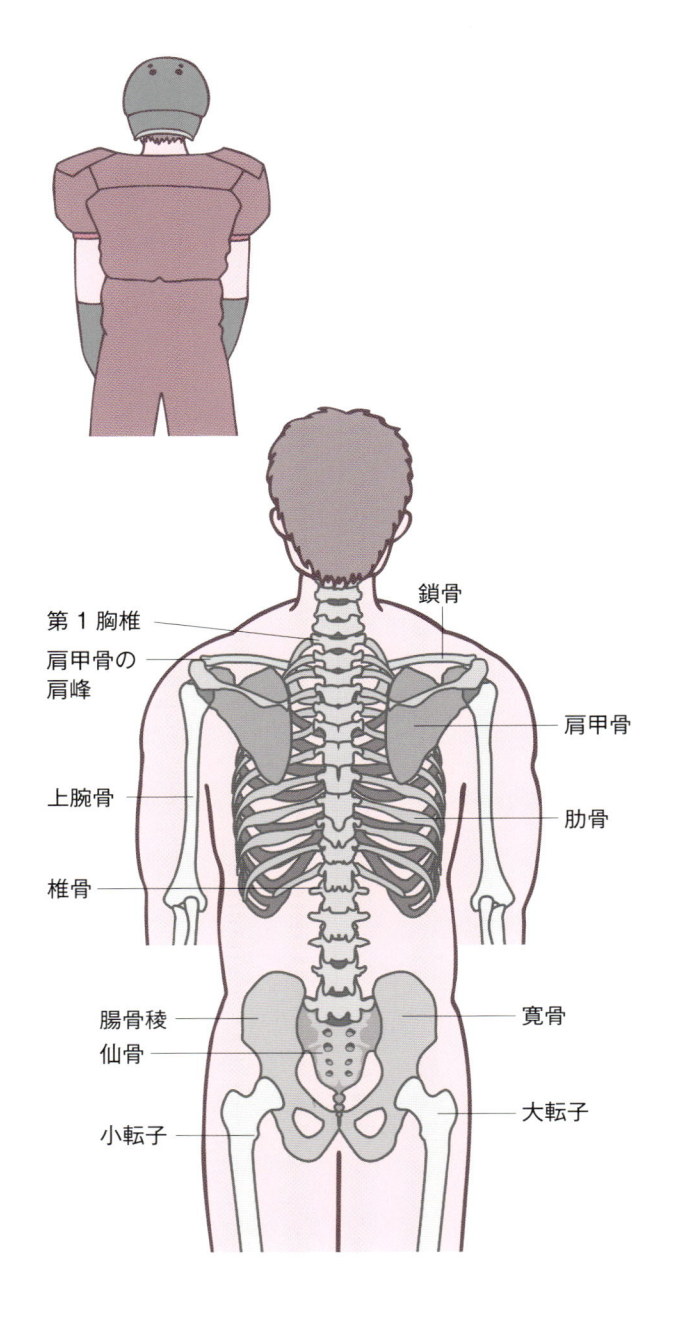

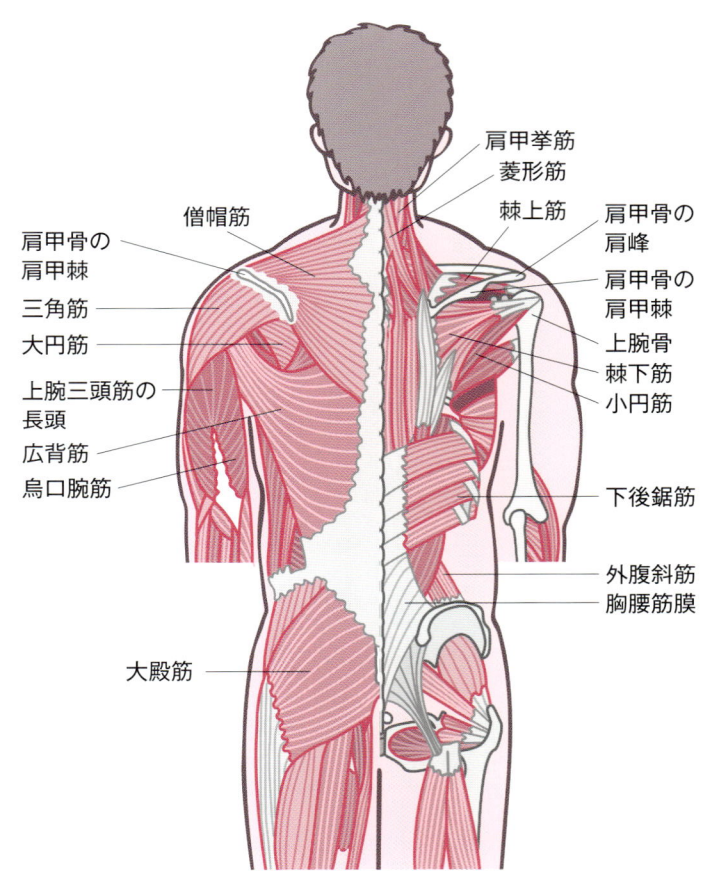

骨格ラベル（左図）：第1胸椎、鎖骨、肩甲骨の肩峰、上腕骨、椎骨、肩甲骨、肋骨、腸骨稜、仙骨、寛骨、小転子、大転子

筋肉ラベル（右図）：僧帽筋、肩甲骨の肩甲棘、三角筋、大円筋、上腕三頭筋の長頭、広背筋、烏口腕筋、肩甲挙筋、菱形筋、棘上筋、肩甲骨の肩峰、肩甲骨の肩甲棘、上腕骨、棘下筋、小円筋、下後鋸筋、外腹斜筋、胸腰筋膜、大殿筋

4.4 上肢の筋（頭、頚、腕）

目標

- 顔面の筋、咀嚼に関する筋の起始、停止、機能について述べることができる。
- 頚部の胸鎖乳突筋の起始、停止、機能について述べることができる。
- 上肢帯、上腕、前腕の主な筋の起始、停止、機能について述べることができる。

重要

頭部前面の筋は表層では顔面筋が表情をつくり、深層では咀嚼に関する筋がある。

頭部後面の深層では頭部を頚部と結ぶ筋がある。頭の重心、ひいては体の重心をとる際には重要な筋となる。

頚部前面では、**胸鎖乳突筋**が首の運動、舌骨の周りの筋が下顎の運動に関与する。

頚部後面の浅層では脊柱と肩甲骨を結ぶ僧帽筋が様々な上肢の運動に関与する。

上肢の運動に関与する筋は**三角筋、上腕二頭筋、上腕三頭筋、腕橈骨筋**などが肩関節および肘関節の屈曲・伸展に関与する。手首および指の関節の運動には多くの筋の協同作業で行われる。

■ 頭部の筋

顔面の筋

顔面の筋は**顔面筋群**、あるいは**表情筋**と呼ばれ、表情をつくる筋として多くの筋が知られているが、目の周りの**眼輪筋**はまぶた（眼瞼）を閉じる、また口の周りの**口輪筋**は口を閉じるのに使われる。

顔面深層には咀嚼に使われる筋がある。**咬筋、内側および外側翼突筋**は頬骨弓のあたりと頭蓋骨の蝶形骨翼状突起付近から起こり、下顎骨外側縁、関節突起付近に停止する。**側頭筋**は強大な筋で側頭骨外側面の側頭鱗などから起こり下顎骨の筋突起に停止する。下顎を上にあげる動作、噛む、擦り合わせるなど咀嚼運動に関与する。

図 4-10 顔面の表情をつくる頭部の筋と頭を動かす頚部の筋

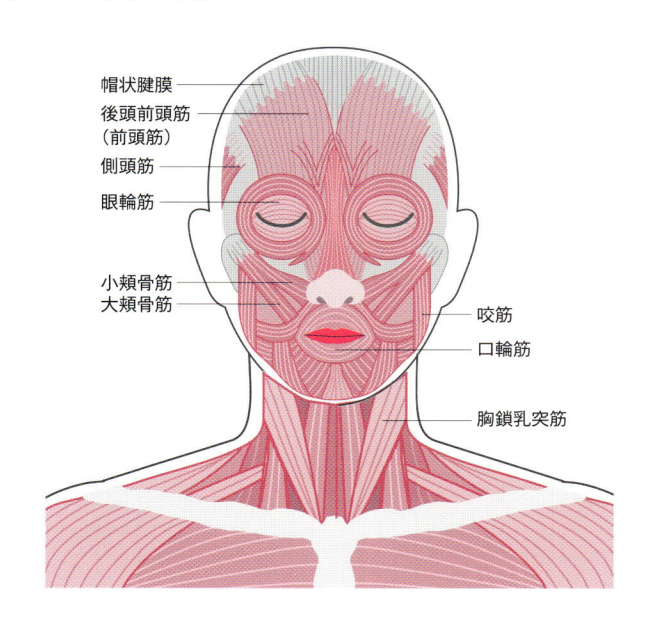

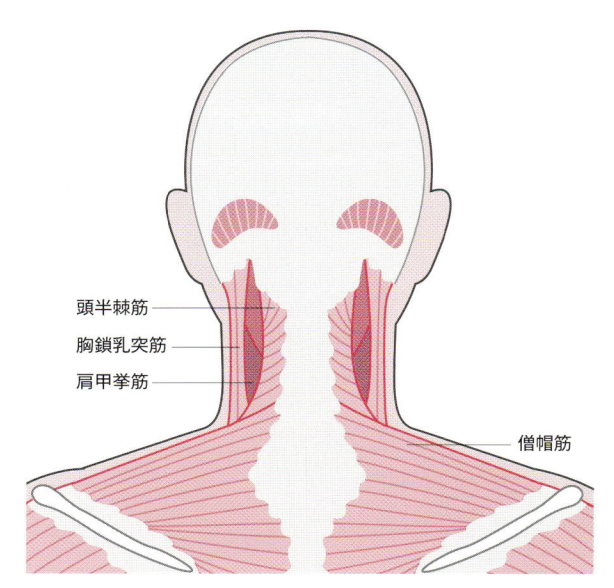

04 からだをうごかす
筋 系

眼筋（外眼筋）
　眼を動かす筋に**上直筋**、**下直筋**、**内側直筋**、**外側直筋**、**上斜筋**、**下斜筋**などは眼球の視神経の総腱輪や付近の骨などから起こり、眼球強膜後外側部に停止する。眼球を上、下、斜めに動かす際に共同してはたらく。

頭部背面
　頭部背面では、深層に頭を動かす多くの筋がある。**大後頭直筋**、**上・下頭斜筋**などは第1頸椎、第2頸椎から起こり、後頭骨の背側底に停止する。真っ直ぐに、斜めに頭をあげる動作、他の筋とともに頭を回転させ際にもはたらく。

頸部
　前面では舌骨舌筋など舌骨から上下に伸びている筋があり、**舌骨上筋群**、**舌骨下筋群**と総称される。下顎を引き下げる、舌骨を引き上げ、引き下げる運動、舌の運動などに関与する。

　頸部側面〜前面の深層には頸椎から起こり、第1あるいは第2肋骨に向かう**斜角筋群**がある。肋骨を引き上げ、または頸を傾ける動作を行う。

　前面から頸部側面にかけて斜め上方に走る**胸鎖乳突筋**がみえる。この筋は胸骨、鎖骨から起こり、側頭骨乳様突起（耳の後ろのこぶ状の骨の塊）に停止する。この筋により、後頭を前に突き出すような運動、頭を回す運動にはたらく。

図 4-11 腹部内臓を保護し、脊柱を動かす腹部の筋＊
鼡径靭帯は体壁と大腿の境をなす。

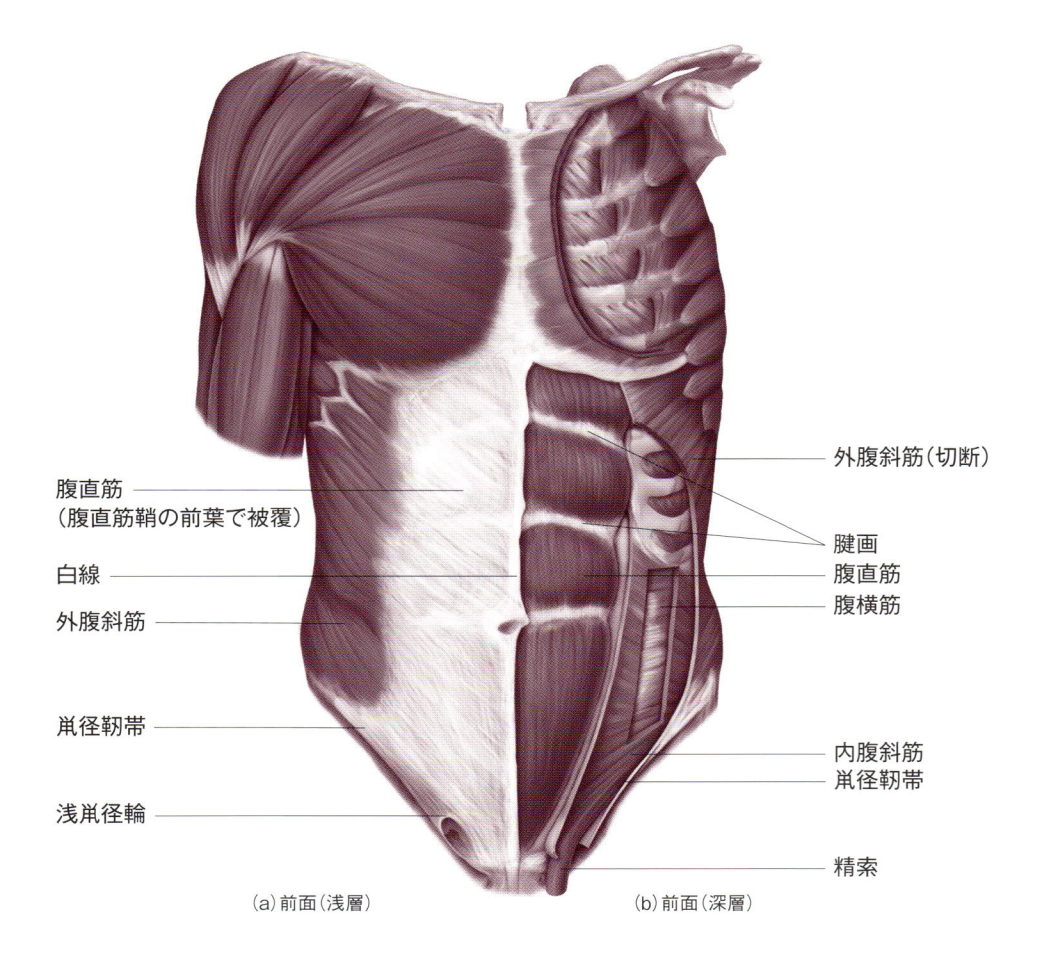

■ 上　肢

肩部

上肢の上肢帯をつくる筋は肩甲骨の周りに配置し、肩関節などの運動を行う。

大胸筋は鎖骨、胸骨、肋軟骨、腹直筋鞘（腹直筋前面の腱膜）から起こる強大な筋で上腕骨上部の大結節に終わる。上腕を内旋、内転、肩関節の屈曲、呼吸の補助など運動は多岐にわたる。

小胸筋は大胸筋の背部にある名の通り小さな筋で上位の肋骨から起こり、肩甲骨の烏口突起に終わる。

僧帽筋は後頭骨の外後頭隆起（後頭骨の後ろにある出っ張り）から項靭帯および頚部脊椎骨および胸部脊椎骨という長い範囲から起こり、鎖骨の外側1/3、肩峰、肩甲骨の肩甲棘に停止する。左右両側を合わせてみると、菱形となる。肩甲骨を持ち上げ、あるいは下げたり、肩甲骨を後ろに引いたりできる。

菱形筋群は上部胸椎から起こり、肩甲骨の内側縁に停止する薄い筋で、肩甲骨を多少上後方に引く運動を行う。

広背筋は肩甲骨の下方内側縁、下位の胸椎、腰椎、腸骨稜から起こり、上腕骨上部の小

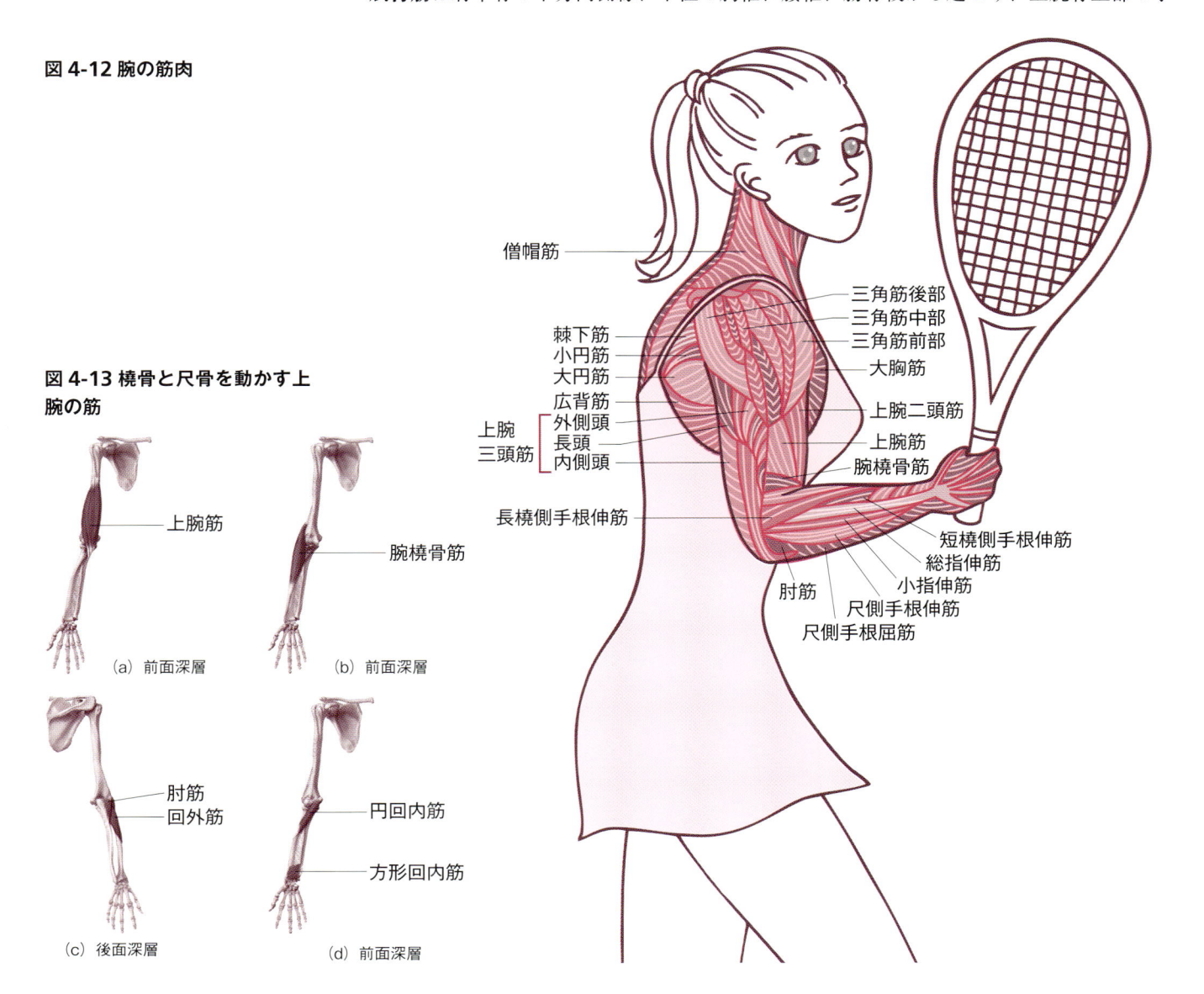

図 4-12 腕の筋肉

図 4-13 橈骨と尺骨を動かす上腕の筋

(a) 前面深層 — 上腕筋
(b) 前面深層 — 腕橈骨筋
(c) 後面深層 — 肘筋、回外筋
(d) 前面深層 — 円回内筋、方形回内筋

04 からだをうごかす 筋系

結節に終わる。上腕の後方への内転運動を行う筋肉である。

肩甲挙筋は上位の頸椎から起こり、肩甲骨の内側上方縁に停止する。肩甲骨を引き上げる動作や肩をすくめる動作を行う筋肉である。

三角筋は肩の丸みをつくり、肩関節を保護している筋でもある。三角筋の起始は前方では鎖骨外側から肩峰そして肩甲骨背部の肩甲棘にまで及ぶ。上腕骨の上部の三角筋粗面に停止する。肩関節を回す運動、屈曲、内旋、外転、外旋そして伸展を行う。

棘上筋・棘下筋は肩甲棘の上下にある棘上窩あるいは棘下窩から起こり、上腕骨上部の大結節に停止する。上腕の外転、外旋、肩関節の安定化にはたらく。

肩甲下筋は肩甲骨の前面（肋骨と対する側）の肩甲下窩から起こり、上腕骨の上部の小結節に終わる。肩関節の内旋、内転および屈曲運動を行う。

小円筋は肩甲骨外側後面の下側から起こり、上腕骨上部の大結節に終わる。肩関節の外旋、内転、伸展を行う。

さらに棘上筋、棘下筋、肩甲下筋、小円筋は肩関節を強化・安定化させる作用をもつ。これらの筋の腱は一緒になって肩甲骨と上腕骨をつなげる。その扁平な腱は腱関節のまわりを取り囲むような形状で、Yシャツの袖口「カフ」に似ており、回旋筋（ローテーター筋）の腱がそれをつくるので、ローテーターカフ（回旋筋腱板）と呼ばれる。ローテー

図 4-14 上肢の骨格と筋肉（前面）

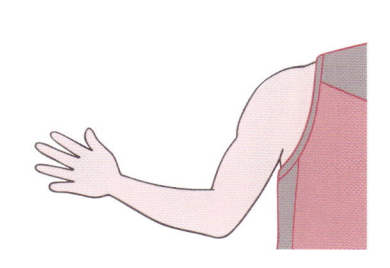

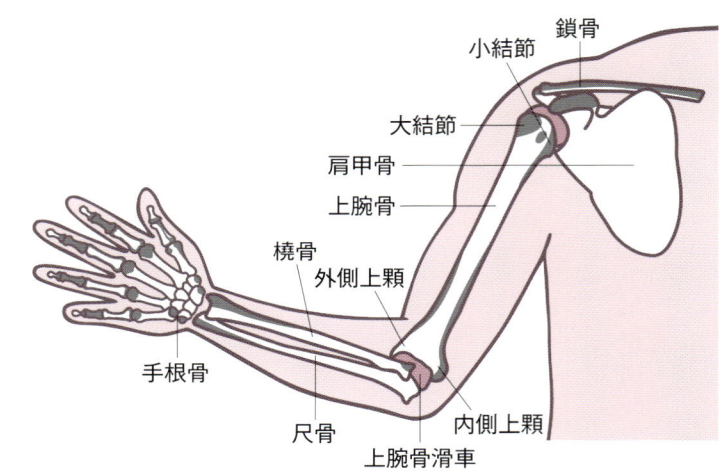

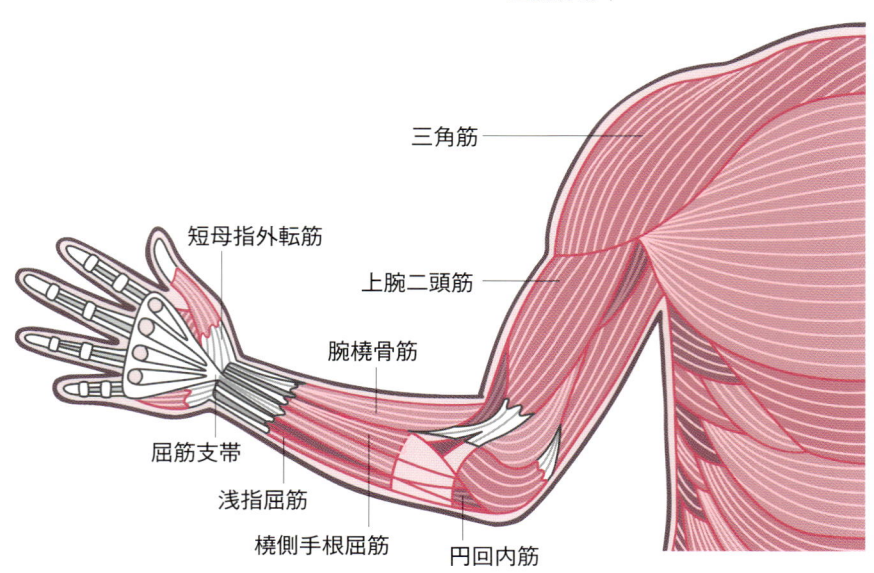

カフがうまく機能しないと肩関節の損傷を受けやすいので、これらのインナーマッスルをトレーニングしておくことは重要である。

大円筋は肩甲骨の外側下側後面から起こり、上腕骨上部の小結節稜に停止する。肩関節の内旋・内転・伸展を行う。

上肢の前面には屈筋の上腕二頭筋と烏口腕筋と上腕筋などがある。そのうち、**上腕二頭筋**の長頭は肩甲骨関節上結節から、短頭は肩甲骨の烏口突起から起こり、肩関節と肘関節を超えて前腕の橈骨上部の橈骨粗面に停止する。肘関節の屈曲、回外を行う。

上腕の背面には伸筋の上腕三頭筋と肘筋がある。そのうち、**上腕三頭筋**の長頭は肩甲骨の肩関節窩から、外側頭は上腕骨の上部後面から、内側頭は上腕骨内側後面から起こり、尺骨に停止する。肩関節の伸展と内旋、肘関節の伸展にはたらく。

前腕の前面には肘関節および手根の関節の屈筋群の腕橈骨筋、上腕筋、**円回内筋**、橈側手根屈筋、尺側手根屈筋、浅指屈筋、長掌筋、深指屈筋、長母指屈筋、方形回内筋などがある。そのうち、**腕橈骨筋**は上腕骨の遠位端にある外側上顆および上腕骨外側の下部から起こり、橈骨の遠位端、手根の関節に近い茎状突起に停止する。肘関節の屈曲を行う。前腕の外側のふくらみをつくっている。

そのほかの筋は橈骨および尺骨そしてそれらの骨の間の骨間膜から起こり、手首の手根

図 4-15 上肢の骨格と筋肉（裏面）

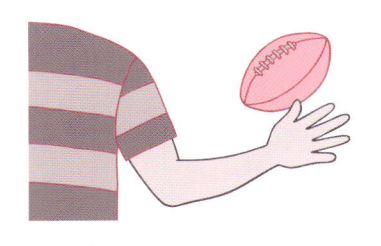

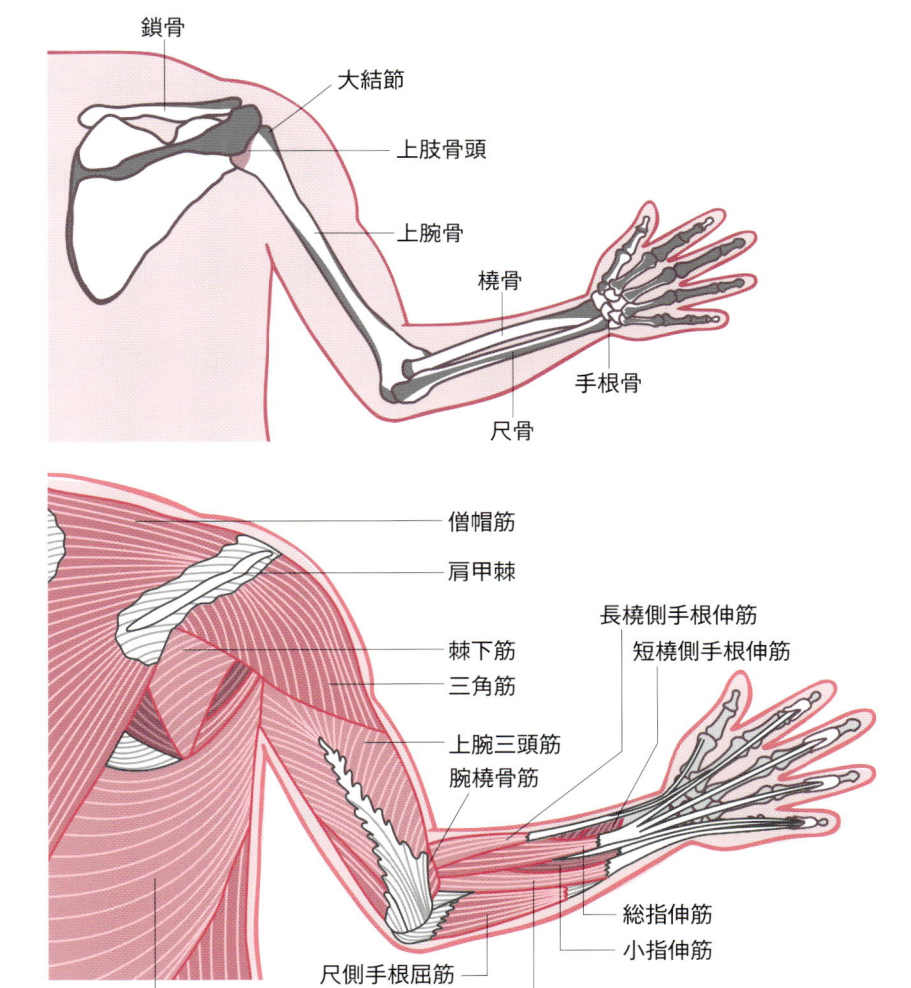

04 からだをうごかす
筋 系

管をとおり手根骨、中手骨あるいは指骨に停止する。手根の関節をあるいは指の関節を掌側に、橈側に、あるいは尺側への屈曲を行う。

前腕の後面には手根の関節および指の関節の伸筋の長橈側手根伸筋、短橈側手根伸筋、回外筋、尺側手根伸筋、総指伸筋、小指伸筋、示指伸筋、長母指伸筋、長母指外転筋などがある。

長・短橈側手根伸筋は上腕骨の遠位の外側縁および外側上顆などから起こり、第2ないし第3中手骨の近端の骨底背側などに停止する。手根関節の背屈および橈側への屈曲を行う。

そのほかの筋は上腕骨あるいは前腕の骨間膜、橈骨から手根関節を超えて指の関節の指骨に停止する。手根関節の背屈、橈側、尺側への屈曲、指関節の背屈を行う。

運動を起こす上肢の骨格筋（前面）

上肢の前面には、主に上肢の各関節を屈曲するための筋がある。**上腕**には肘関節を屈曲させる**上腕二頭筋**や**上腕筋**があり、ダンベルカールなどの主動筋となる。肘関節を完全に伸展させた状態から、肘関節を屈曲していくと徐々に支点（関節）から筋張力が作用する点（筋腱接合部）の距離が近くなり、結果として作動力発揮が増大し、肘関節が60度前後で最大筋力が発揮される。また、比較的遅い動作では、深層の上腕筋が活動し、速い動作では浅層の上腕二頭筋が活動する。

前腕には、手首の手関節やその遠位の指の関節を屈曲させる筋がある。これらの筋は浅層と深層に分かれ、深層には遠位の関節、つまり**末節骨**に停止して末節を屈曲させる筋があり、浅層には**中節骨**に停止して手根を屈曲する筋がある。また、上腕骨遠位端の尺側にある内側上顆と橈骨を結ぶ**円回内筋**は前腕を回内させる。上腕二頭筋の停止は橈骨の内側面であるため、上腕二頭筋が収縮すると橈骨に回転運動を生じさせ、その結果、前腕は回外する。

運動を起こす上肢の骨格筋（後面）

上肢の後面には、主に各関節を伸展させる筋がある。上腕部にあるのは**上腕三頭筋**のみである。この筋は3つの筋頭をもっており、起始部は肩甲骨と上腕骨にあり、**尺骨**の**肘頭**が停止部となっており、肘関節を伸展させる。

前腕には手関節および指関節の伸筋がある。背側の伸筋群も浅層と深層に分けられるが、母指以外の各指に対する伸筋は1つであり、中節骨および末節骨に停止している。これらの浅層には、中手骨に停止して手根を伸展する**手根伸筋**がある。

肩甲骨の背面から起こり上腕骨に停止する**棘上筋**、**棘下筋**、**小円筋**の腱は、肋骨面から起こる**肩甲下筋**の腱とともに上腕骨頭を包んで肩関節を安定させる。これらを回旋筋腱板（ローテーターカフ）という。

手の筋

手の筋は手根骨などから起こり、各指骨に向かい指の関節を屈曲させる。**母指内転筋**、**短母指外転筋**、**短母指屈筋**、**母指対立筋**、短掌筋、**小指外転筋**、**短小指屈筋**、**小指対立筋**がある。そのほか各指の間には掌側および背側の骨間筋が、そして虫様筋がある。これらの筋は指の細かい作業にはたらくとされる。

運動を起こす手の骨格筋

　手には小さな骨が多数ある。**手根**には、近位列と遠位列に各4個の**手根骨**が並び、近位列は前腕骨と**手根関節**をつくり、遠位列は中手骨と**手根中手関節**をつくる。

　中手骨は5本の指に対応して5本あり、これらの間にある筋とともに手掌をつくっている。中手骨の遠位には指骨がつながっている。

　指骨は母指が2個、他の指は3個あり、中手骨と**中手指骨関節**をつくる骨を**基節骨**、次を**中節骨**、末端を**末節骨**といい、母指には中節骨がない。この指骨の関節を母指では**指節間関節**、他の4指では、遠位側を**遠位指節間関節**、近位側を**近位指節間関節**と呼ぶ。

　手には、前腕にある指の屈筋や伸筋の腱が伸びている。これらの腱はその位置が大きくずれないように**腱鞘**に包まれていて、手首で強靭な結合組織性の**屈筋支帯**、**伸筋支帯**によって留められている。特に屈筋支帯と骨の間の隙間を**手根管**といい、ここには9本の屈筋の腱が**正中神経**とともに走行している。

図 4-16 手の腱と筋

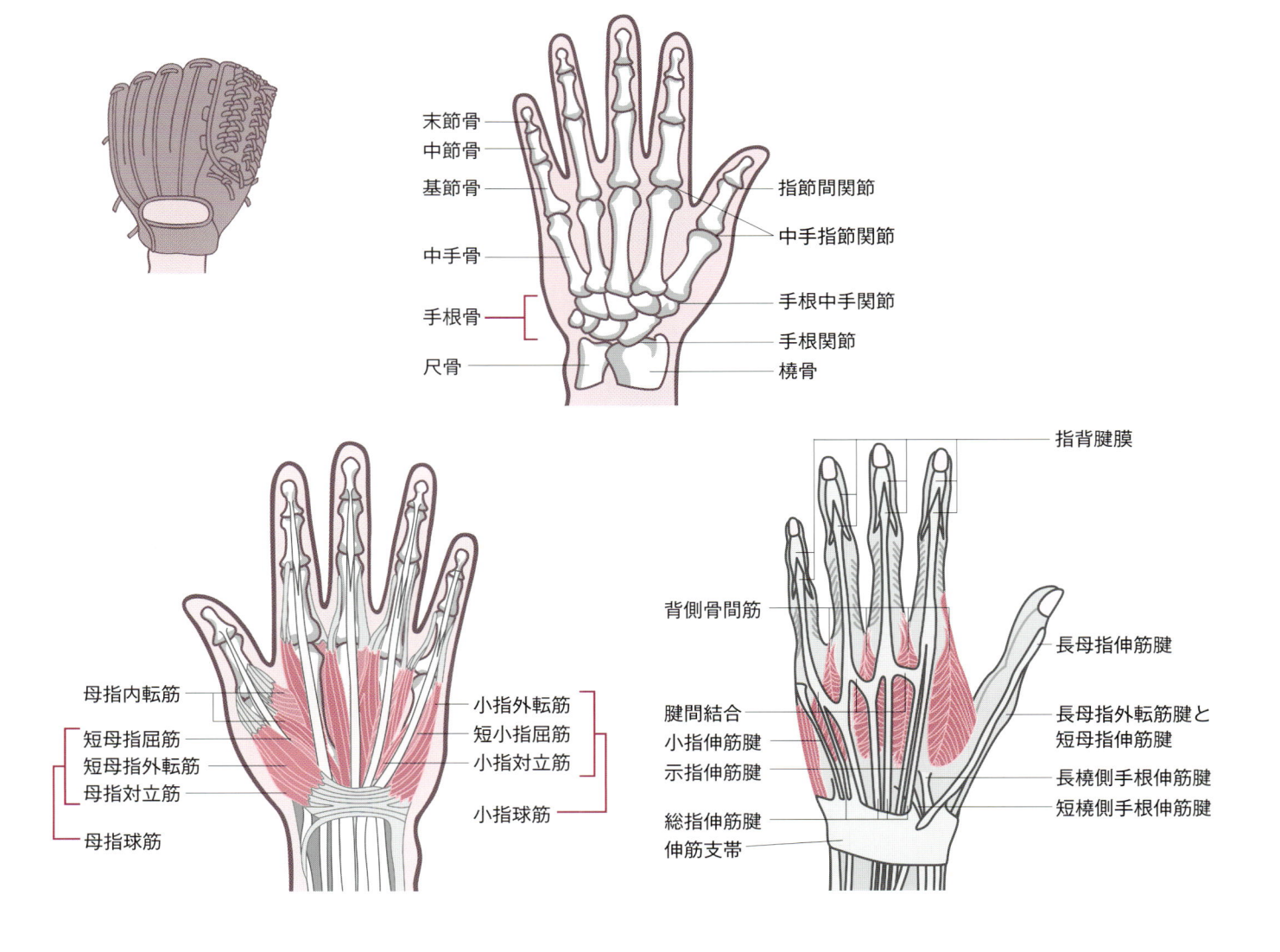

04 からだをうごかす
筋系

4.5 体幹の筋（胸部、背部、骨盤）

目標
- 呼吸に関与する筋を挙げることができる。
- 背部の筋のおもなものの名を挙げることができる。
- 骨盤にかかわる筋の名前、はたらきを挙げることができる。

重要

呼吸に関する筋には肋間筋、横隔膜だけでなく多くの筋が参加する場合がある。深呼吸によって、自律神経系も調節されてしまうこともある。また脊柱起立筋など多くの背部の筋によって運動、姿勢保持などが行われている。特に起立時は意識せずとも腹部の筋とともに背部の筋は収縮していることに注意する。骨盤内の筋は股関節の運動にはたらくもののほかに骨盤臓器を助け、排便・排尿を助けるあるいは止めるなどのはたらきをもつ。

胸部の前面の筋では特に呼吸に関与する筋をとりあげる。

胸部の各肋骨間には**外肋間筋**と**内肋間筋**および最内肋間筋があるが層状に配置している。

外肋間筋は上位肋骨から下位肋骨にかけて斜め前方に走り、収縮すると肋骨を引き上げ、

図 4-17 呼吸を助ける胸郭の筋[*]
横隔膜の孔を大動脈、食道と下大静脈が通る。

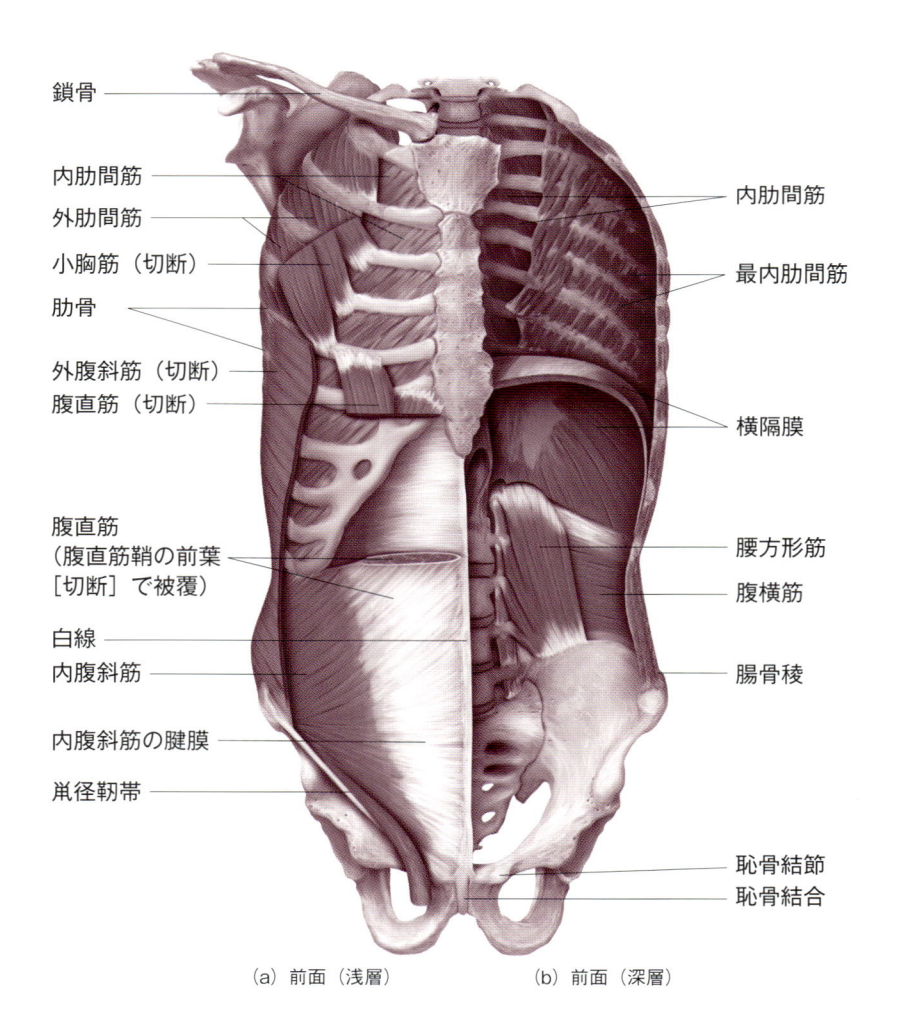

(a) 前面（浅層）　　(b) 前面（深層）

胸腔の拡張となる。つまり吸息（息をすう）を行う筋肉である。

内肋間筋は下位肋骨から上位肋骨へ外肋間筋と直交する走行に走り、収縮すると肋骨を引きよせて胸腔の容積を縮小させ、呼息（息を吐く）にはたらく。

呼吸に最も重要な筋として、横隔膜が挙げられる。

横隔膜は腹腔にあるドーム状の薄い筋で、その天井で胸腔と腹腔を分けている。起始は剣状突起部分、最下位の肋軟骨、肋骨そして腰椎などである。天井部分は腱中心と呼ばれ、周りから起こる筋が停止している。横隔膜には大動脈が通る大動脈裂孔、食道が通る食道裂孔、下大静脈が通る大静脈裂孔の3つの開口がある。横隔膜は呼吸だけでなく、腹圧を高めて排尿、排便、分娩などを助ける。また腹圧を高めることによって、重量挙げのような場合は脊柱をまっすぐする背筋の助けを行う。

横隔膜、肋間筋は平静時の呼吸にはたらくが、強制呼吸時には、肩で息をするという言葉で表わされるように、肋骨、鎖骨に付着している筋またそれらと関連する筋、さらに腹部の筋など多くの筋の参加がみられる。また深呼吸することによって、血圧の低下がみられることなどから、深呼吸は自律神経系へのフィードバック、精神的鎮静化があると考えられる。

図4-18 脊柱を動かす頚部と背部の筋[*]

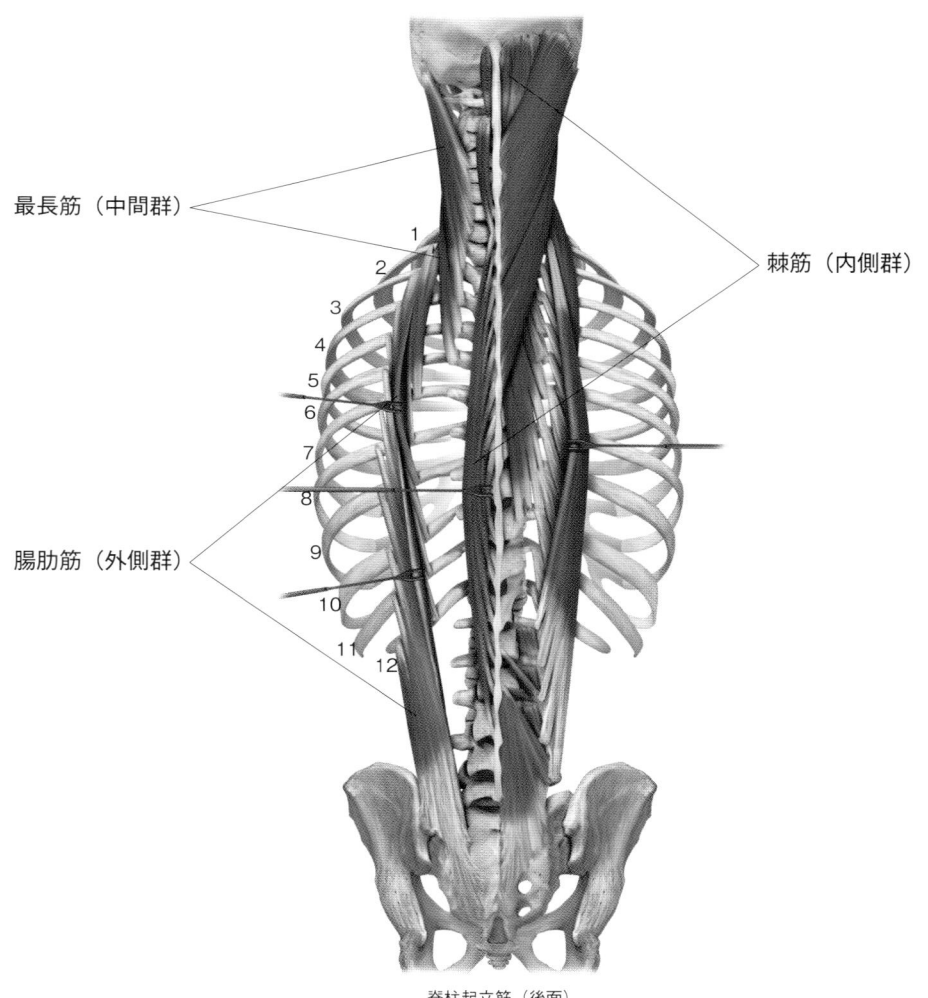

最長筋（中間群）

棘筋（内側群）

腸肋筋（外側群）

脊柱起立筋（後面）

04 からだをうごかす
筋　系

背部の筋

背部には脊柱を動かす多くの筋があり、起始はほぼ脊椎骨そして停止も脊椎骨であり、その多くは筋の重なりが非常に多く複雑である。筋のおおよその長さあるいは全体の走行とその部位から名前を付けることが多い。背部でも頚部の筋は頭、首の運動、姿勢保持に重要である。背部の胸部から腰部にかけても多くの脊柱を動かす筋があり、特に**脊柱起立筋**と呼ばれる筋は脊柱の屈曲、側屈、回旋の運動には重要な筋である。

■ 骨盤の筋

骨盤および殿部の筋

骨盤内の臓器を支持し、腹圧に対抗する筋がある。

肛門挙筋群は肛門の周囲にあり、大きく息を吸ったとき、せきをしたとき、嘔吐したとき、排尿、排便のようなときに高まる腹圧に抵抗して、便などの排出を止める。また**外肛門括約筋**も肛門を閉じる働きがある。

さらに多くの筋が会陰部にあり、排尿を助け、男性では射精、女性では腟を閉じるなどに役立っている。これらの筋はスポーツなどで腹圧を高めた状態を維持する際に重要な働きを行う。

骨盤の筋には体の安定化、歩行、姿勢保持に関与する筋があり、股間節の運動に関与する。ここでは大腿部（後述）ではなく骨盤深部にある筋を述べる。

骨盤前面の筋で**腸腰筋**は強大な筋であり、**大腰筋**と**腸骨筋**とからなるが、腰椎の前面およびその下部の骨盤の内面部から起こり、大腿骨上部の小転子に停止する。股関節で体幹を折り曲げ屈曲を行う。

骨盤背部の筋のうち一番浅層の**大殿筋**は最も大きく、広く、厚い。腸骨および仙骨などから起こり、大腿骨の上部にある殿筋粗面に停止する。股関節の伸展および外旋を行う。

さらに骨盤背部深層には多くの筋があり、股関節の屈曲、伸展、外転、内旋などに関与している。

図 4-19 骨盤底の筋[*]

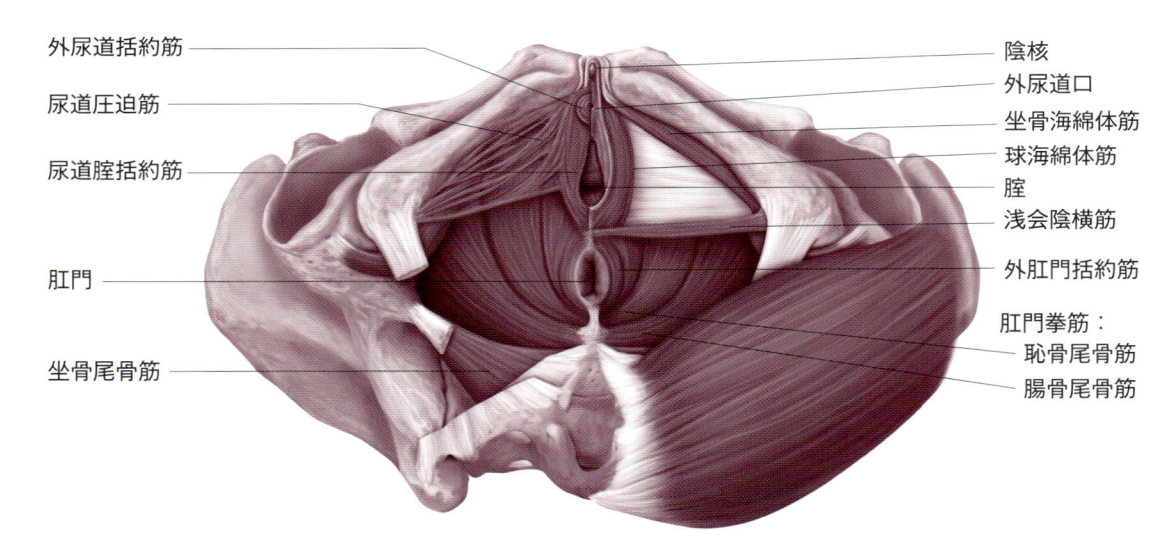

外尿道括約筋／尿道圧迫筋／尿道腟括約筋／肛門／坐骨尾骨筋

陰核／外尿道口／坐骨海綿体筋／球海綿体筋／腟／浅会陰横筋／外肛門括約筋／肛門挙筋：恥骨尾骨筋／腸骨尾骨筋

女性の会陰（下面浅層）

図4-20 大腿骨を動かす殿部の筋と大腿骨および脛骨と腓骨を動かす筋*

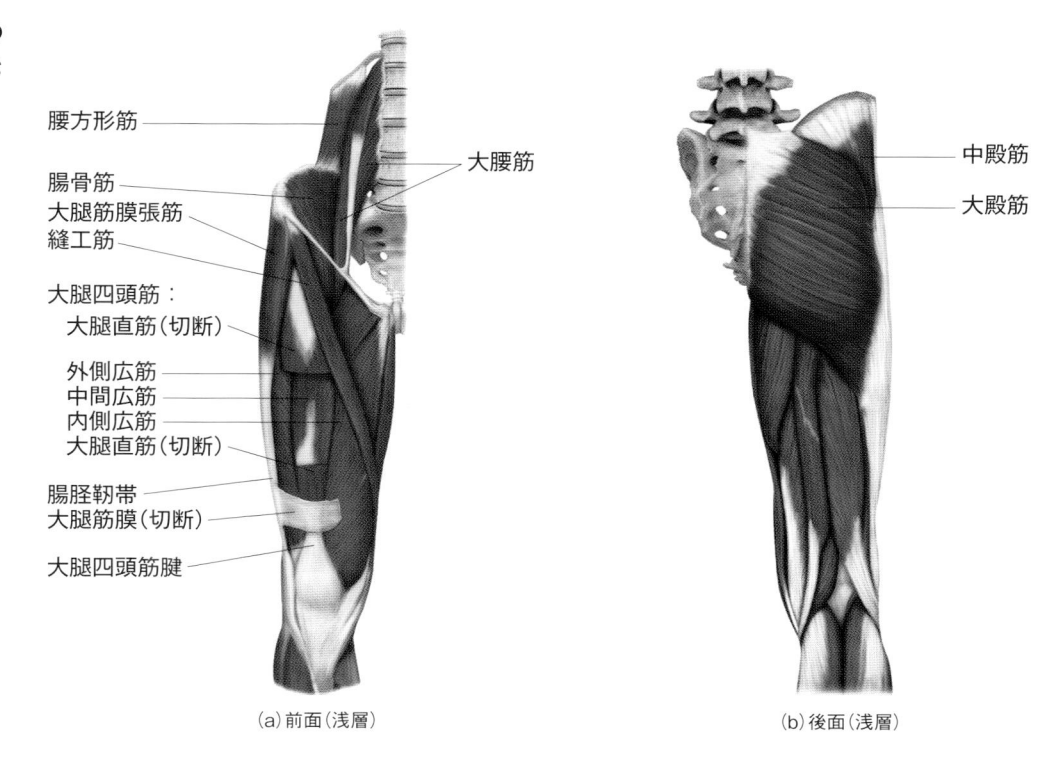

腰方形筋
腸骨筋
大腿筋膜張筋
縫工筋
大腿四頭筋：
　大腿直筋（切断）
　外側広筋
　中間広筋
　内側広筋
　大腿直筋（切断）
腸脛靱帯
大腿筋膜（切断）
大腿四頭筋腱

大腰筋

中殿筋
大殿筋

(a) 前面（浅層）　　　(b) 後面（浅層）

スポーツマンが知っておきたい豆知識

ランニング時の着地

　ランニング時は、踵から着地をしてつま先で地面を蹴って進むのが一般的であるといわれる。実は着地には3タイプある。踵からつくリアフット rear-foot、足裏全体で着地するミッドフット mid-foot、つま先で着地するフォアフット fore-foot である。つま先着地は踵着地と比べて足にかかる負担が大きいという研究データが報告されている。このつま先着地は、幼少期に靴を履いて生活していたかに影響するのである。裸足で生活している子どもはつま先で着地する傾向があることもわかっている。我々は靴を履くことで足の機能が衰えて、靴のクッションに頼った踵着地が定着しているのである。最近ではベアフットシューズ（踵の薄い）が市販され、ランニングやトレーニング時に使われており、ベアフット（裸足）の効果が注目されている。（Nature **463**: 433 － 434, 2010）。なお、写真では手前の人が踵着地で、奥から2番目の人がフォアフット走法になっている。

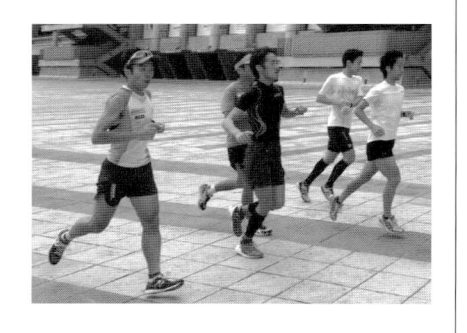

筋系

04 からだをうごかす 筋 系

4.6 下肢の筋（大腿、下腿、足）

目標
- 膝関節の運動に関与する大腿の筋を挙げることができる。
- 足関節の運動にはたらく下腿の筋を挙げることができる。
- 足の筋を挙げることができる。

重要

スポーツを行う上で重要なものに、下肢の運動、下肢の支持、下肢の維持が挙げられる。これらは骨盤の下肢帯、大腿、下腿、足の筋のはたらきに負うところが大きい。

　下肢の運動は上肢運動とおおきく異なり、身体の安定性、歩行、跳躍、姿勢保持などのはたらきがある。これに関与する筋については骨盤部（前述）、大腿部、下腿部、足部にわけて述べる。

大腿部にある筋

　大腿の内側面には股関節にはたらいて大腿を内転、内旋、外転を行う**長・短内転筋、大内転筋**がある。これらの筋は骨盤の下部（恥骨、坐骨）から起こり、大腿骨上部に止まる。

図 4-21 下肢の骨格と筋（前面）

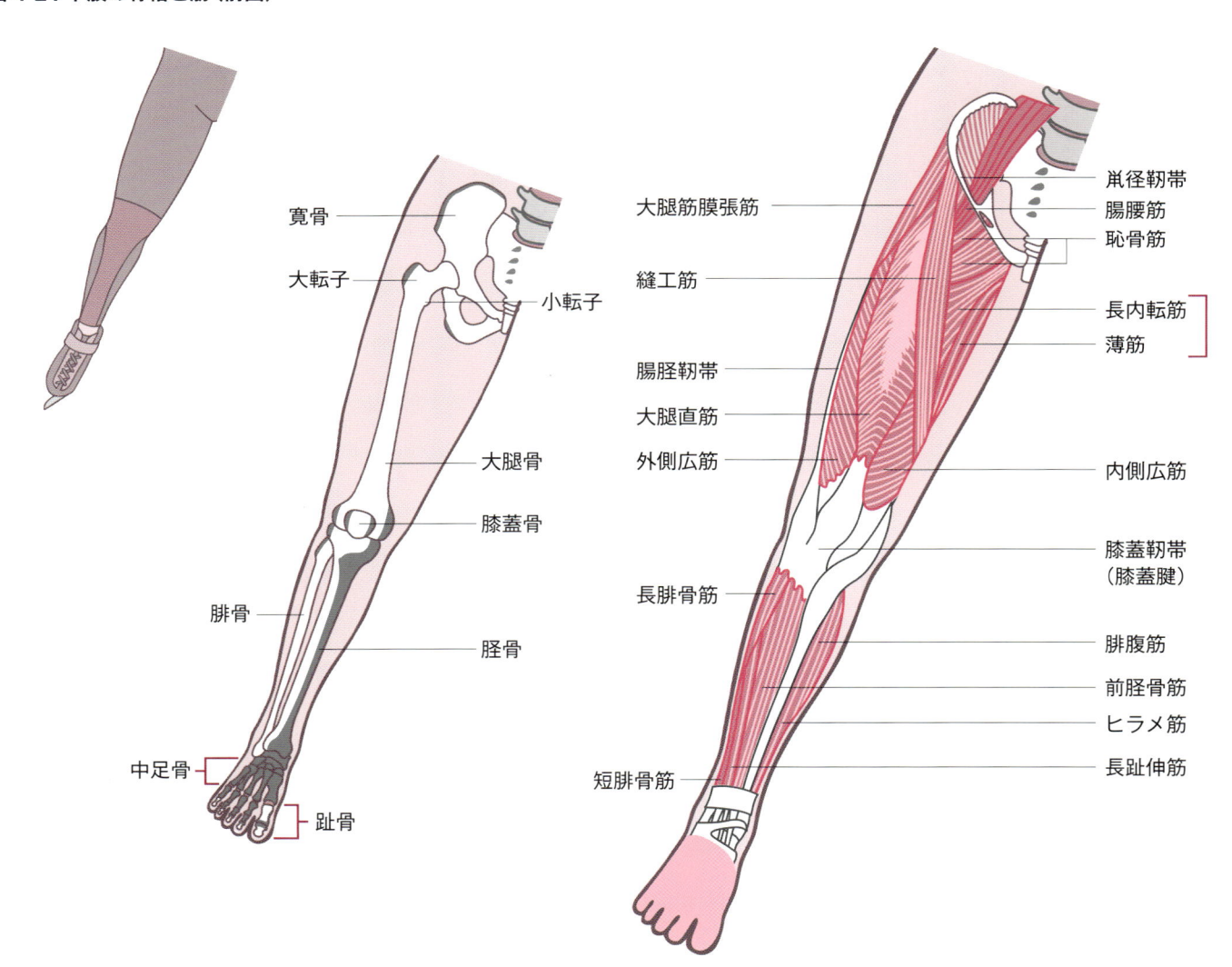

大腿前面にある筋

縫工筋は骨盤の外側上部（外腸骨棘）から起こり、大腿を斜め前に走り、下腿の脛骨内側上部に止まる非常に長く扁平な筋である。膝関節、股関節の様々な運動に関与する。裁縫をする人が足を組む座位ではたらくといわれる。ゆれ動く電車の中で立つ際にもはたらく。

大腿四頭筋は大腿前面の強大な筋で、人間で最大ともいえる筋である。4つの筋に分けて呼ぶこともあるが腱が一緒になって膝関節の膝蓋骨にさらに**膝蓋靱帯**となって脛骨前面上部に停止するのでこう呼ぶ。その4つは外側から**外側広筋、大腿直筋、中間広筋、内側広筋**である。骨盤の腸骨、大腿骨前面から起こる。おもに膝関節の伸展を行うが、大腿直筋が単独ではたらくと股関節の屈曲となる。

大腿後面にある筋

大腿二頭筋は長頭が骨盤の坐骨から股関節を超えて斜め外側下方に、短頭は大腿骨の外側面下側から起こり下方を走り、腓骨頭の外側に終わる。股関節を真っ直ぐ伸展に、膝関節を屈曲する運動となる。

図 4-22 下肢の骨格と筋（後面）

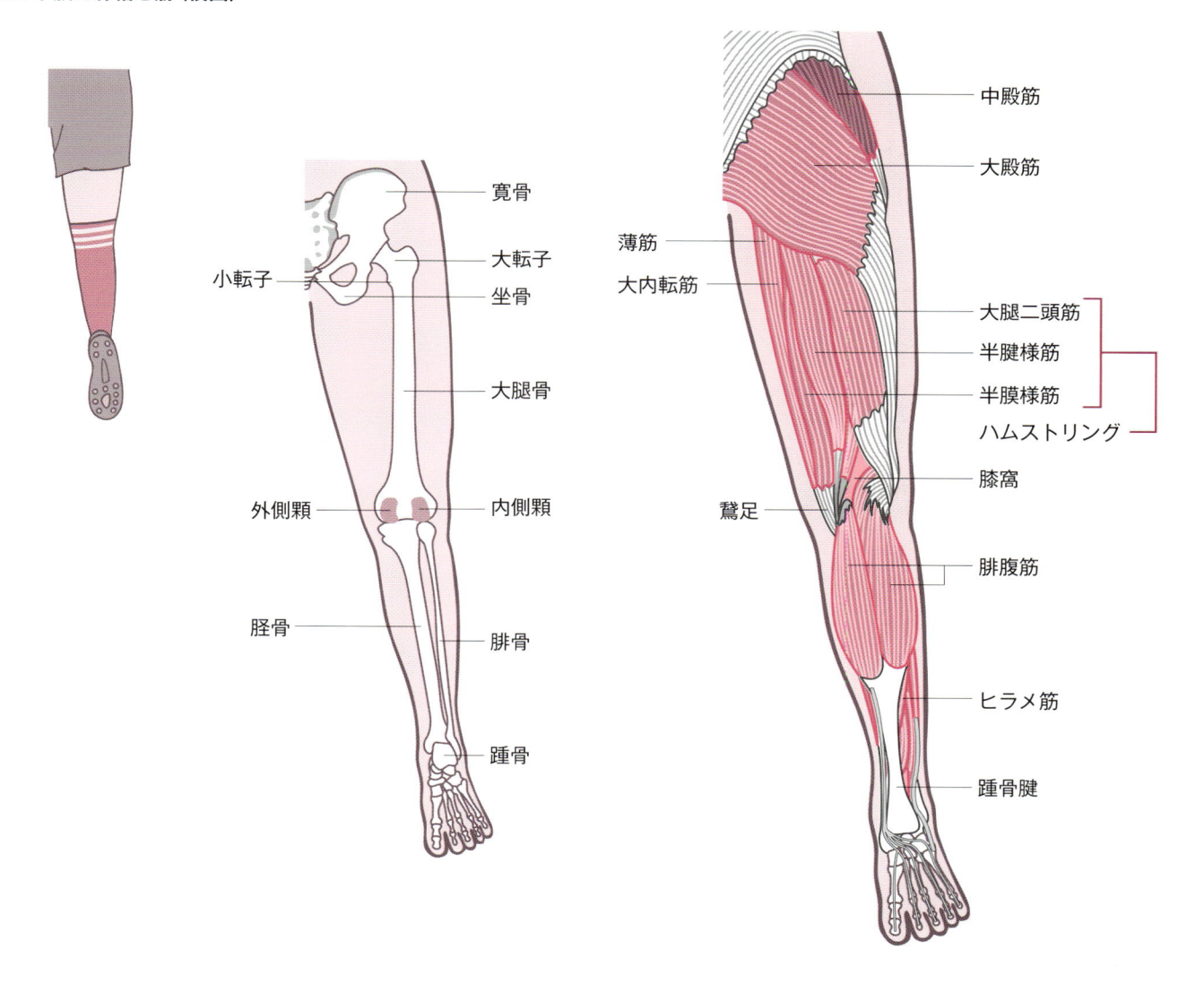

坐骨から起こる筋に**半腱様筋**と**半膜様筋**があり、ともに脛骨の内側面に終わる。股関節では伸展を、膝関節では屈曲の運動となる。

これら大腿後面の3つの筋は**ハムストリング**と呼ばれ、短距離走などで大腿を高く上げる際にはたらく。これらの筋の急激な運動は坐骨からの筋の離断となることがある。

運動を起こす大腿の筋（前面）

大腿の前面には大腿を屈曲、外転、内転させ、下腿を伸展させる筋がある。この中で最も大きな筋は**大腿四頭筋**である。大腿四頭筋は4つの筋頭をもっており、それぞれ**大腿直筋、内側広筋、中間広筋、外側広筋**という。このうち大腿直筋は、股関節と膝関節をまたいでおり、多関節筋と呼ばれる。大腿四頭筋は、股関節の屈曲と膝関節の伸展に関与する筋であり、スポーツ場面では、ジャンプ動作や、ダッシュからの減速や方向転換などに関与する。大腿四頭筋は**脛骨**に停止しており、停止腱が**膝蓋靭帯**である。

運動を起こす大腿の筋（後面）

大腿の後面にある筋の多くは**寛骨**の**坐骨結節**と**脛骨**あるいは**腓骨**を結んでいるため、下腿を屈曲するだけでなく、大腿を伸展させる働きがある。内側にある**薄筋**、**半腱様筋**は前面の**縫工筋**とともに脛骨の**内側顆**付近に停止している。外側には、大腿二頭筋があり、この筋の短頭は後面で唯一、起始部が大腿骨にある。大腿後面の屈筋群のうち、半膜様筋、半腱様筋と大腿二頭筋を総称して**ハムストリング**と呼ぶ。ハムストリングは、スプリント中の加速時に重要な役割を果たす筋群である。

下腿前面の筋

前脛骨筋は脛骨の外側面などから起こり、足関節で伸筋支帯の下を通って、足根骨の内側部（親指側）と第一中足骨に終わる。足関節にはたらいて足の背屈、足先を内側に向ける。

長趾伸筋は脛骨外側上部と腓骨前面から起こり、足関節で伸筋支帯の下を通って、足の第2趾〜第5趾の趾骨に止まる。足の背屈、足の趾骨間を伸展させる。

下腿外側面の筋

長・短腓骨筋は腓骨から起こって共通腱となって外果（そとくるぶし）の下で腓骨筋支帯の下側を通って、足底にまわり各趾の中足骨の基部に止まる。足関節ではたらき、足を底屈・外反させる。

下腿後面の筋

浅層に下腿三頭筋がみられるが、さらに深部にも多くの筋がある。

下腿三頭筋はふくらはぎの両側へのふくらみをつくっている腓腹筋とその下のヒラメ筋からなる。

腓腹筋は大腿骨の下部の外側顆と内側顆の両側から起こる。

ヒラメ筋は腓腹筋の下にあって、名の通り平たい筋である。腓骨上部から起こり、腓腹筋と共通腱のアキレス腱となって足底の踵骨（かかとの骨）に終わる。

アキレス腱は強大な腱であるが急激な運動で骨から離断することがある。足関節で足を

底屈させる。

そのほか下腿後面にあって足関節で足を底屈、趾骨関節を屈曲（足指を曲げる）筋がある。

運動を起こす下腿の筋（前面）

下腿の前面には、足関節を背屈させ、足の指を伸展させる筋がある。**前脛骨筋**は脛骨の外側についており、足関節を背屈させる。ランニング中はつま先を挙げる背屈を維持しており、常に前脛骨筋が活動している。また、加齢とともに機能が低下することによって、通常歩行時につま先があがらず、つまずきや転倒の原因となってしまうこともある。

運動を起こす下腿の筋（後面）

下腿後面の浅層には、ふくらはぎをつくる**下腿三頭筋**がある。この筋は、二頭筋である**腓腹筋**とヒラメ筋が一緒になったものであり、この筋の停止腱が**踵骨腱（アキレス腱）**で踵骨に停止している。深層には**長指屈筋**や**後脛骨筋**など足関節を底屈させたり、足の指を屈曲させたりする筋がある。

足の底面にある筋

足の内在筋と呼ぶこともできる足底面の筋のはたらきは身体の支持、歩行である。

足底弓は足底の筋および腱そのほかで縦・横の足底弓をつくり、維持している。これによって身体荷重の分散を行い、着地などの際に荷重が与える衝撃を減少させ、ひいては内臓・脳の保護となる。さらに運動の前の態勢をつくるなどを行う。

足底の浅層・中層・深層・最深層の筋

足底の浅層の筋は踵骨から**足底腱膜（足底筋膜）**となってほぼ足底全体に広がり趾骨まで及んでいる。足底腱膜は足底の筋など内部を保護しているともいえる。また縦の足底弓をつくり維持する腱でもある。

母趾外転筋は踵骨および足底腱膜から起こり、母趾の基節骨に停止する。中足趾節間関節で母趾の外転および屈曲させる。

短趾屈筋は踵骨および足底腱膜から起こり、第2～第5趾の中節骨に向かい、趾骨に停止する前に両側に別れ両縁に停止する。趾骨の屈曲、足指を曲げる動作を行う。

足底の中層には**足底方形筋**、足の**虫様筋**があり、足底方形筋は踵骨から起こり、**長趾屈筋**の腱に停止する。虫様筋は**長趾屈筋の腱**から起こって第2～5趾の基節骨で長趾伸筋腱に停止する。足指を曲げる動作を行う。

足底の深層には**短母趾屈筋**、**母趾内転筋**、**短小趾屈筋**などがある。足の足根骨、中足骨などから起こり、趾骨の基節骨に停止する。足指の曲げ、多少は内転させる動作を行う。

足底の最深層には、手と同様に**骨間筋**があり、中足骨の側面から起こり、趾骨の側面に停止する。この筋は足指の伸展を行う。

04 からだをうごかす 筋 系

運動を起こす足の骨

　足の骨は7個の足根骨と5個の中足骨、14個の趾骨でできている。足根骨のうち、距骨のみが下腿の脛骨・腓骨と距腿関節をつくっている。

　足の趾骨は、手と同様に母趾が基節骨と末節骨の2個、他の趾は基節骨、中節骨、末節骨の3個でできている。

運動を起こす足の筋

　足には、足の指を動かす下腿の筋の腱が入り込んでいる。これらの腱は、足背にある上下の伸筋支帯や後内側にある屈筋支帯などによって保定されている。下腿から足の指に至る伸筋や屈筋が支帯付近を通過する部位では腱鞘をもっており摩擦を低減させている。

　骨格筋の動きは微細な細胞レベルの動きが合わさったものであり、動くしくみ、筋肉の維持について理解するのに骨格筋の構造の理解は必要な知識である。

図4-23 足の筋（前面）

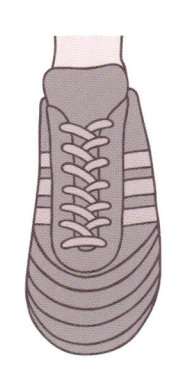

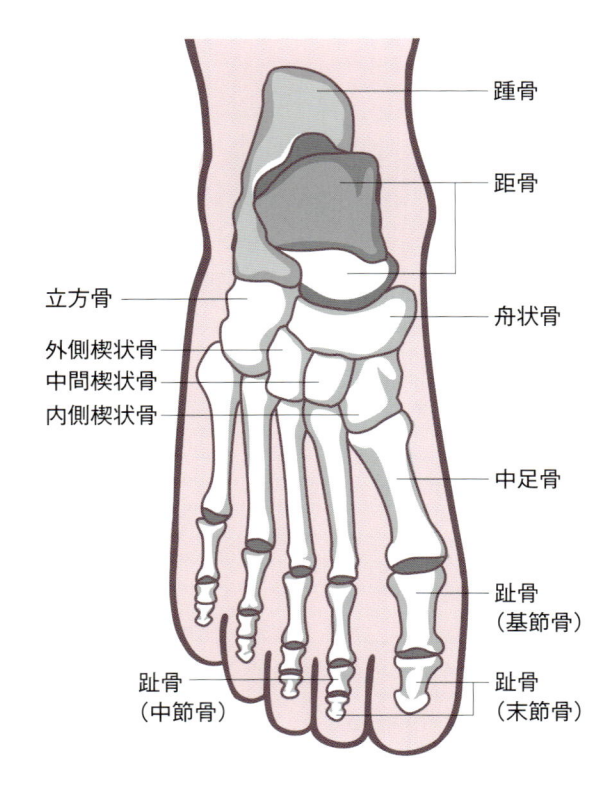

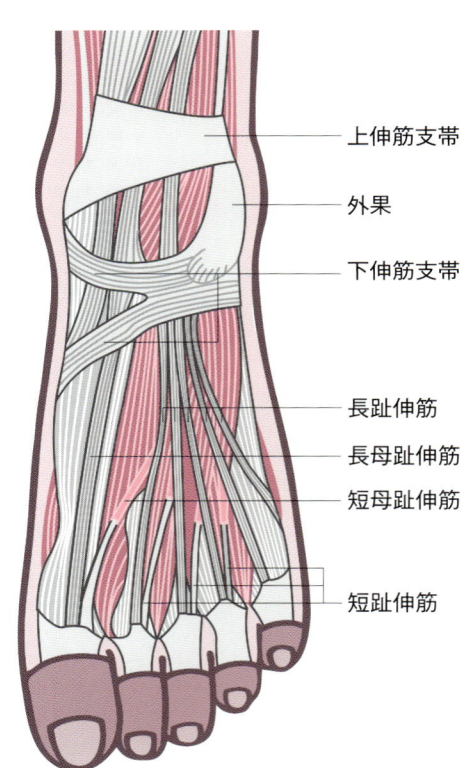

図 4-24 足の筋（側面）

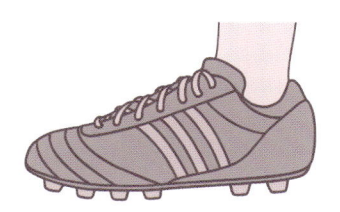

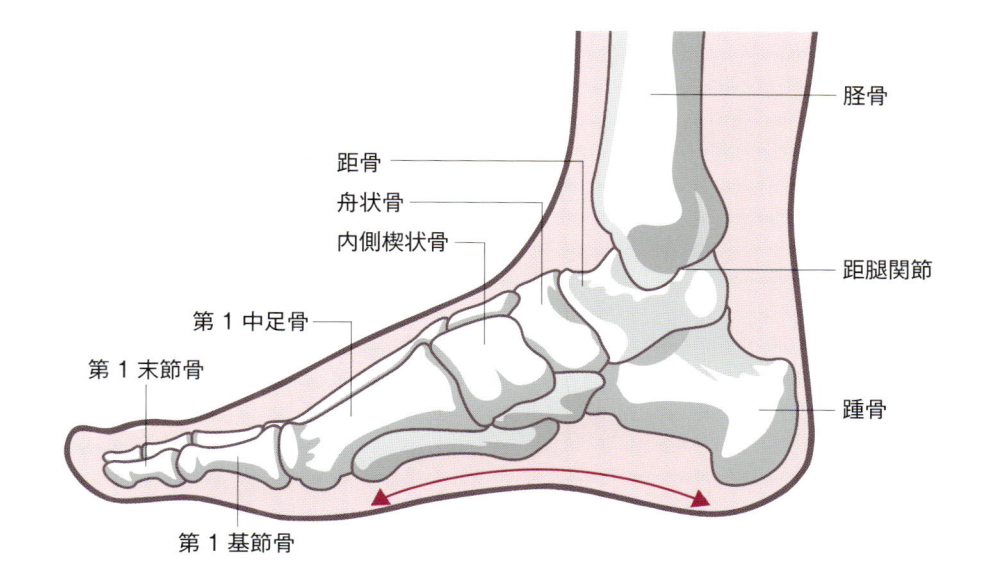

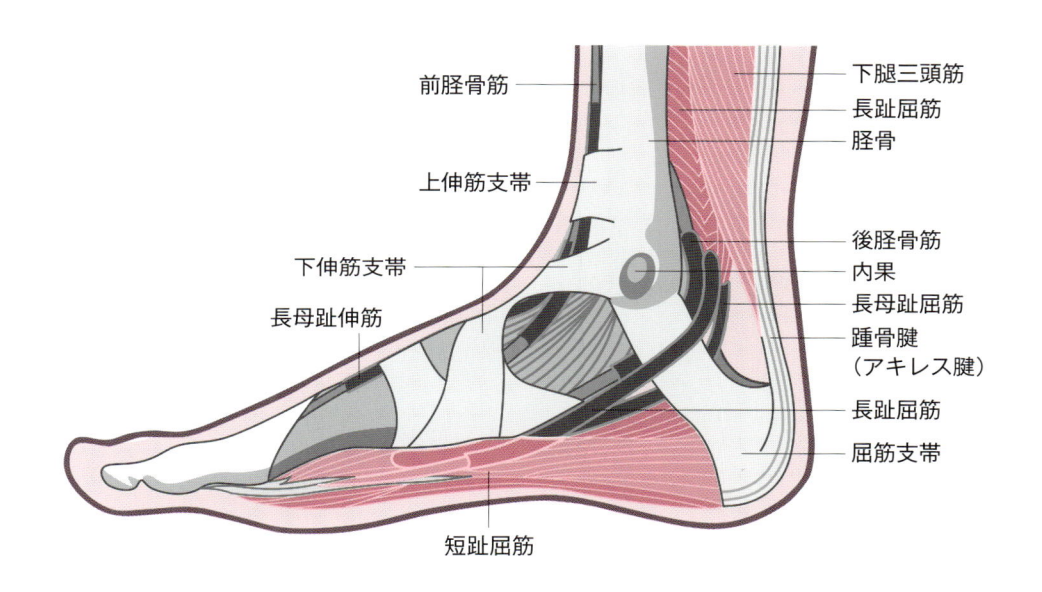

スポーツマンが知っておきたい豆知識

足の疲労骨折を予防するタオルギャザー法

中足骨疲労骨折とは、歩行やランニング時に着地してから蹴り出していくまでの間に、強いねじれを繰り返し受けることによる、第2～4中足骨に発生する疲労骨折をいう。その予防には、足の細かい筋肉を鍛えておくことが重要である。その予防法としてタオルギャザー法が推奨される。この方法は、椅子に座って、床に敷いたタオル（タオルの上に物を置いて負荷をかけてもよい）を足の指を屈伸しながら、手前にタオルをたぐり寄せることにより、足の小さな筋肉を鍛えるというトレーニングである。

筋系

04 からだをうごかす 筋系

4.7 筋の構造と筋収縮

目標
- 骨格筋細胞の構造を説明できる。
- 筋細胞の動きのしくみを細胞の構造とともに説明できる。

重要

骨格筋の筋は細長い筋細胞の集合体であり、運動神経の指令によって収縮を行う。収縮タンパク質のアクチンフィラメントとミオシンフィラメントの相互作用によって収縮を行い、その際エネルギーが必要である。

■ 骨格筋細胞の構造

　骨格筋は横紋構造をもつ筋細胞（または細長いので筋線維ともいう）の集合体である。胎児のときに筋細胞のもとになる**筋芽細胞**が寄り集まって作り上げるので、出来上がった筋細胞には100以上の多くの核を細胞の周辺部にもっている。筋芽細胞は成人になっても**筋衛星細胞**として残っており、障害などで筋肉が壊された場合に、この細胞は分裂増殖して骨格筋の修復を行う。しかし修復が行われても、完全に元に戻るのではない。いくつかの筋線維は消失、あるいは膠原線維（コラーゲン線維が主成分）に置き換えられてしまう（線維化）。予備的運動を十分にしないまま本運動に入ると筋の損傷につながることがあり、その修復によるもとへの回復は非常に困難である。

　筋細胞のいくつかは束になっており、その束が集まり、さらにその束が集まって1つの筋肉をつくっている。束を包んでいるのは膜状の膠原線維である。その筋肉には血管、神経が入り込んでいる。

数と大きさ

　筋肉の収縮の大きさはその筋肉をつくっている細胞の数、一つ一つの細胞の太さなどがかかわってくる。

　出生後の筋肉の成長は筋細胞の肥大（サイズ、太さの増大）であり、数には変化がないとされている。成長期には成長ホルモンなどのホルモンにより筋細胞のサイズの増加が起こる。テストステロン（男性では精巣から、女性では他の組織からわずかながら分泌される）によりさらに大きくなる。さらに筋力トレーニングなどの運動負荷により肥大する。この肥大は後述の筋原線維の増大による。

　また運動負荷がなくなると筋は萎縮しやすい。そのため、事故後ある程度の回復がなされると筋力を保つためかなり早くからリハビリを行うようになってきている。筋を支配する神経が事故などで切断されるとやはり萎縮が起こり、この場合はもとの状態には戻らないとされる。

■ 筋細胞の微細構造

　筋細胞は細胞膜に取り囲まれているが、この細胞膜は各所で細胞内に陥入している。これを**横細管**（Transverse tubules：**T細管**とも）と呼び、筋細胞膜の電気信号はこの管を伝い、細胞内部のすみずみにまで伝えられる。筋細胞の細胞質を筋形質とも呼ぶが、筋形質には栄養素としての**グリコーゲン**、それを分解するたくさんの**ミトコンドリア**により筋収縮のエネルギーの**ATP**を作り出す。この分解には酸素も関与し、また筋肉内には酸素

を蓄える**ミオグロビン**という赤い色素をもつ。この色素量が多いと赤みの強い筋肉となり、少ないと白い筋肉となる。細かくみていくと筋形質は横紋のある細い糸状の**筋原線維**が多数あり、さらにこの筋原線維は小胞体（筋小胞体）によって束ねられている。筋小胞体は筋原線維の横紋にそって配置され、ちょうど線香を束ねている紙の帯が何個もあると考えるとよい。その筋小胞体の間に先ほどの横細管が位置している。筋小胞体、横細管の役割については後述。

筋原線維はミオシン分子からなる**太いフィラメント**とアクチン分子などからなる**細いフィラメント**の規則正しい交互配列からなっている。これが横紋構造のもととなっている。細いフィラメントの束の中に太いフィラメントが滑り込んで筋原線維が収縮し、したがって筋細胞全体の収縮となる。このほかに収縮を調節する分子、収縮後元の長さに戻すため

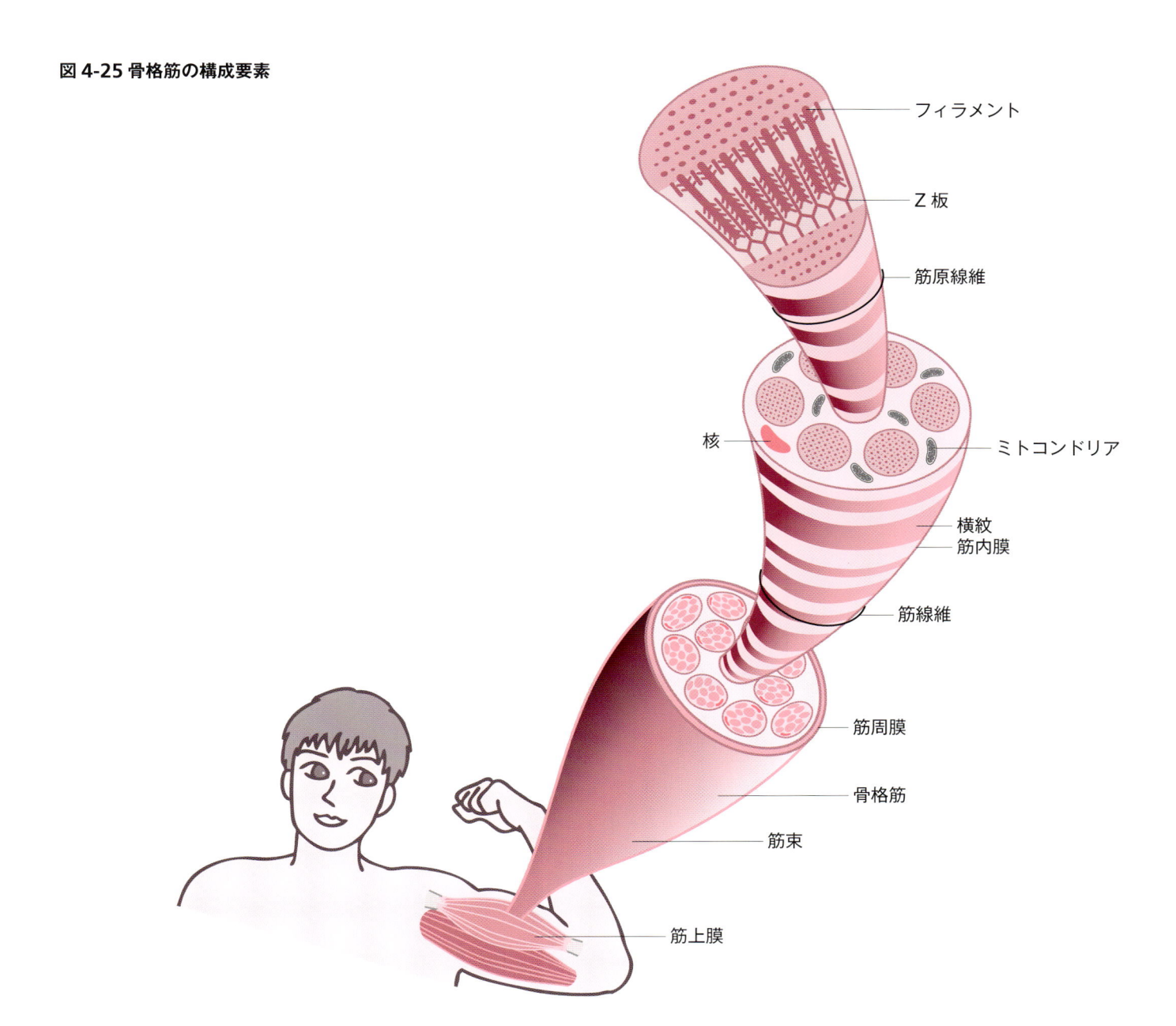

図 4-25 骨格筋の構成要素

フィラメント
Z板
筋原線維
核
ミトコンドリア
横紋
筋内膜
筋線維
筋周膜
骨格筋
筋束
筋上膜

04 からだをうごかす
筋 系

の分子、フィラメント間の間隔を保つための分子、フィラメントを細胞膜に結合させ収縮の力を細胞外にまでつなげていく分子など多くの分子がかかわって筋細胞が機能している。

　筋原線維はフィラメントの規則正しい配置から**明帯（A 帯）**と**暗帯（I 帯）**、横紋（横縞）がみられるが、さらに明帯の中央には **Z 板**と呼ばれる構造がみられ、この 1 つの Z 板と隣り合う Z 板までを**筋節（サルメコア）**と呼び、この筋節を筋原線維収縮の構造および機能単位と考える。筋原線維の収縮の度合いによって明帯の幅は異なるが暗帯には変化がない。ふつう筋肉が収縮してない状態で筋節の幅は 2 〜 2.5 μm であるが、収縮すると収縮の度合いにもよるが約 40％縮む。暗帯は太いフィラメントそのものと太いフィラメントと細いフィラメントとの重なり合っている領域であり、一方、明帯は細いフィラメントのみからなっている。

図 4-26 骨格筋の微細構造[*]

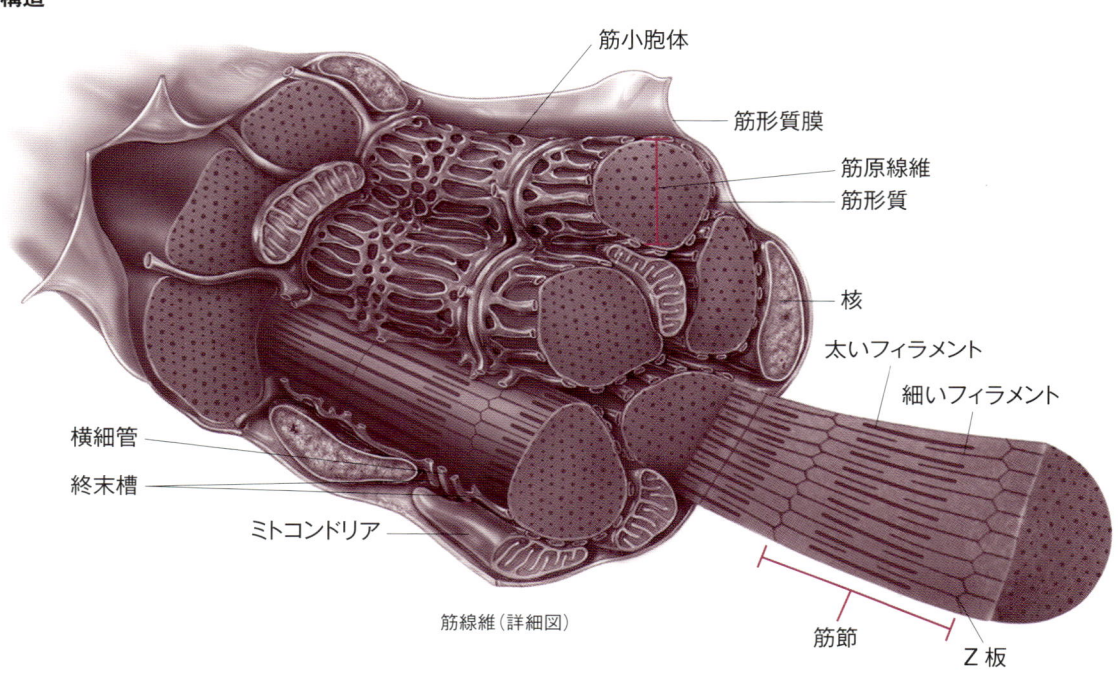

筋線維（詳細図）

筋小胞体／筋形質膜／筋原線維／筋形質／核／太いフィラメント／細いフィラメント／横細管／終末槽／ミトコンドリア／筋節／Z 板

図 4-27 筋原線維

筋原線維（筋細胞）

筋線維の拡大図
- 筋形質
- 筋原線維
- 筋線維鞘

直径 20〜150 μm
長さ数 mm〜30 mm

筋原線維の拡大図
- 筋節

筋節の拡大図
- Z板
- I帯
- A帯
- H帯

横紋構造
筋節が収縮の最小単位

フィラメントの配列構造
- ミオシンフィラメント
  直径　100〜120 Å
  長さ　約 1 μm
- アクチンフィラメント
  直径　60〜80 Å
  長さ　約 1.5 μm

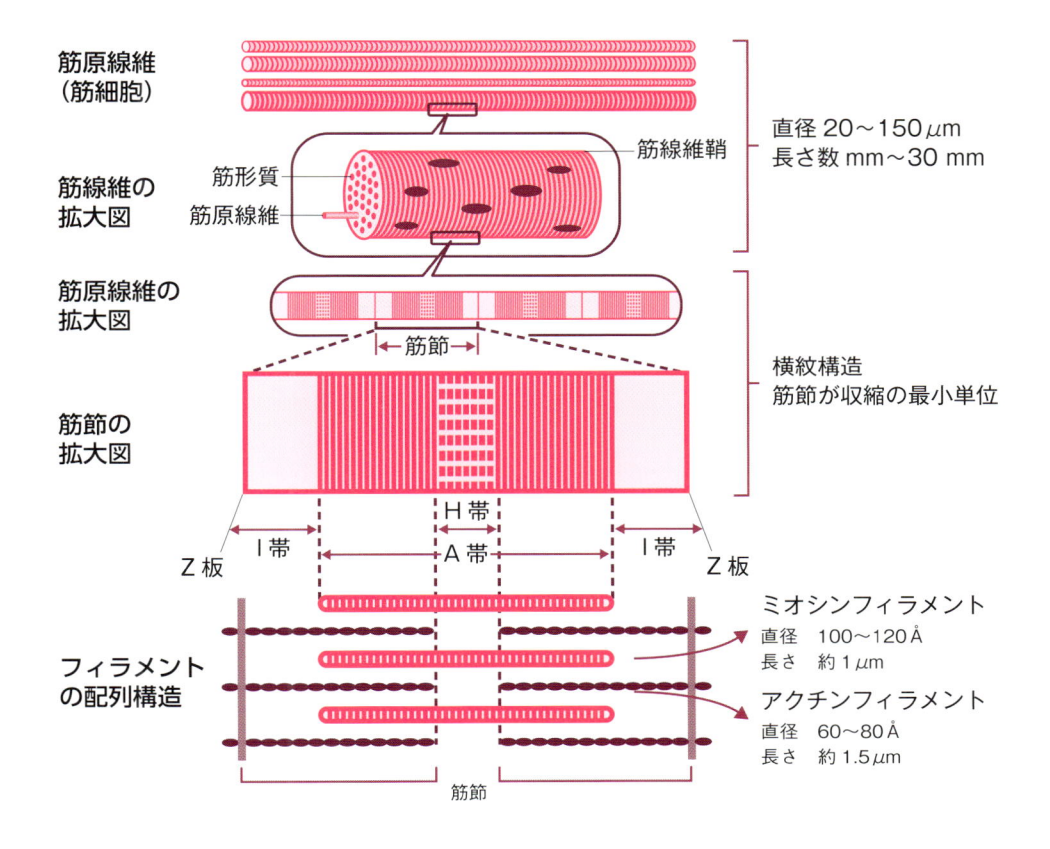

筋節

図 4-28 隣接する 2 つの筋節における筋収縮の滑走フィラメント機構

筋が収縮すると、細いフィラメントは各筋節にある M 線に向かって動く。

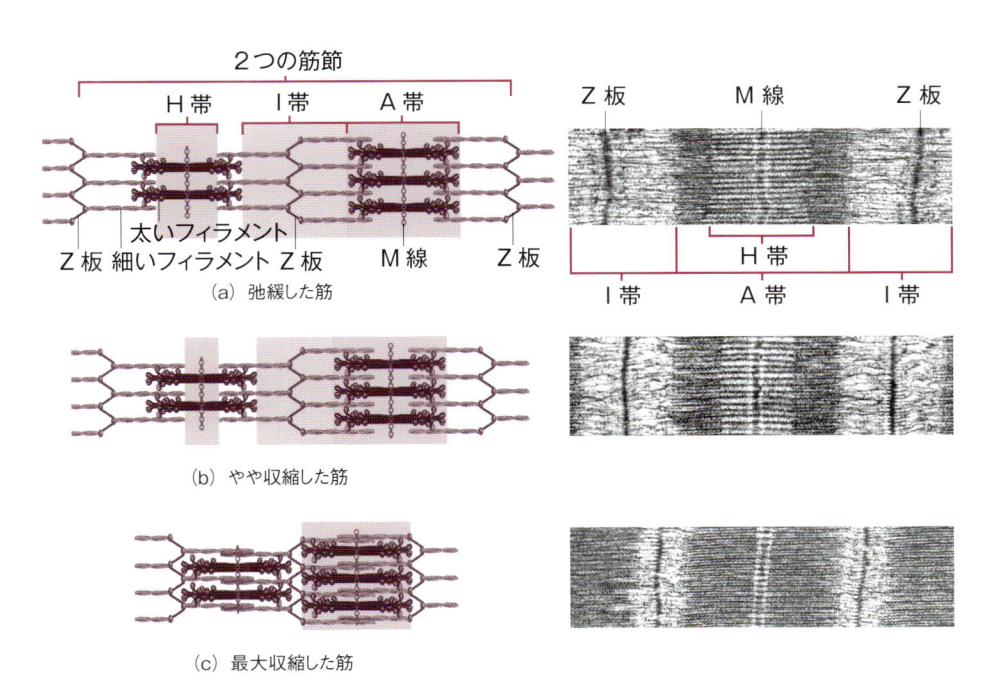

2つの筋節
- H帯
- I帯
- A帯
- Z板
- 太いフィラメント
- 細いフィラメント
- M線

(a) 弛緩した筋

(b) やや収縮した筋

(c) 最大収縮した筋

04 からだをうごかす 筋系

4.8 筋細胞の収縮のしくみ

目標
- 骨格筋の収縮にかかわる分子の相互作用を述べることができる。
- その収縮の調節にはタンパク質以外にカルシウムがかかわること、そのカルシウムに神経が関与していることを分子レベルで説明できる。
- 様々なエネルギー物質が筋細胞の収縮、そして運動にかかわっているかを説明できる。

重要

筋細胞の収縮はアクチン分子とミオシン分子の分子間の相互作用の結果であり、その調節にはカルシウムイオンが関わっている。また収縮の力を生むにはATPが必要であり、そのATPの供給には、クレアチン―クレアチンリン酸、細胞内呼吸で重要なミトコンドリア、酸素、そしてグリコーゲンなどが関わっている。また骨格筋の収縮には神経による調節によって行われている。

筋原線維とフィラメントのうごき

筋細胞内の筋原線維を構成するフィラメント相互の作用、つまり細いフィラメント間に太いフィラメントが**滑り込む**ことで収縮が行われる。太いフィラメントはミオシンというタンパク質分子約300個が互いに平行に並び、側面同士で結合して束になっている。この束からミオシンの分子の頭部と呼ばれる一端が首を突き出している。太いフィラメントのミオシン分子の頭部は周りを取り囲む6本の細いフィラメントに含まれるアクチン分子と結合することができる。筋節でみると太いフィラメントの中央の左右で、ミオシン分子の頭部はそれぞれ太いフィラメントの両端に逆方向に向かって配列されている。

このミオシン分子の頭部の首ふり運動の結果、細いフィラメントに対してミオシンの頭部がボートのオールを漕ぐような動き、つまり滑り込む動きとなり、筋細胞の収縮が行われる。

筋収縮の調節

筋小胞体に蓄えられているカルシウムは筋細胞の興奮により、筋細胞質に放出され、フィラメントのまわりのカルシウムは高濃度になる。カルシウムは細いフィラメントにある分子（トロポニンなど）に働きかけ、それまで隠されていたアクチン分子のもつミオシン結合部位が顔をだす。するとミオシンはアクチン分子と結合し、ついで首ふり運動をして、その後**ATP**というエネルギーがあればアクチン分子から離れる。カルシウム分子があれば再度結合・首ふり運動を行う。筋細胞の興奮がおさまると、カルシウムは筋小胞体の**カルシウムポンプ**により回収されて、フィラメント間は低濃度となり、ミオシンはアクチンに結合できなくなり、首ふり運動が収束し、筋細胞の収縮が終わり、他のタンパク質分子により筋細胞は元の長さに戻る。

神経と筋細胞の収縮

筋細胞には脳神経、脊髄神経から運動神経が接続し、筋細胞の収縮を支配している。神経線維末端が神経あるいは筋細胞など標的細胞に接続する部分を**シナプス**と呼び、筋細胞の場合神経線維末端と筋細胞の接続部分を**神経筋接合部**と呼んでいる。運動神経末端から

アセチルコリン（ACh）という神経伝物質が出される（**ボツリヌス菌**による食中毒はこのアセチルコリン放出を妨げるため、筋は収縮できない）と、神経筋接合部の筋細胞膜にある**アセチルコリン受容体**と結合し（南米先住民が毒矢に塗って使っていた**クラーレ**はこの受容体と結合し、アセチルコリンの働きをブロックするので筋は収縮できない）、細胞周囲からナトリウムイオンが筋細胞内に入り込み、次にカリウムイオンが細胞外に出ていく。このイオンの動きにより、神経筋接合部の細胞膜部分はわずかな電気的逆転が起こる。これを**活動電位**と呼ぶ。これを筋細胞の興奮と呼んでいる。この逆転はすぐに回復するが、逆転の波は次々と筋細胞膜全体に伝わっていき（この部分で**フグ毒のテトロドトキシン**が作用して波を止めてしまい、筋肉は収縮できない）、横細管深部まで伝わる。横細管は筋細胞内の筋小胞体（終末槽と呼ばれる部分）に働きかけ、筋小胞体内のカルシウムを放出させる。これによってフィラメント間の相互作用・収縮が起こる。神経末端から出されたアセチルコリンは次のアセチルコリン放出、つまり神経指令に備えるために、神経筋接合部の筋細胞膜にある酵素によって分解されてしまう（アセチルコリンを壊す酵素と結合し、筋収縮が止まらない状態にするのが**サリン**毒素である）。

収縮のエネルギー

筋細胞の収縮にはATPが必要である。筋細胞内には筋収縮に数秒分のATPしかないが、収縮が数秒以上続く場合ATPを細胞内で産生（再合成）する。そのエネルギーを供給する機構には、ATP-クレアチンリン酸（CP）系、解糖系、有酸素系の3つの供給機構がある。**ATP-クレアチンリン酸系**では高エネルギーリン酸化合物であるクレアチンリン酸が加水分解されることによって発生するエネルギーによってATPを再合成する。研究によ

図4-29 骨格筋線維における収縮と弛緩のメカニズム

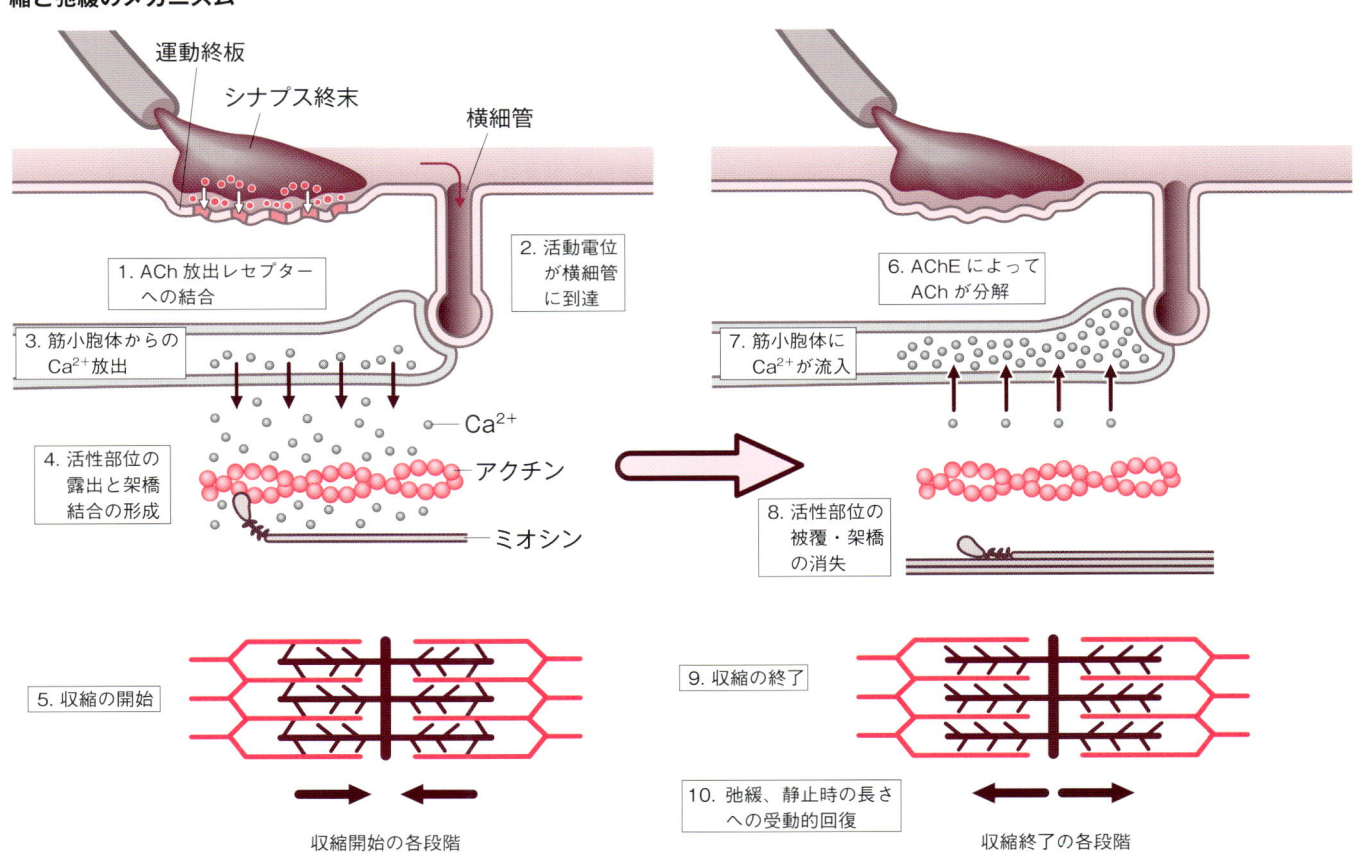

04 からだをうごかす
筋系

るとATP-クレアチンリン酸系のエネルギー供給量は100 kcalであり、エネルギー遊離速度は13 kcal/kg・秒なのでATP-クレアチンリン酸系が最大限に使われたと仮定すると約8秒で枯渇してしまう。

解糖系ではグリコーゲンを解糖し、ピルビン酸にまで分解する過程においてエネルギーを産生し、ATPを再合成する。主に筋中に含まれるグリコーゲンが使われる。運動強度が高く、解糖系のエネルギー供給に依存すると乳酸となる。**乳酸**は主に糖代謝が行われる**速筋（白色筋線維）**で産生され、カルボン酸輸送担体（MCT）によって**遅筋（赤色筋線維）**や心筋に運ばれた後に酸化され、エネルギー源となる。

有酸素系では、炭水化物、脂質、タンパク質を酸素によって分解し、最終的な代謝産物として水と二酸化炭素を生成する過程においてATP再合成のためのエネルギーを供給する。この反応はミトコンドリア内で行われる。

運動からみると、ATP-クレアチンリン酸系ではクレアチンリン酸からATPをつくる。この筋細胞内のクレアチンリン酸の量は最大収縮を15秒ほど行うことができる。つまりダッシュで100 mを走るに十分な量である。さらに筋収縮を行うには酸素を使わない細胞内呼吸を使い30秒ないし40秒の運動、ほぼ400 m競走に十分なATPを供給できる。さらに30秒以上を超える筋の活動には有酸素細胞内呼吸、酸素を使いミトコンドリアでATPを産生して不足をまかなう。酸素は血液からと筋細胞内にあるミオグロビンから供給されるが、酸素が不十分な場合は代謝産物の処理が間に合わず乳酸ができてしまう。が、乳酸の蓄積も筋疲労の一つの要因となる。筋が激しい運動によって損傷を受ける前に脳が運動をやめさせる防御機構として、疲労を感じてしまう**中枢性疲労**と呼ばれる現象がある。

運動後の酸素消費

長時間の運動で呼吸、血流が増加され筋組織への酸素供給は促進されている。運動後もしばらく激しい呼吸が続くことがある。運動で失ったものを酸素呼吸によって回復するためであるが、その回復には数分から数時間にまで及ぶ。この運動後の激しい呼吸による体内への酸素供給は**運動後過剰酸素摂取（EPOC）**として知られている。しかし酸素だけで回復できないものもあり、十分な水分、塩類および栄養補給と休息が必要とされる。

ジョギングなどの規則正しく繰り返し行う長時間運動により骨格筋は酸素が豊富な血液供給量を増加させる身体構成となっていく。一方瞬間的パワーを必要とする重量挙げのような運動は無酸素性の細胞内呼吸に依存する。この無酸素性の運動が長期にわたると筋タンパク質の合成を刺激し、筋細胞のサイズを大きくすることになる。よって高タンパク質の栄養が必要となる。有酸素運動は長時間の活動に対する持久力を作り出し、無酸素運動は短時間の強力な運動に対する筋のパワーをつくる。たとえばダッシュとジョギングを交互に繰り返すような**インターバルトレーニング**は両方のトレーニングを合わせもったものである。スポーツの種類により有酸素運動と無酸素運動を適宜組み合わせて取り入れる必要もある。

4.9 筋線維のタイプと活動様式

目標

- 筋線維の3つのタイプが答えられ、それぞれの特徴が説明できる。
- 3つの筋の活動様式が答えられ、それぞれの特徴を説明することができる。
- 伸張-短縮サイクル（SSC）をパフォーマンスと置き換えて説明できる。

重要

筋線維はその形態や機能の違いによりタイプが異なる。その違いは日頃のトレーニングや遺伝によっても異なるため、パフォーマンスや運動の適正を考えるうえでは重要なポイントとなる。
　筋の活動様式は3つの活動様式が存在し、それぞれ力を発揮する特徴が異なる。パフォーマンス向上のためのトレーニングを行う場合は、それぞれの筋の活動様式の特徴を理解したうえで行う必要がある。

筋線維（筋細胞）のタイプ

骨格筋はその特性により、速筋線維（タイプⅡ線維）と遅筋線維（タイプⅠ線維）に分類でき、タイプⅡ線維はさらに比較的遅筋的な特性をもつタイプⅡaとタイプⅡbのサブタイプに分けられる。

① **タイプⅠ線維（遅筋）**　最も細い、収縮が遅く、多量のミオグロビンを含み、筋細胞周囲は毛細血管に富み、大型のミトコンドリアが存在し、主として有酸素呼吸を行う。疲労には強い。マラソンのような**有酸素性**で持久型の運動には適した筋線維型である。

② **タイプⅡa線維（速筋）**　他の2つの中間の太さをもつ。タイプⅠと同様に多量のミオグロビンを含み筋細胞周囲は毛細血管に富む。収縮は速く、無酸素の細胞内呼吸でも、有酸素の細胞内呼吸でも、ともに大量のATPを作り出せ、疲労しにくい。短距離走や歩行などに適した骨格筋線維型である。

③ **タイプⅡb線維（速筋）**　最も太く、したがって筋原線維を最も多く含む。このため1つの筋細胞でみた場合、収縮力が最も強く速い。ミオグロビン含量は少なく、筋細胞周

図4-30 筋活動と等尺性筋活動

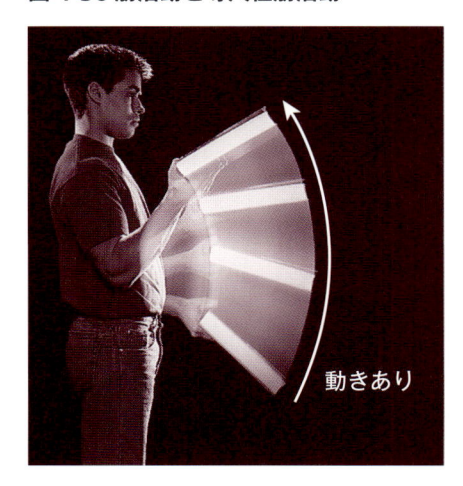

（a）本を持ち上げるときの求心性収縮　　（b）本を降ろすときの遠心性収縮　　（c）本を支えるときの等尺性収縮

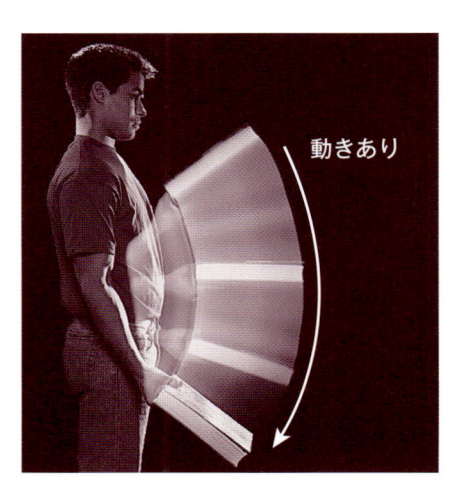

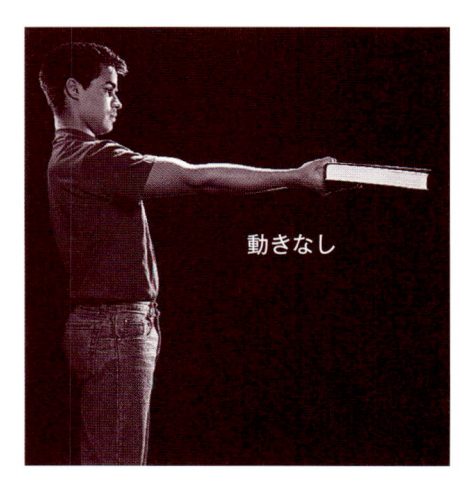

04 からだをうごかす 筋系

囲の毛細血管も比較的少なく、ミトコンドリアも少なめで、筋線維の色は比較的白い。細胞内のグリコーゲン量は多いが、おもに無酸素細胞内呼吸でATPを産生する。しかし疲労が早い。おおきな力を要求するトレーニング（パワートレーニング）を行うことによって速筋線維細胞のサイズと強さ、細胞内のグリコーゲン量が増え、より速く強い収縮に適した細胞になる。重量挙げの選手のこのタイプの筋線維はあまり動かない人や長距離選手の速筋線維よりも50％ほど大きいとされる。

　ほとんどの筋肉は上記の3つの型の筋線維すべてを含んでいる。その比率は筋の活動量、トレーニングの方法、なかでも遺伝要素によって異なる。
　各筋肉の筋線維タイプは遺伝的に決まっており、個々人の運動適性を考えるのに重要であろう。筋の部位にもよるが、速筋線維の比率の大きい人は瞬間的に激しい運動、重量挙げや短距離走に優れている。これに対して遅筋線維の比率の多い人はマラソン・長距離走のような持久力を必要とする運動を得意としている。
　骨格筋の総数は通常出生後の変化はないとされ、遺伝的に決まっていると考えられている。しかしそれらが示す性質はある程度変化する。ランニングのような持久的トレーニングによりタイプIIb線維はタイプIIa線維に変化し、筋線維の太さ、ミトコンドリア数、筋細胞周囲の血流も酸素需要に合わせて増加し、栄養供給も増加する。短時間に大きな収縮を必要とするトレーニングによって速筋線維のサイズと強さが増大する。サイズの増加は細胞内の太いフィラメントと細いフィラメント合成の増大結果であり、例えば、ボディービルダーの隆起した筋肉となる。

ステロイドホルモン

　テストステロンに似たタンパク質同化ステロイドの使用によって、筋のサイズと運動能力を高めることは知られている。効果を得るためには大量のステロイドを必要とし、副作用は大きく、ときには身体的・精神的な破壊を引き起こす。肝臓がん、腎臓障害、心臓病、成長停止、精神的情緒不安定および攻撃性増加がみられる。女性が服用した場合、乳房・子宮の萎縮、生理不順、不妊がみられることがあり、顔に髭や声が太くなったりする男性化がみられる。男性の服用ではテストステロンの分泌減少、精巣萎縮、不妊、頭がはげたりする。副作用のほうが大きいと考えられる。

等張性筋活動と等尺性筋活動

　筋活動は等張性活動と等尺性活動に分類できる。重い本を持ち上げる、あるいはゆっくりと降ろす動作では、筋の長さを変化させている間は筋によって生じている張力は一定に維持されている。一方、等尺性活動は姿勢の維持するまたは重い本を手にもって水平に保ち続けるような動作であり、この場合、筋が長さを変えることはできないが、張力は発生し、エネルギーは消費されている。等尺性活動は、ある運動が行われている際に、その運動に関与する関節を固定する場合などに働いている。
　ほとんどの運動には等尺性収縮と等張性収縮の両方が含まれている。

マッスルアクション

　スポーツ分野での骨格筋の活動様式には、短縮性（**コンセントリック**）、伸張性（**エキ**

セントリック)、等尺性（アイソメトリック）の3つの筋活動様式が存在する。**等尺性筋活動**は筋の長さを変えずに力を発揮する筋活動であり、一般的には握力や背筋力測定などの場面に相当する。一方、骨格筋が短くなりながら力を発揮する筋活動を**短縮性筋活動**といい、骨格筋が外力によって強制的に伸ばされながら力を発揮する筋活動を**伸張性筋活動**という。上腕二頭筋を例にしてみると、短縮性筋活動では肘関節の屈曲動作が、伸張性筋活動では伸展動作が起こる。また、等尺性筋活動では肘関節の角度変化はない。それぞれの活動様式での力発揮の特性についてみると、短縮性筋活動では、力-速度関係に従い、常に等尺性の力発揮に比較して小さい。等尺性筋活動は、筋の収縮速度はゼロであり、短縮性の筋活動より大きな力発揮がある。伸張性筋活動での力発揮は、等尺性筋活動の力発揮と比較して大きくなり、筋によって異なるもの、1.2〜1.5倍の値を示す。これらの筋活動が繰り返されて日常動作やトレーニングが遂行される。

伸張-短縮サイクル（SSC）は、直列弾性要素（SEC）のエネルギー貯蔵機構と、短時間に筋線維の動員数を動員させる伸張性反射機構を説明するモデルである。伸張-短縮サイクルはエキセントリック局面、償却局面、コンセントリック局面の3つの局面からなる。**エキセントリック局面**では、主動筋の予備伸張が含まれる。この局面では、伸張-短縮サイクルに弾性エネルギーが蓄えられて、筋紡錘が刺激される。バレーボールのブロックやスパイクを例にすると、ネット際でスパイクコースに移動し、素早くハーフスクワット動作をしてジャンプする。スパイクの場合では、両腕を振り子の様に降り下げて、さらに強い反動動作を加えている。このハーフスクワットにおける反動動作から、最も沈み込んだ時点までがエキセントリック局面である。

償却局面は、エキセントリック局面とコンセントリック局面の間に存在し、エキセントリック局面の終わりからコンセントリック局面の始まりまでの局面を指す。すなわち、筋が伸張されて脊髄中枢が主動筋へ信号が達するまで、エキセントリックな筋活動とコンセントリックな筋活動の間には時間的な遅延が存在する。この局面が長すぎると、エキセントリック局面で蓄えられたエネルギーは消失してしまうため、伸張反射によるコンセントリック局面での筋収縮の増大は生じなくなってしまう。

コンセントリック局面では、エキセントリック局面と償却局面におけるメカニズムが実

図4-31 伸張-短縮サイクル（SSCストレッチショートニングサイクル）

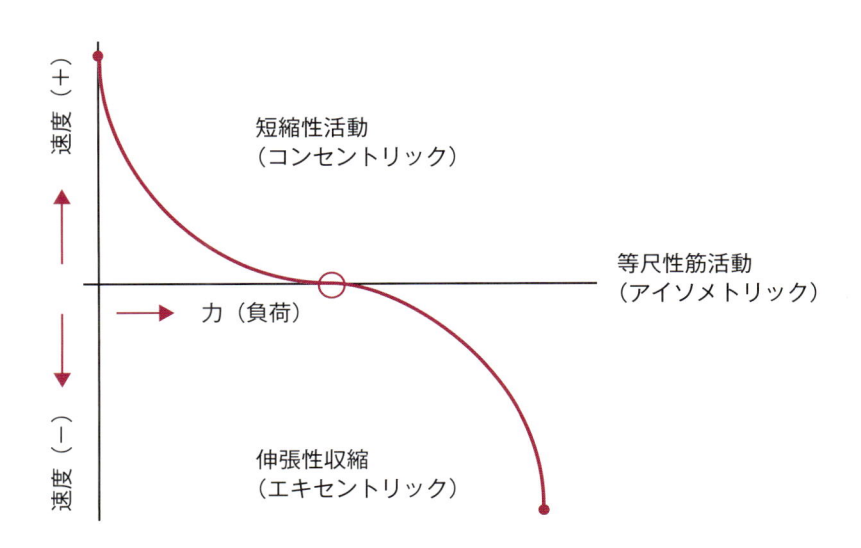

04 からだをうごかす
筋系

際にパフォーマンスとして発揮される。エキセントリック局面で蓄えられた弾性エネルギーは、コンセントリック局面中の力発揮を増大させるために利用される。蓄えられた弾性エネルギーを利用することによって、コンセントリックな筋活動を単独で行うよりも、より大きな力発揮が可能となる。バレーボールのブロックやスパイクの例をみると、ハーフスクワット動作の最も沈んだ地点から上方への動作が開始され、コンセントリック局面が開始される。例えば、この一連の動作の主動筋の1つは、大腿四頭筋である。大腿四頭筋は、反動動作中に急激な伸張（エキセントリック局面）を起こし、短時間の遅延動作（償却局面）を経てコンセントリックな筋活動（コンセントリック局面）が膝を伸展させた結果、地面に力が伝わりジャンプ動作を行うことができる。これらのSSC動作は、スポーツ競技の場面で多くみられるため、競技パフォーマンスに大きく影響する。SSC動作に着目したトレーニングは、**プライオメトリクストレーニング**といい、ボックスの上から降りて、地面に着地と同時にジャンプ動作を行うデプスジャンプなどがある。

図4-32 バレーボールにおける伸張-短縮サイクル（SSC）

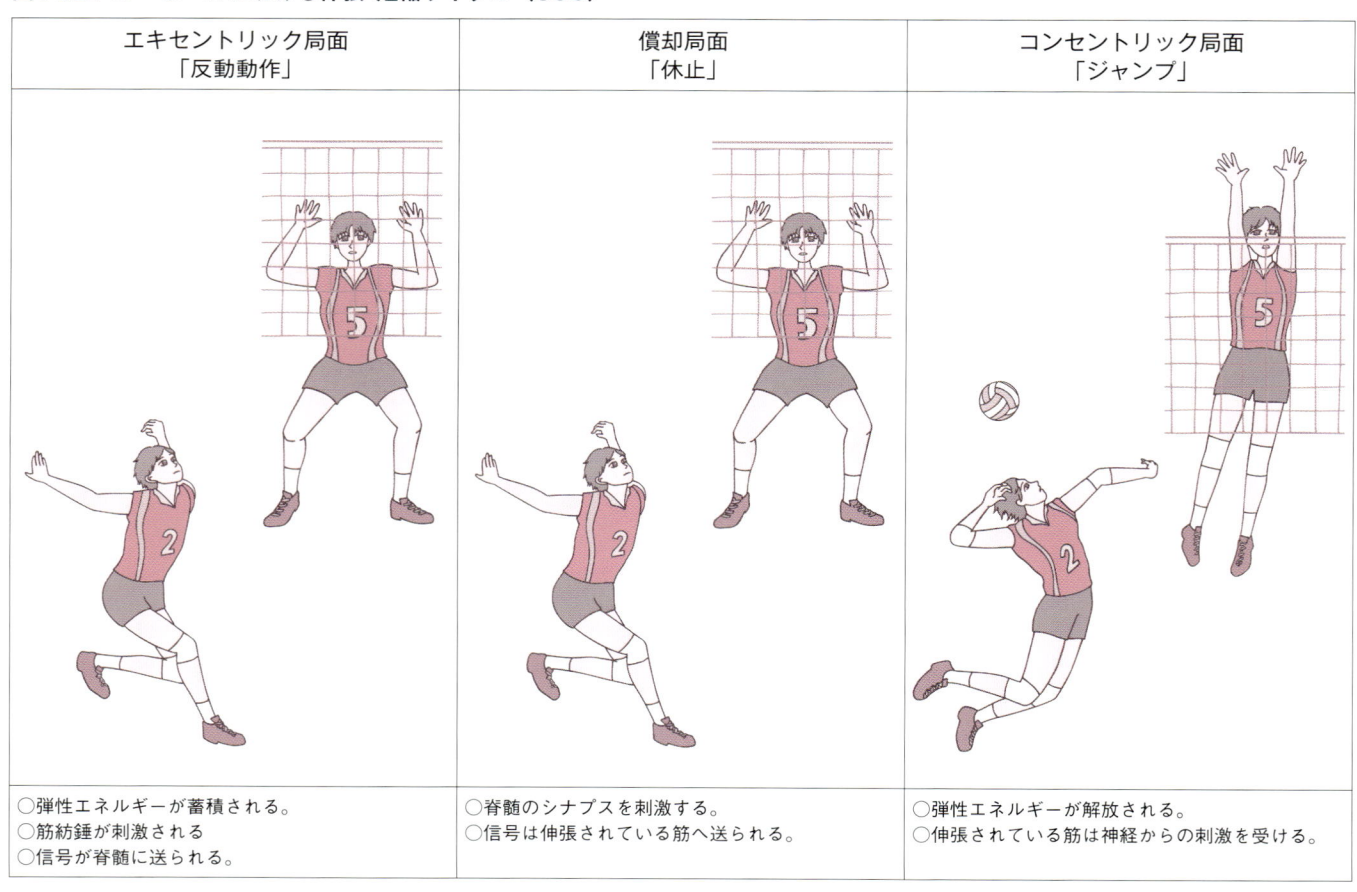

エキセントリック局面 「反動動作」	償却局面 「休止」	コンセントリック局面 「ジャンプ」
○弾性エネルギーが蓄積される。 ○筋紡錘が刺激される ○信号が脊髄に送られる。	○脊髄のシナプスを刺激する。 ○信号は伸張されている筋へ送られる。	○弾性エネルギーが解放される。 ○伸張されている筋は神経からの刺激を受ける。

スポーツマンが知っておきたい豆知識

テニス肘の予防法
　テニス肘は、約10％のテニス選手が発症する。前腕から肘まで伸びる手首を反らせる筋と骨をつなぐ腱の細かい断裂を伴った炎症が原因である。多くは不適切なバックハンド・フォームによるが、手首を過度に使うフォームならフォアハンドでもサービスでも腱の障害が生じる。重症になると物をもったり、タオルを絞ったりといった日常生活にも支障をきたすようになる。上腕二頭筋や上腕三頭筋などの上腕の筋や三角筋などの肩の筋をトレーニングすることで予防できる。

突き指
　スポーツ外傷の代表的なものとして、突き指がある。バスケットボール、バレーボール、野球、レスリングなど、競技中に手を使い、コンタクトの多い種目で発症する。突発的な外力によって生じる外力によって発症するため、予防が難しい外傷の一つでもある。競技中だけでなく、体育の授業など誰もが発症するリスクがあるが、骨折や腱の断裂などを合併しやすい障害でもあり、注意が必要である。発症したら軽視せず、すぐにアイシング（冷却）などの応急処置をする必要がある。

アキレス腱の障害
　アキレス腱炎、アキレス腱断裂は、有名なスポーツ障害の1つである。スポーツの性質上、酷使されることの多いアキレス腱は常に小さな断裂と再生を繰り返しており、特にストレッチショートニングサイクル（SSC）を伴う爆発的な運動で負担がかかる。運動動作では、テニス、バドミントン、バスケットボールなどで、サイドステップやバックステップから前方への方向転換やスマッシュ動作の際に発症しやすい。アキレス腱炎を予防するには、運動前のストレッチと運動後のアイシングで炎症を防ぐことが効果的である。

下肢のスポーツ障害
　疲労骨折は、長期にわたって何度も繰り返し起こる荷重が主な原因である。この骨折は長距離ランナーや多量のトレーニングを行うアスリートによくみられる。荷重を急激に上げることが骨折の原因になることもある。アスリートの疲労骨折は主に下肢、特に踵骨・舟状骨・中足骨によくみられ、初期は軽い痛みであるが、運動を継続すると手術が必要になるケースもある。原因としては、靴のインソール、柔軟性の不足、トレーニング量の急激な増加などが挙げられ、発症した場合は直ちに、患部に負担のかかるトレーニングを中止すべきである。

05 うごきを続ける 呼吸器系

5.1 呼吸にかかわる部位と筋（胸部、肋骨、胸腔）

目標
- 呼吸に関与する器官の名称を答えられる。
- 呼吸に関与する筋の名称を答えられる。
- 呼吸器官の役割を説明できる。

重要

呼吸は、環境中から酸素を取り入れるとともに、体内の代謝によって生じた二酸化炭素を体外へ排出する営みである。

　呼吸器系は、鼻腔、咽頭、喉頭、気管、気管支、肺および胸膜からなる。肺は、呼吸の中心となる気管で左右に分かれ、右肺は3葉に、左肺は2葉に分かれている。左右の肺は胸腔の中にあり、内外肋間筋と横隔膜で囲まれている。通常、ヨガやピラテスなどのゆっくりとした深い呼吸はほとんど横隔膜のはたらきによって行われる。

　呼吸器において、肺胞に空気を送る通路を**気道**といい、**上気道**（鼻腔、咽頭、喉頭）と**下気道**（気管、気管支）からなる。気管支は肺に進入した後、葉気管支、区域気管支、小気管支、細気管支、終末細気管支、呼吸細気管支となり、ガス交換が行われる肺胞に達す

図 5-1 呼吸器の全景
呼吸器は上気道（鼻腔、咽頭、喉頭）と下気道（気管、気管支）からなる気道とガス交換が行われる肺からなる。

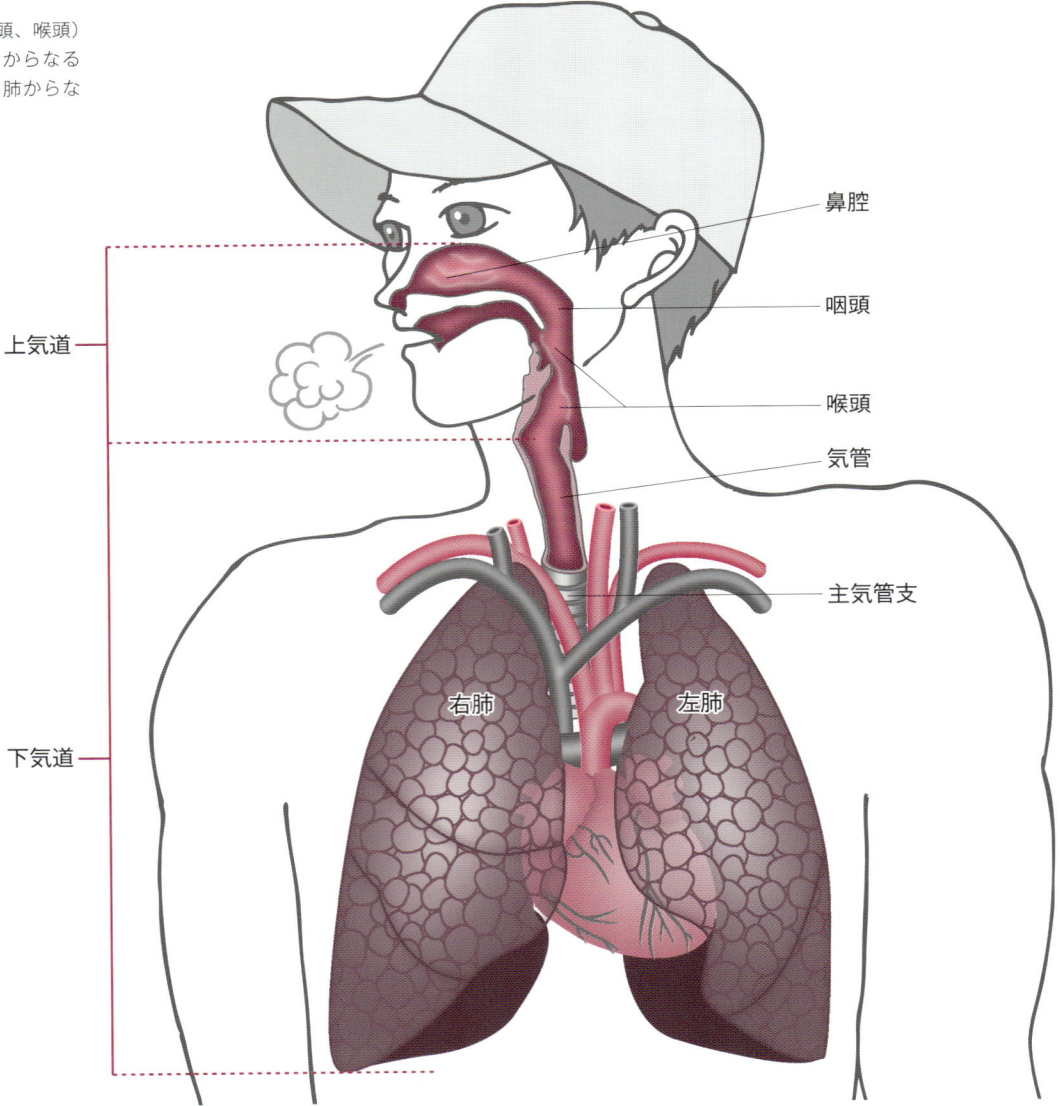

（上気道、下気道、鼻腔、咽頭、喉頭、気管、主気管支、右肺、左肺）

る。

　鼻腔は、前方の外鼻孔に始まり、後鼻孔で咽頭鼻部に続く空間で、鼻中隔によって左右に分けられ、それぞれの外側壁には3つの棚状突起（上・中・下鼻甲介）をもつ。内面を覆う粘膜は線毛上皮からなり、粘膜下を豊富な血管が走る。吸気はこの粘膜に触れることで塵がのぞかれると同時に加温・加湿され、乾燥した冷気が肺咽頭に流入することを防ぐ。これにより、吸気は肺胞に達するまでに温度37℃、湿度100％に調節される。

　喉頭は、**咽頭**を介して鼻腔から続く部分で、気道であると同時に発声器官としてもはたらく。喉頭以下の気道は軟骨性の主柱をもち、圧閉による気道閉塞を防いでいる。

■ 肋骨と胸骨

　肋骨は12対であり、骨の部分を**肋硬骨**、前方の軟骨部を**肋軟骨**という。後方では胸椎と関節をつくり、前方では肋軟骨が胸骨と関節をつくる。ただし、胸骨と直接関節をつくるのは第1から第7肋骨までであり、第8から第10肋骨までは上位の肋軟骨につながり、第11、第12肋骨の前方端は遊離している。肋骨の間にある**肋間筋**は、層と走行によって**外肋間筋**と**内肋間筋**に分けられる。外肋間筋は、肋骨結節から肋骨と肋軟骨連結部までの各肋骨間を斜め後下方に走行する筋である。外肋間筋は肋骨を挙上して吸気の作用がある。内肋間筋は、肋骨角から胸骨までを斜め後下方に走行しており、肋骨を引き下げ、呼気にはたらいている。

図5-2 肋骨と胸骨の名称[*]

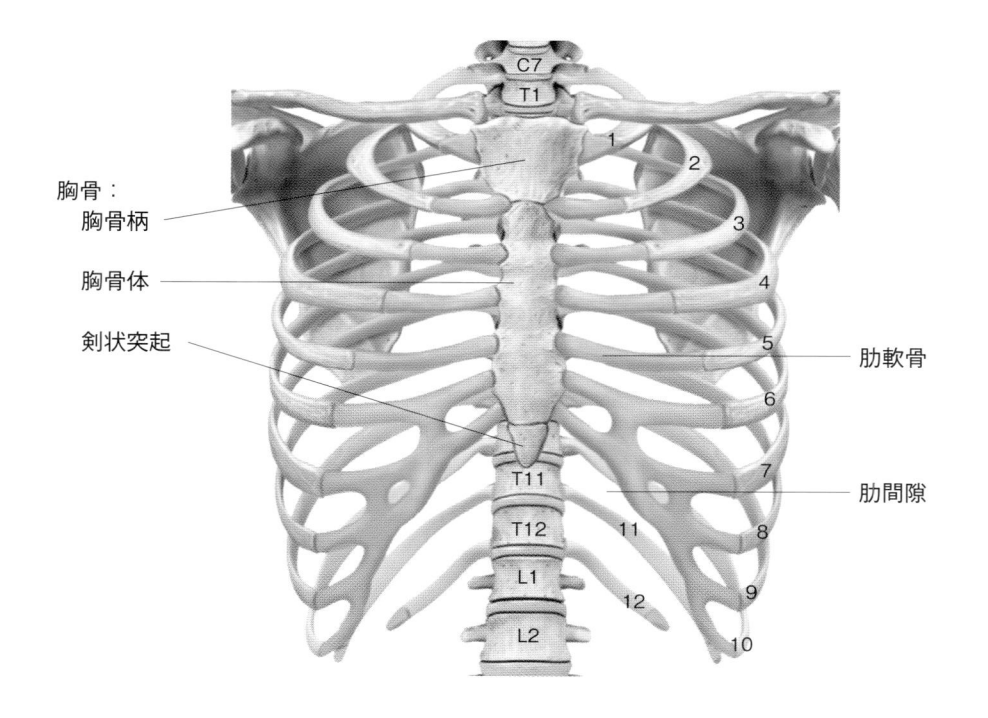

05 うごきを続ける 呼吸器系

5.2 肺の構造－気管支の区分

目標
- 肺の各名称について答えられる。
- 肺の構造について説明できる。
- 気管支の分岐について理解できる。

重要

肺は左右5つの区域（葉）に分けられる。また、気管支はおよそ23回もの分岐を繰り返し、肺胞に到達する。

肺は心臓を挟んで胸腔内を満たす左右一対の半円錐形の臓器で、半円錐の頂点を**肺尖**、底部を**肺底**と呼ぶ。内側面の中央には肺門があって、気管支、肺動・静脈、リンパ管、神経が出入りする。肺を前面からみると、外側の中央付近から内側下方に向かって斜めに走る裂け目（**葉間裂**）があり、これを**斜裂**という。右肺には、斜裂のやや上に水平近くを走る葉間裂もあり、これを**水平裂**という。これらの裂け目は肺を完全に分けるわけではないが、裂によって右肺は、**上葉、中葉、下葉**の3葉に、左肺は、**上葉と下葉**の2葉に分けられている。また、各葉はさらに区域に分割され、右肺は10個、左肺は8個の区域を数える。

主気管支は、まず**肺葉気管支**（二次気管支）に分かれ、ついで各肺葉内で**区域気管支**（三次気管支）に、さらに各区域内で分岐を繰り返す。左肺下葉では全内側方向の7番目の区域気管支が存在せず、右肺下葉より1本少ないが、6番目の区域気管支が分岐して新たな区域気管支が存在することもある。

肺内で気管支は、2分岐を繰り返して、末梢へいくに従って徐々に内腔が細くなり、直径が1～3mm程度の**小気管支**となる。およそ11分岐前後から**細気管支**となり、0.5～

図 5-3 肺の表面構造[*]
肺は、呼吸の中心となる気管で左右に分かれ、右肺は3葉に、左肺は2葉に分かれている。

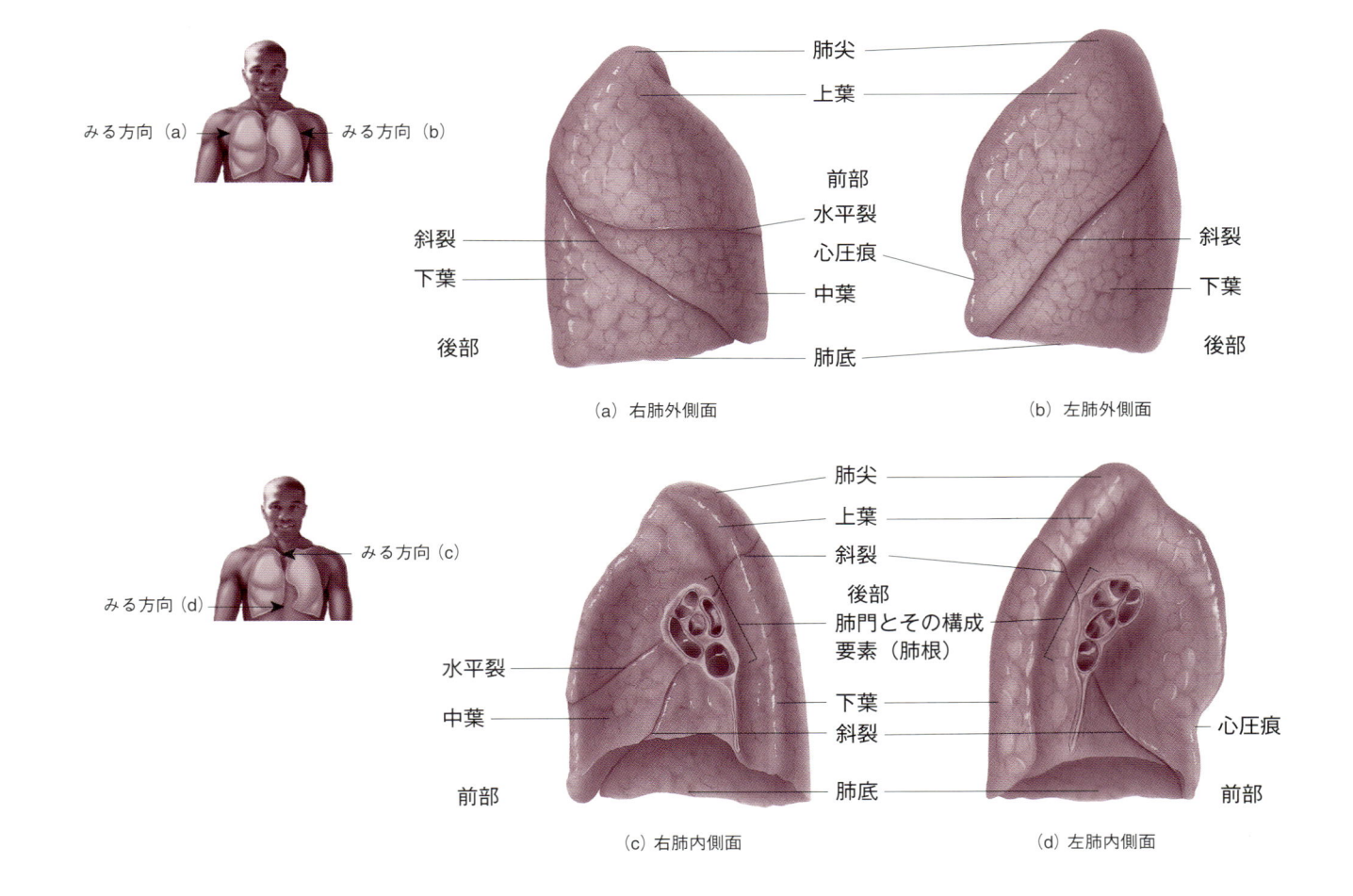

(a) 右肺外側面
(b) 左肺外側面
(c) 右肺内側面
(d) 左肺内側面

1 mm 程度の**終末細気管支**となる。終末細気管支からは、**呼吸細気管支、肺胞管**、250 〜 300 μm 程度の**肺胞囊**と呼ばれるブドウの房状の袋小路にいたる。気管から肺胞までの分岐はおよそ 23 回である。

■ 換気量

図にみられる正弦波状の呼吸曲線が安静時の1回の呼気量あるいは吸気量を示し、これを**一回換気量**（V_T：tidal volume）という。成人男子の V_T はおよそ 500 mL である。

呼吸数は毎分 14 〜 20 回であるから1分間の分時換気量は 6 〜 8 L になり、運動時には 7 〜 10 倍にまで増える。呼吸数は新生児で 40 〜 60 回/min に達するが、加齢で減少する。

安静時呼吸曲線の上下の呼吸レベルをそれぞれ安静吸気位、安静呼気位とする。安静吸気位から吸入できる最大の吸気量を**予備吸気量**（IRV：inspiratory reserve volume）、安静呼気位から吸入できる最大量を**最大吸気量**（IC：inspiratory capacity）といい、IC=IRV+V_T である。安静呼気位から呼出できる最大の空気量を**予備呼気量**（ERV：expiratory reserve volume）という。呼出した後も肺の中には約 1 L の空気が残り、これを**残気量**（RV：residual volume）と呼ぶ。できるだけ吸気した後の最大の呼出量を**肺活量**（VC：vital capacity）と呼び、VC ＝ V_T ＋ IRV ＋ ERV となる。その基準値は 3.5 〜 4.5 L である。アスリートの場合、7 L に達することもある。

図 5-4 気管支の分岐
気管支はおよそ 23 回もの分岐を繰り返し、肺胞に到達する。

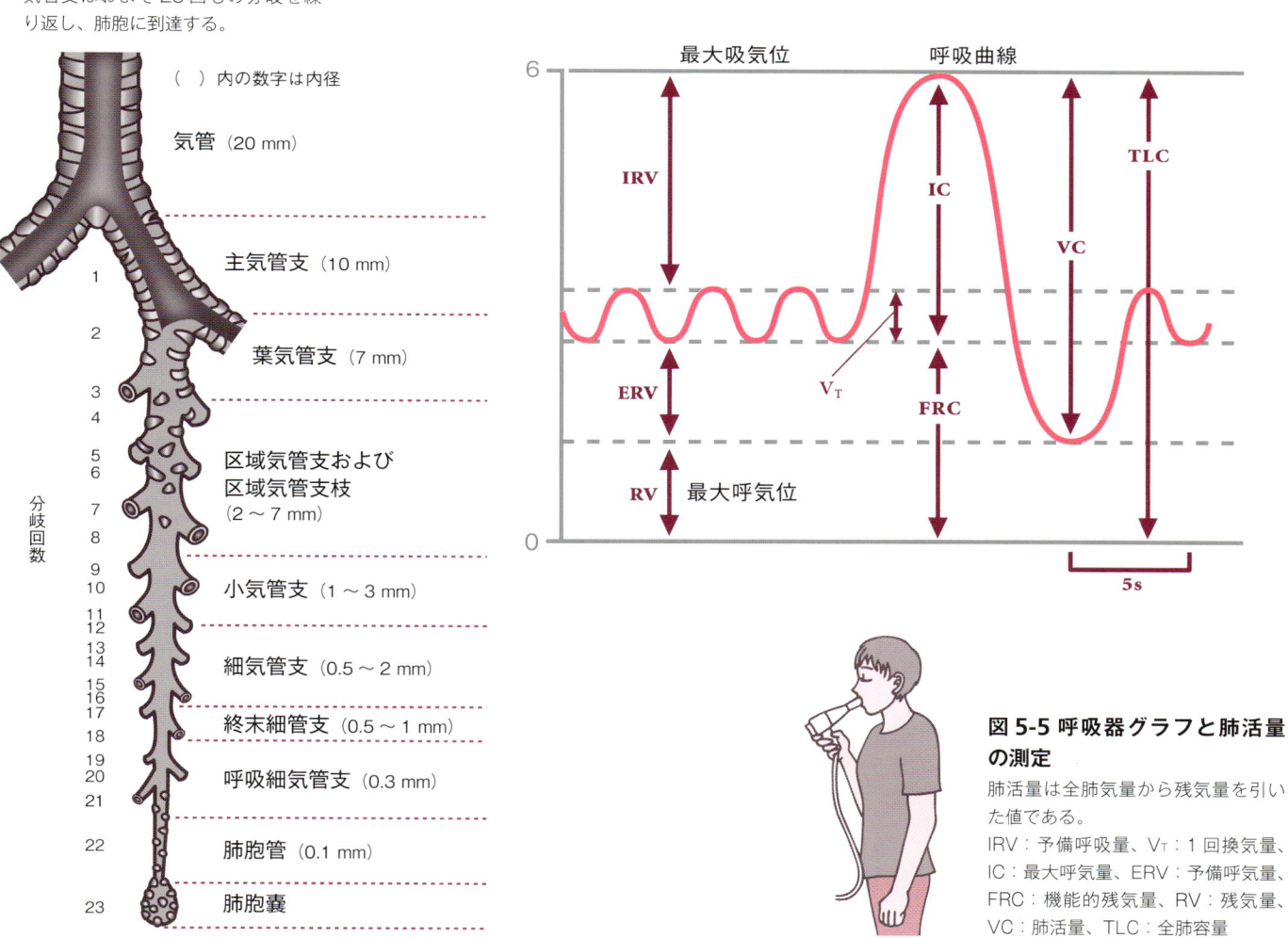

（　）内の数字は内径

気管（20 mm）
主気管支（10 mm）
葉気管支（7 mm）
区域気管支および区域気管支枝（2 〜 7 mm）
小気管支（1 〜 3 mm）
細気管支（0.5 〜 2 mm）
終末細管支（0.5 〜 1 mm）
呼吸細気管支（0.3 mm）
肺胞管（0.1 mm）
肺胞囊

分岐回数：1〜23

図 5-5 呼吸器グラフと肺活量の測定

肺活量は全肺気量から残気量を引いた値である。
IRV：予備呼気量、V_T：1 回換気量、IC：最大呼気量、ERV：予備呼気量、FRC：機能的残気量、RV：残気量、VC：肺活量、TLC：全肺容量

05 うごきを続ける 呼吸器系

5.3 呼吸のしくみ

目標
- 呼吸のしくみを説明できる。
- 呼吸中枢に関与する神経細胞群が答えられる。

重要

呼吸は、横隔膜や肋骨の動きによって空気の出し入れが起こり、呼吸中枢によって調節されている。

■ 呼吸のしくみ

肺は胸腔内に収まっているが、胸腔の側壁は**胸郭**という骨格であり、その床は**横隔膜**である。胸郭をつくる肋骨は後方から前方に位置する。肋骨の間には、後上部から前下部に向かう**外肋間筋**と、それと交差するように前上部から後下部に向かう**内肋間筋**がある。外肋間筋が収縮すると上下に並んだ肋骨間の距離が短くなるようにはたらくので、肋骨は全体として前方に引き上げられる。また、内肋間筋が収縮すると、逆に肋骨は全体として後下方に引き下げられる。一方、横隔膜は胸腔に向かってドーム状に突出している。横隔膜が収縮すると、ドーム状の部分の高さが低くなり、全体が引き下げられる。

横隔膜または外肋間筋が収縮することにより、胸腔の容積が増加すると胸腔内は大気よりも圧が低くなる。肺は気管支を通して大気中から空気が出入りするため、圧の低い胸腔内にある肺に向かって、圧が大気と等しくなるように空気が入ってくる。このことを**吸気**という。

図 5-6 横隔膜の運動と呼吸にかかわる筋
吸気時は横隔膜が下がり胸郭が前方に拡張し、肺が広がる。呼気時は横隔膜が持ち上がり、胸郭は縮小する。外肋間筋を収縮することにより肋骨が挙上し、胸郭の容積が増す。外肋間筋が収縮を止め、逆に内肋間筋が収縮することにより肋骨が下がり、胸郭の容積が減る。

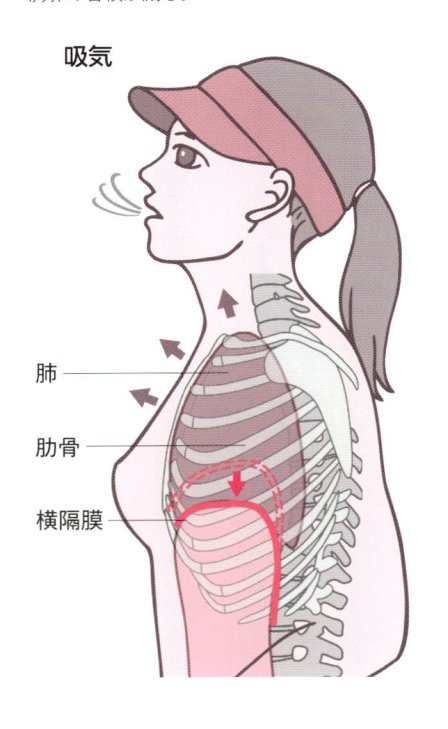

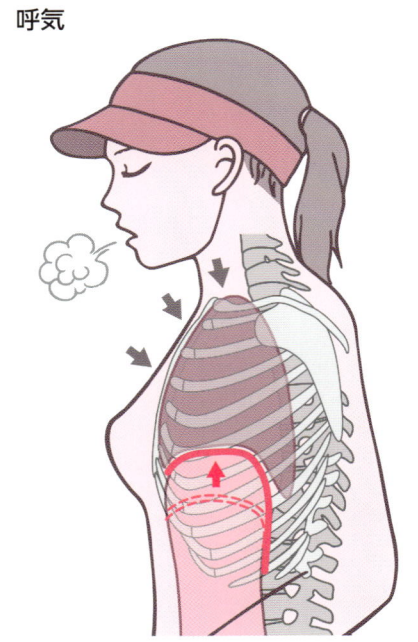

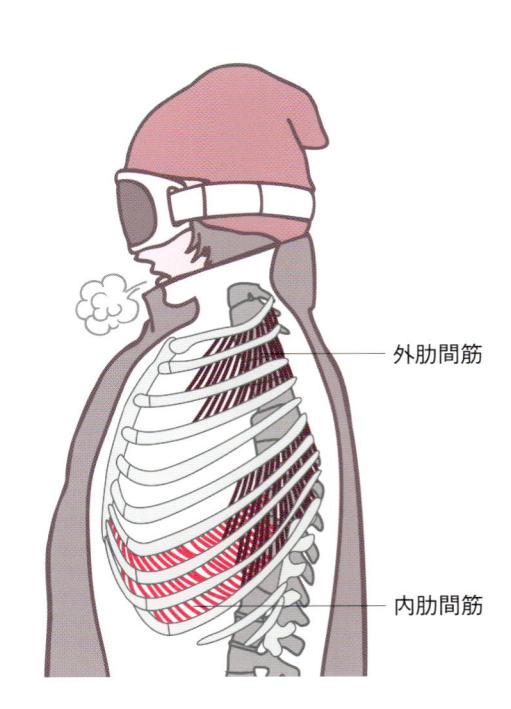

吸気　　呼気

肺
肋骨
横隔膜

外肋間筋
内肋間筋

横隔膜や外肋間筋が弛緩すると、肺は自らの弾力性で空気を押し出して、容積が小さくなる。すると、胸膜腔内の圧が大気圧よりも低くなり、胸腔の容積が小さくなるように、肋骨は下がっていき、横隔膜はドーム状に引っ張り上げられていく。このことを**呼気**という。

■ 呼吸の調節

　身体の要求に対して、**呼吸中枢**は呼吸数と深さの調節を行っており、酸素分圧や二酸化炭素分圧を一定に保つように呼吸筋に指令を出している。従って、回転運動や高強度のレジスタンストレーニングといった高強度運動中においても動脈血中の酸素濃度と二酸化炭素濃度はほとんど変化しない。呼吸中枢は、脳幹下部（橋と延髄）の左右両側にあり、様々な方向へ広がる神経細胞群で構成される。この呼吸中枢は、以下の3つの神経細胞群に大別される。

- **背側呼吸群**は、呼吸の開始時（吸気）に重要な役割を果たす。また、呼吸リズムは主に背側呼吸群によってつくられ、呼吸数が一定に保たれている。
- **腹側呼吸群**は、主に呼気に関係する。呼気は通常受動的に行われるため呼気に関連する腹側呼吸群は、普通の呼吸では活動性がなく努力呼出時にはたらく。
- **呼吸調節中枢**は橋上部にあり、呼吸数とパターンを調節する。背側呼吸群に働きかけてその活動を制限し、吸気時間を短くする。その結果、呼吸数は増加する。

図 5-7 脳での呼吸中枢の位置
神経系によって呼吸のペースと深さが調節され、身体の要求に応じて換気が制御される。

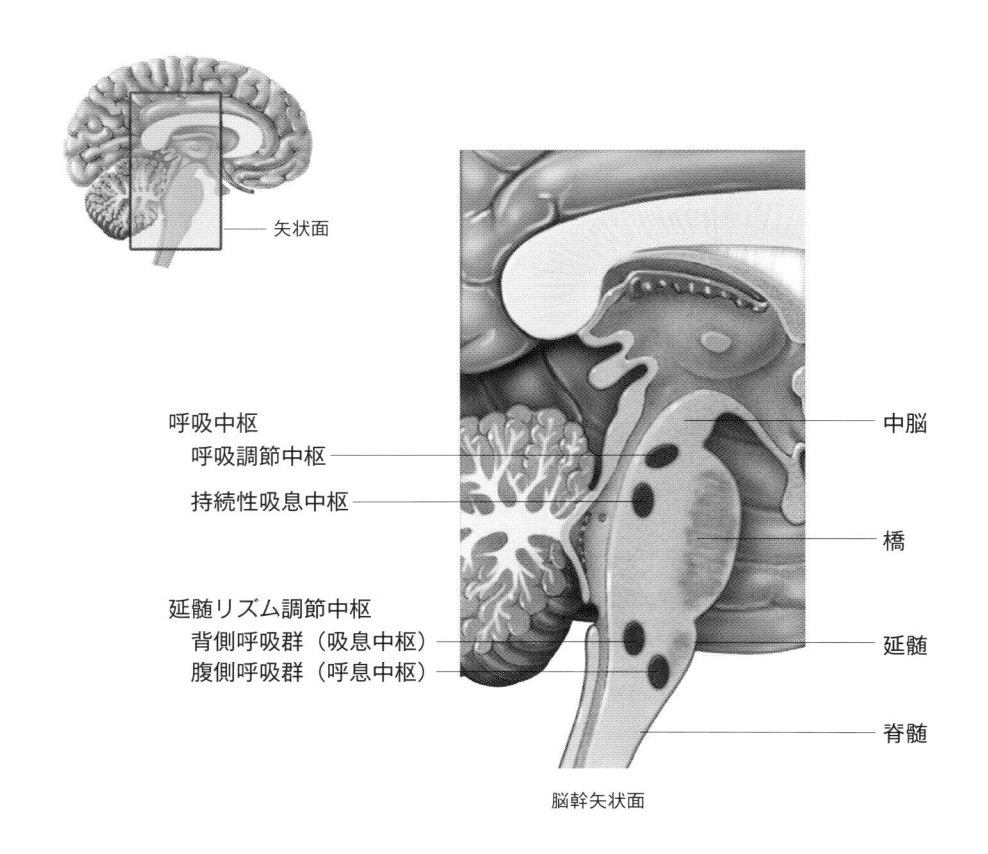

矢状面

呼吸中枢
　呼吸調節中枢
　持続性吸息中枢

延髄リズム調節中枢
　背側呼吸群（吸息中枢）
　腹側呼吸群（呼息中枢）

中脳
橋
延髄
脊髄

脳幹矢状面

05 うごきを続ける 呼吸器系

5.4 ガス交換

目標
- ガス交換について説明できる。
- ガス交換に関与する器官の名称を答えられる。
- 肺胞の構造について答えられる。

重 要

肺では、血液中に酸素が入り、二酸化炭素が排出される外呼吸が行われ、組織では、細胞内に酸素が取り込まれ、血中に二酸化炭素が入る内呼吸が行われる。

　細胞が生きていくためには、酸素の取り込みが欠かせない。酸素は組織を流れる毛細血管の血液から供給され、細胞内に拡散し、ミトコンドリアでエネルギー代謝に利用される。その代謝過程で発生した二酸化炭素は細胞から毛細血管へと拡散し、血液により運搬される。この血液と細胞の間のガス交換を**内呼吸**という。

　肺では、外気（酸素 20.93%、二酸化炭素 0.03%）を換気運動により肺胞に取り込む。組織から静脈血により運ばれた二酸化炭素は、肺毛細血管の血液から肺胞気へと拡散する。一方、肺胞気中の酸素は毛細血管へと拡散し、血液によって組織へと運ばれる。この換気と**拡散**による、血液と外気とのガス交換を**外呼吸**と呼ぶ。

図 5-8 血液中の酸素と二酸化炭素の運搬

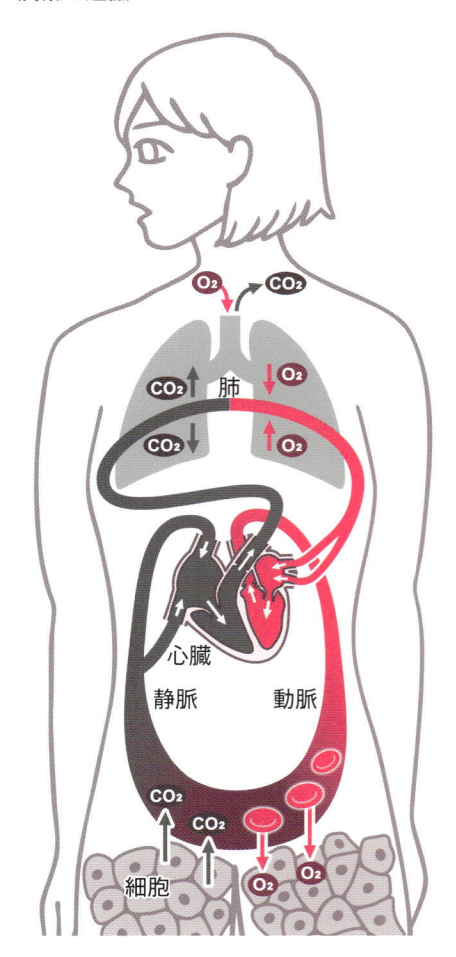

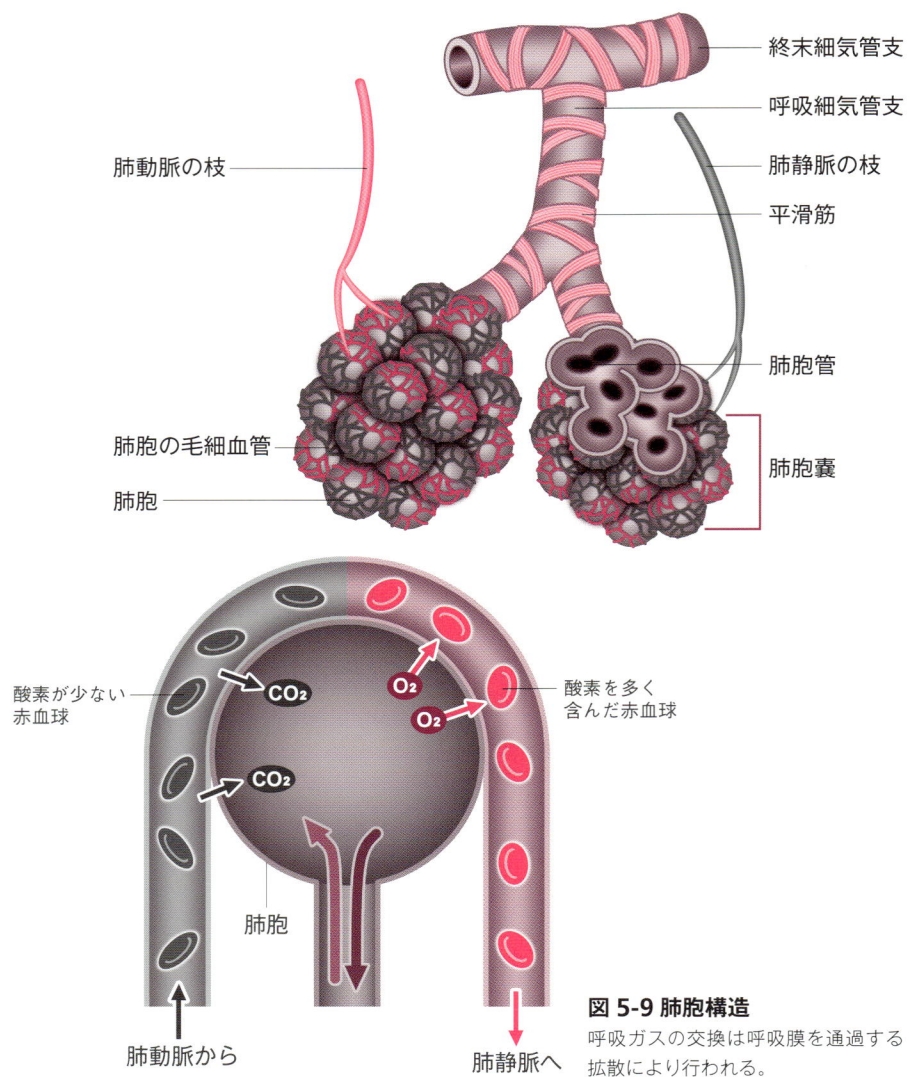

図 5-9 肺胞構造
呼吸ガスの交換は呼吸膜を通過する拡散により行われる。

■ 肺と細胞で起こるガス交換

　血液中の赤血球には、**ヘモグロビン**というタンパク質が含まれている。ヘモグロビンは、酸素と結合し、組織に運搬する役割を担う。

　吸気によって肺胞に空気が取り込まれる。肺胞の壁を覆っている肺胞上皮細胞は単層扁平で薄いため酸素が容易に通過する。さらに、ごくわずかな結合組織と肺胞の壁の中の毛細血管の内皮細胞を抜けて、酸素が毛細血管の内部に入ってくる。肺胞の壁を流れてきた血液は、すべてのヘモグロビンが酸素と結合しており、**動脈血**と呼ばれ、鮮やかな赤色である。動脈血は、肺静脈に集まって心臓の左心房に戻り、左心室から大動脈を経て全身に回っていく。

　動脈血が全身の組織の毛細血管を流れる際には、ヘモグロビンに結合して運ばれた酸素を放出し、代わりに二酸化炭素を受け取る。二酸化炭素濃度の高いこの血液を**静脈血**と呼び、青みがかってみえる。静脈血は、全身の静脈、上あるいは下大静脈を経て右心房に運ばれ、右心室から肺動脈を通って肺に至り、肺胞壁の毛細血管に入る。肺胞内の空気には、二酸化炭素がほとんど含まれていないため、毛細血管内の血液からは、二酸化炭素が肺胞内の空気に溶け出していく。さらに、同時に酸素が血中に溶け込み、再びヘモグロビンと結合して、動脈血となって心臓に戻っていく。こうして、血液は肺と全身の組織の間で、酸素を運び、二酸化炭素を回収するガス交換を行いながら循環する。

　肺胞の壁で行われている、二酸化炭素を血液中から肺胞内に放出して、酸素が血液中に溶け込んでくるガス交換を**外呼吸**という。また、全身の組織で、細胞が血液中から酸素を取り込み、不要な二酸化炭素を排出するガス交換を**内呼吸**と呼ぶ。

スポーツマンが知っておきたい豆知識

息をすることは生きること
　「息をする」の「息」は、「生きる」の「生き」と同じ語源であるといわれている。私たちは、1日に2万から3万回の呼吸をしており、空気中からエネルギー供給に欠かせない酸素を体内に運ぶ役割を果たす。また、スポーツの場面においても「あうんの呼吸」「息を合わせる」「息が切れる」等の言葉で使われている。

呼吸と自律神経の関係
　試合前などに緊張すると交感神経が優位になり、心拍が速くなり、呼吸が浅くなる。試合でパフォーマンスを発揮するためには適度な緊張は必要であるが、過度な緊張はパフォーマンスを低下させる。自律神経系は随意的に支配することができないが、深くゆっくりとした呼吸は、副交感神経に働きかけ、自律神経のバランス、すなわち交感神経と副交感神経のバランスを整える効果がある。呼吸法を意識することで、自律神経のバランスを整え、試合前によい緊張状態を保つことができるようになる。

トレーニング時の呼吸法
　レジスタンストレーニング時の呼吸テクニックの一つにバルサルバ法という呼吸法がある。バルサルバ法では、動作のコンセントリック局面に入る直前までのエキセントリック局面において息を吸い、スティックポイント（きつい動作時）の局面を通過する間息を止め、スティックポイントを通過した後息を吐く。この呼吸法では、横隔膜および体幹の深部筋が収縮し、腹腔内圧が生じ、エクササイズを行ううえで脊柱にかかる圧縮力および他の筋群（例：バックスクワット中の下背部の筋）の使用程度を減少させる効果がある。

タバコと運動能力
　運動を持続するために必要な酸素の運搬にかかわるのが、血中のヘモグロビン物質である。**タバコには一酸化炭素が含まれていて**、酸素を運搬するヘモグロビンやミオグロビンと親和性が高く、酸素の約200～250倍と強力に結合してしまう。例えば、喫煙後には最大酸素摂取量が7％、運動持続時間が20％減少したとの報告がある。これは、受動喫煙であっても同様のことがいえる。スポーツマンとして、煙草を吸うということは、自分だけでなく他者にも影響することを考えなくてはいけない。

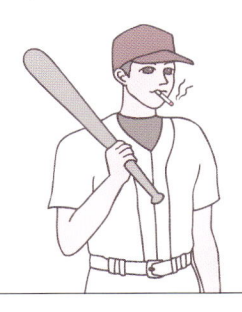

06 血をめぐらす 循環器系

6.1 血液循環

目標
- 血液の成分が答えられる。
- 血液循環のしくみについて説明できる。

重要

血液は血管を通じ、全身をめぐって、細胞に酸素や栄養分を供給し、老廃物などを回収する。血管と血液を循環させる心臓を循環器系という。

■ 循環器系の構成

人体を構成している細胞を養うためには細胞が生きていくのに必要な酸素や栄養素を供給し、二酸化炭素や老廃物等を回収する必要がある。このような物質の運搬や、全身の細胞の環境が同じになるように保つのは血液の重要な仕事であり、血液は血管の中を通って全身をめぐっている。

この血管系と血管の中の血液を循環させる働きをしている心臓とを合わせて**循環器系**という。血管は基本的に閉じたループを形成しており、血管内の血液が血管外に漏れだすこ

図 6-1 体循環と肺循環
心臓から出ていく経路を動脈系、心臓に戻ってくる経路を静脈系という。酸素を多く含む血液を動脈血、酸素が少ない血液を静脈血という。

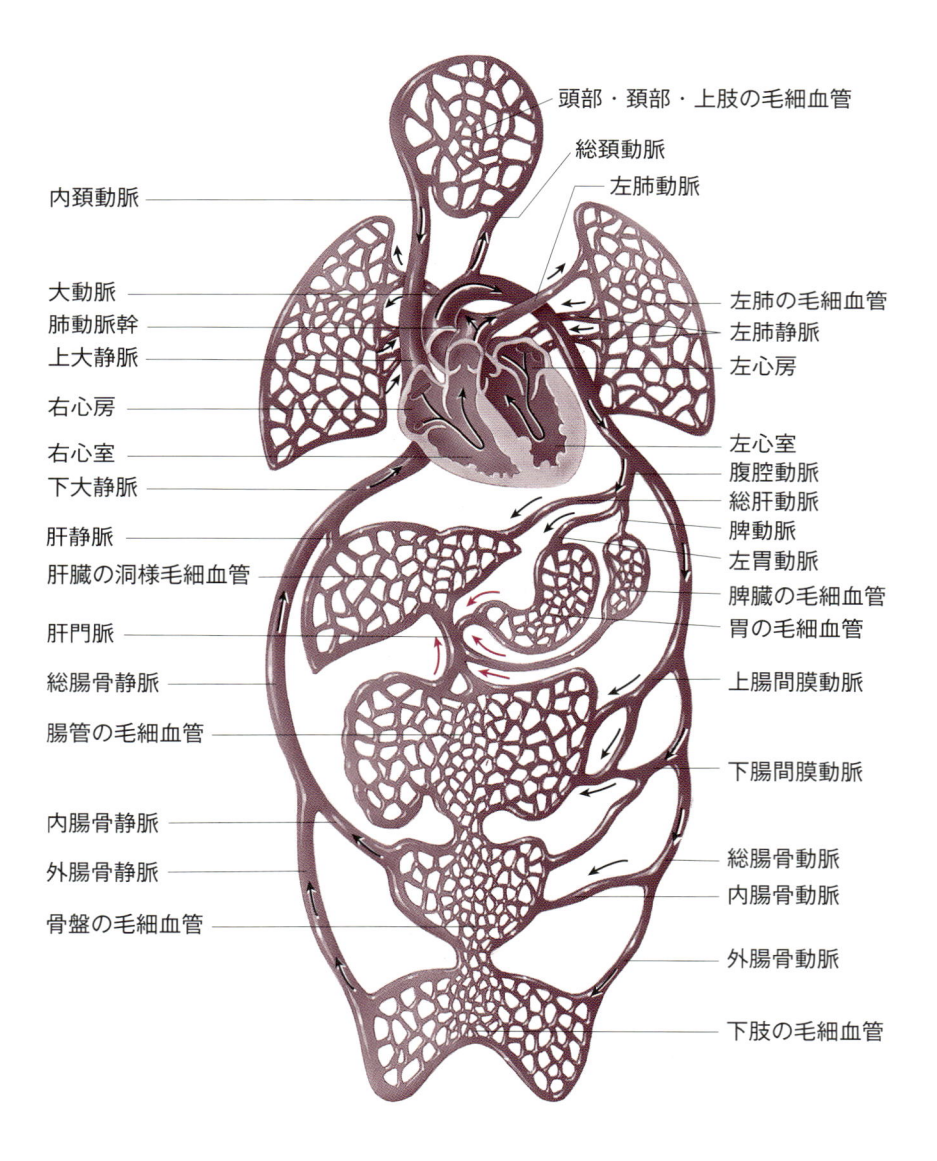

とはなく、特定の物質だけが血管壁を通って出入りする。

血液は成人では約5L、全体重の8%を占めている。血液は、外界とは隔離された循環器系という閉鎖回路を通って、常に体内を循環している。循環器系を構成するのは心臓、動脈、毛細血管、静脈、リンパ管である。血液は心臓の左心室から大動脈に送り出され末梢臓器に到達し、毛細血管を流れた後、静脈に入って上下の大静脈に集められ右心房に帰ってくる。この経路を**体循環**（大循環）という。右心房に帰ってきた血液は、右心室から肺動脈に送り出され、肺、肺静脈を経て左心房に戻る。この経路を**肺循環**（小循環）という。

体循環と肺循環は直列につながっている。体循環では動脈内を O_2 化した血液（動脈血）が流れ、静脈内を CO_2 化した血液（静脈血）が流れる。一方、肺循環では肺動脈内を CO_2 化した血液が流れ、肺静脈内を O_2 化した血液が流れる。リンパ管は、毛細血管から漏れ出た組織間液を静脈に戻すはたらきをしている。通常、全血液量に匹敵する血液が1分間で心臓から拍出される。すなわち心拍出量は約 5 L/min である。

■ 循環器系の役割

① 体循環は、O_2 化したヘモグロビンを末梢臓器に運び、末梢臓器から CO_2 を運び出す。肺循環は、CO_2 を肺で放出させ、ヘモグロビンを再度 O_2 化させる。
② 消化器で吸収した糖質、アミノ酸などの栄養分や水などを、門脈を通して運び出し、末梢に送り込む。また、末梢からの代謝産物を運び出して、肝臓や腎臓に送り込む。
③ 腎臓で尿をつくらせる。腎臓の糸球体で血液を濾過させる力は血圧である。
④ 末梢組織の代謝によって産生される H^+ を運び出し、組織の pH を保つ。
⑤ アドレナリンやインスリンなど神経伝達物質やホルモンを標的臓器まで運ぶ。
⑥ Na^+、K^+、Ca^{2+} や Cl^- などの各種イオンを末梢臓器へ供給する。例えば、心筋や平滑筋の収縮時に必要な Ca^{2+} を提供する。
⑦ 末梢組織での体温の維持、調節に寄与する。レイノー（Raynaud）病は指の細い動脈が発作性に攣縮して指の血行障害が起きる疾患であるが、発作時には指は血流不足のため紫色（チアノーゼ cyanosis）を呈し、冷感、知覚鈍麻や疼痛を訴える。
⑧ 白血球や免疫グロブリンなど生体防御にはたらくものを全身の組織に運搬する。

これらの循環器系の役割は、持久的な運動能力にも強く影響する。持久的なトレーニングを長期的に行うことで、心拍出量の増加、血液量、赤血球数、ヘモグロビン濃度の増加や骨格筋への血流量の増加などの適応が起こり、持久的な運動能力が向上する。

■ 血液を循環させるエネルギー

血液の循環は心臓の収縮によって維持されている。左心室の収縮によって血液は大動脈へ駆出され、さらに末梢臓器へ送り込まれる。動脈は弾性をもっているために、心室の収縮期には伸展し、心室の拡張期には縮む。このため、血管内の血液は心室拡張期でも一定の圧を保っており、組織は常に血液の供給を受けることができる。

心室収縮期の血圧を**最大血圧**、心室拡張期の血圧を**最小血圧**と呼ぶ。上腕動脈で測定した場合、成人では通常、最大血圧 120 mmHg、最小血圧 80 mmHg 程度である。一方、肺動脈の血圧は最大血圧 22〜25 mmHg、最小血圧 8 mmHg 程度と体循環に比べて著しく低い。体循環の血圧が一定以上高い場合は**高血圧症**と呼ばれ、また、肺循環の血圧が高い場合は**肺高血圧症**と呼ばれる。

06 血をめぐらす 循環器系

■ 全身の血液分布とその調節

　安静時には心臓は1分間に約5Lの血液を送り出している。このうち約1,500 mLは肝臓へ、1,200 mLは腎臓へ送られ、脳へは750 mLが送られる。血液量は常に一定ではなく、運動時には心拍数、心臓収縮力ともに著しく増加して、心拍出量は35 L/minにも達する。骨格筋への血流は、安静時には2〜4 mL/min/100 g組織と非常に低いが、運動時にはこの30倍もの血流が流れるようになる。脳においてもその血流は各部位で一定ではなく、活動の盛んな部位へより多くの血液が送り込まれる。

　このように血流量は組織の必要に応じて変化する。このような変化は、自律神経系の活動と組織代謝物によって制御されている。臓器によってそれぞれ特徴のある循環制御が行われており、**局所循環**、または特殊な部位の循環ということで**特殊循環**という言葉が使われることがある。また、運動中は、活動筋に多くの血液が運ばれる再分配が起こる。

図6-2 心臓での血液の流れ
全身を流れた血液は右心房から心臓に入り、右心室から肺に運ばれる。肺から左心房へ流れてきた酸素を多く含んだ血液は左心室から全身へ送られる。

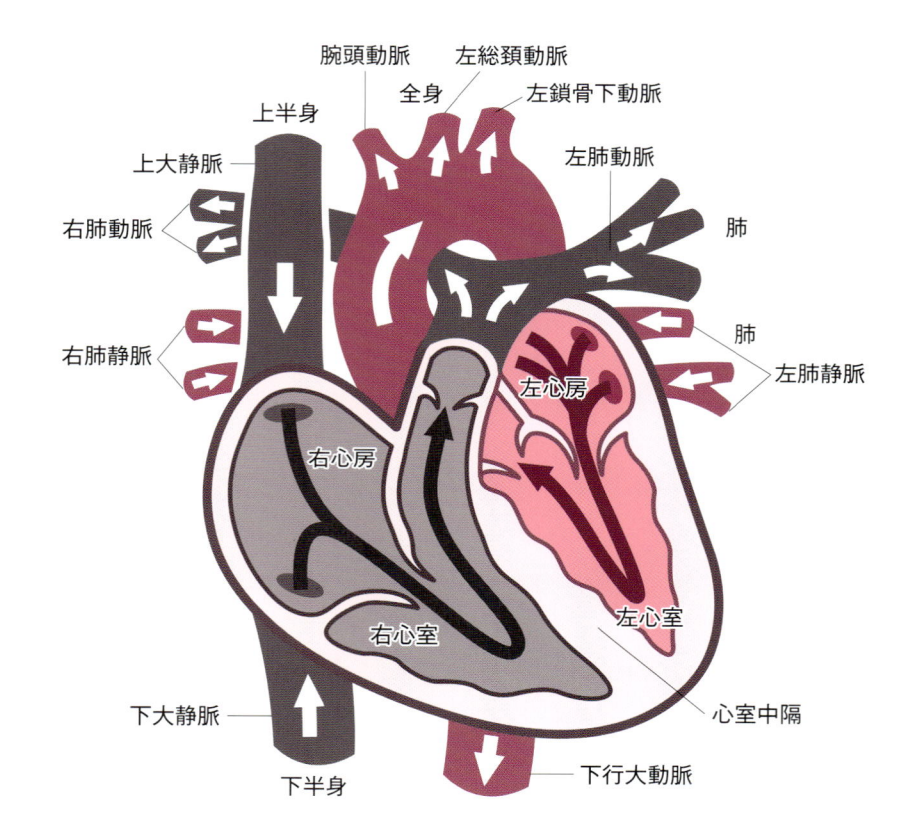

6.2 全身の血管（動脈、静脈）

目標
- 全身の動脈の名称が答えられる。
- 全身の静脈の名称が答えられる。

重要

酸素を多く含み二酸化炭素が少ない動脈血は全身に向かう。全身の細胞に酸素を供給する血液を動脈血といい、二酸化炭素を組織から回収してきた血液を静脈血という。

■ 動 脈

心臓から出た動脈は、大動脈弓をつくって頭部や上肢に向かう枝を出したあと、体幹や下肢に向かう下行大動脈となる。そこからさらに分枝や分岐を繰り返し、全身に血液を供給する。

動脈の走行（上肢と頭部）

体循環の動脈は、心臓から出てくる**上行大動脈**に始まる。上行大動脈からは、心臓の左心室から出てすぐに心臓に分布する動脈である**冠状動脈**が分岐する。上行大動脈は**大動脈弓**となり、大きく弧を描いて180°向きを変え、下行大動脈になるが、その途中で、まず**腕頭動脈**を出す。腕頭動脈は短く、すぐに右頭頸部に向かう**右総頸動脈**と右上肢に向かう**右鎖骨下動脈**に枝分かれする。鎖骨下動脈は腋窩に入ると**腋窩動脈**と名前を変え、次いで上肢に入って**上腕動脈**となり、肘窩で**橈骨動脈**と**尺骨動脈**に分岐する。

大動脈弓からは、次いで**左総頸動脈**、**左鎖骨下動脈**が分枝する。左右の鎖骨下動脈からは**椎骨動脈**が分枝し、総頸動脈の枝である**内頸動脈**とともに脳に血液供給を行う。

動脈の走行（体幹と下肢）

下行大動脈の最初の部分は**胸大動脈**であり、胸壁に向かう枝などを分枝する。胸大動脈は横隔膜を貫いて腹腔に入ると**腹大動脈**となる。腹大動脈からは、消化器系に向かう**腹腔動脈**、**上腸間膜動脈**、**下腸間膜動脈**や、腎臓に向かう**腎動脈**、生殖腺に向かう**精巣動脈**あるいは**卵巣動脈**、そして腹壁に向かう**腰動脈**などが分枝する。

腹大動脈はその後、左右の**総腸骨動脈**を分枝し、細い**正中仙骨動脈**となる。総腸骨動脈は骨盤内臓に分布する**内腸骨動脈**と下肢に分布する**外腸骨動脈**に分かれる。

外腸骨動脈は下肢に入ると**大腿動脈**となる。大腿動脈は膝窩で**膝窩動脈**となり、その後、**前脛骨動脈**と**後脛骨動脈**に分岐する。

■ 静 脈

静脈には、動脈系に伴行する**深静脈**と、独立して皮下を走行する**皮静脈**がある。深静脈は2本以上あることが多く、動脈を取り囲むようにして走行している。皮静脈は、分枝や合流を繰り返し、**静脈網**を形成する。

静脈の走行（上半身）

頭頸部の静脈は、**内頸静脈**または**外頸静脈**に注ぐ。上肢では、深静脈は動脈に伴行している。皮静脈は手背や前腕にみられ、**腋窩静脈**に注ぐ**橈側皮静脈**や**上腕静脈**に注ぐ尺

06 血をめぐらす 循環器系

側皮静脈などに集まる。

　上肢から血液を戻す**鎖骨下静脈**には、体壁からの静脈も合流し、その後、内頚静脈と合流して**腕頭静脈**となる。この合流部を**静脈角**と呼ぶ。腕頭静脈は、左右に存在し、左右が合流して**上大静脈**となる。

静脈の走行（下半身）

　下半身の静脈は、腹部の臓器からの静脈、骨盤内臓からの静脈、体壁や下肢からの静脈に大別される。

図 6-3 全身のおもな動脈
心臓から出た酸素を多く含んだ血液は、動脈を通り骨格筋や臓器等の組織に運ばれる。

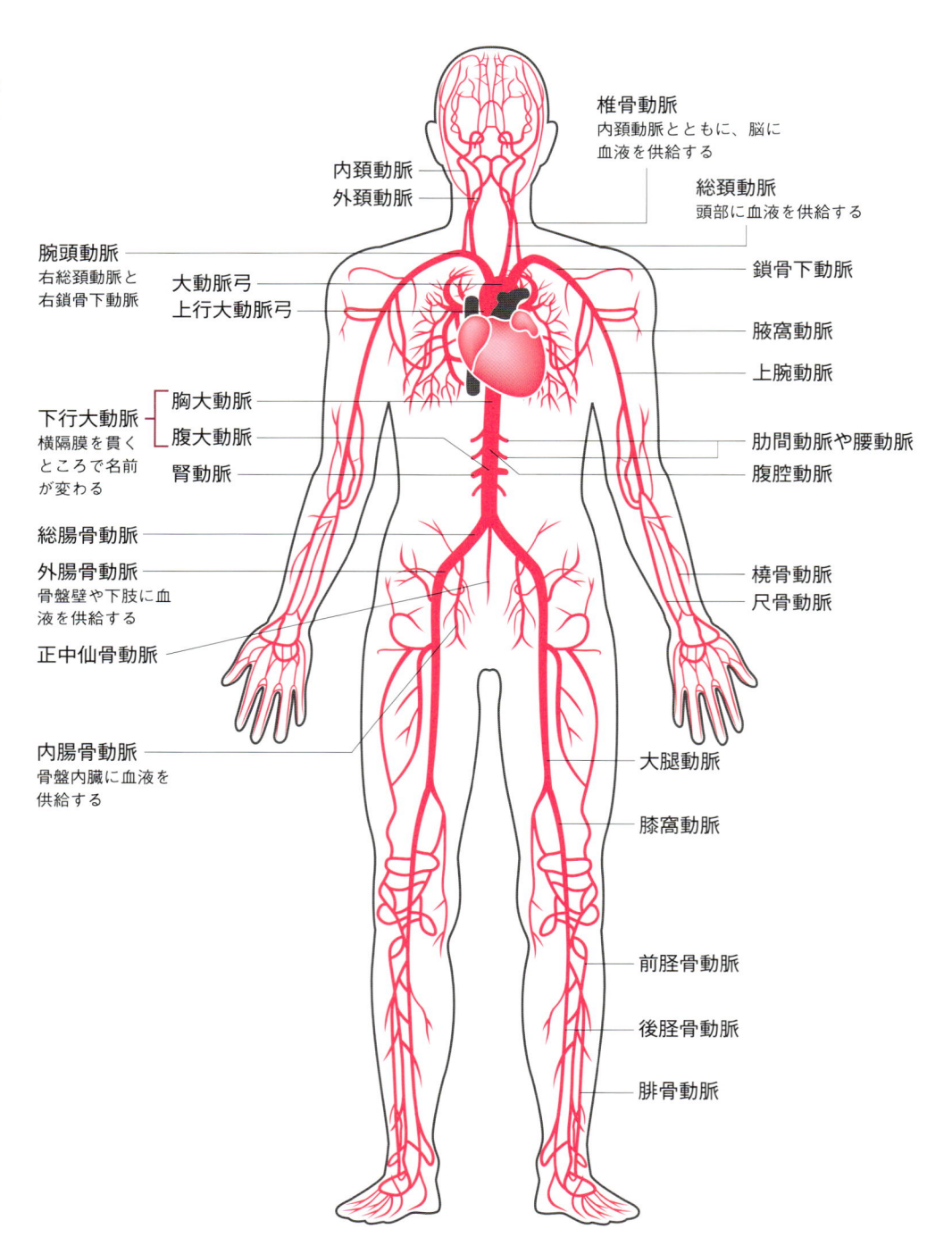

- 椎骨動脈：内頚動脈とともに、脳に血液を供給する
- 内頚動脈
- 外頚動脈
- 総頚動脈：頭部に血液を供給する
- 腕頭動脈：右総頚動脈と右鎖骨下動脈
- 大動脈弓
- 上行大動脈弓
- 鎖骨下動脈
- 腋窩動脈
- 上腕動脈
- 下行大動脈：横隔膜を貫くところで名前が変わる
- 胸大動脈
- 腹大動脈
- 腎動脈
- 肋間動脈や腰動脈
- 腹腔動脈
- 総腸骨動脈
- 外腸骨動脈：骨盤壁や下肢に血液を供給する
- 橈骨動脈
- 尺骨動脈
- 正中仙骨動脈
- 内腸骨動脈：骨盤内臓に血液を供給する
- 大腿動脈
- 膝窩動脈
- 前脛骨動脈
- 後脛骨動脈
- 腓骨動脈

下肢の静脈は深静脈と皮静脈であり、皮静脈のうち、特に太いものとして、膝窩静脈に注ぐ**小伏在静脈**と大腿静脈に注ぐ**大伏在静脈**がある。体壁の皮静脈は外腸骨静脈に注ぎ、骨盤内臓の血液を集めた**内腸骨静脈**と合流して**総腸骨静脈**となる。左右の総腸骨静脈が合流して**下大静脈**をつくる。

　腎臓の血液は直接、下大静脈に合流するが、消化管等の血液を集めた門脈は、肝臓内で毛細血管網を形成した後に**肝静脈**となって下大静脈に注ぐ。

　上半身と下半身の静脈系は体幹の後壁にある**奇静脈系**、体壁の皮静脈、脊髄周辺の静脈などによってつながれている。

図 6-4 全身のおもな静脈
各組織から運ばれる血液は、静脈を通って心臓に戻り、肺循環を経て再び全身へと運ばれる。

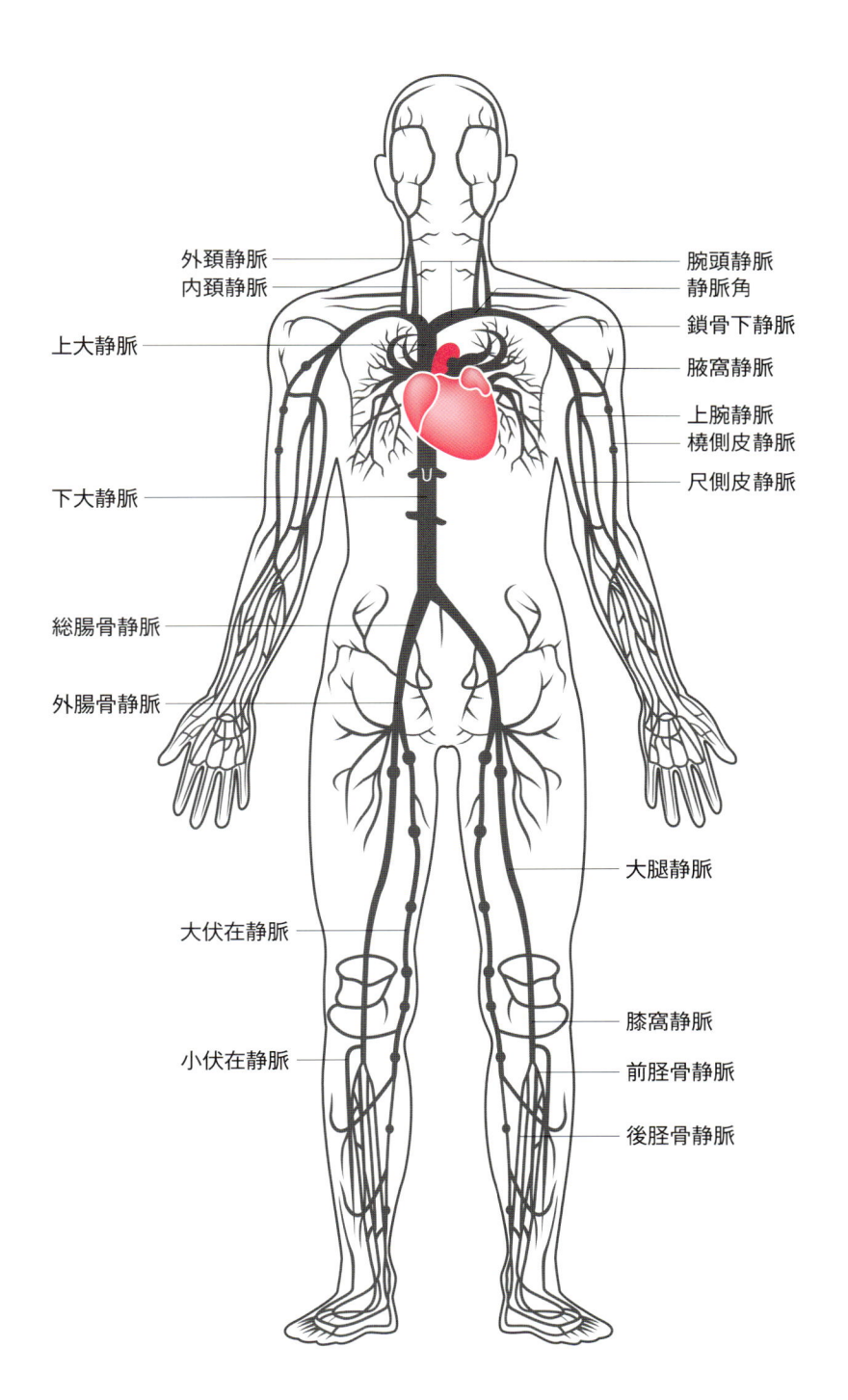

06 血をめぐらす 循環器系

6.3 血管の構造

目標
- 異なる種類の血管の構造と機能を比較して説明できる。
- 毛細血管の血液への物質の出入りのしくみについて答えられる。
- 静脈血の心臓への還流のしくみについて説明できる。

重要

動脈、細動脈、毛細血管、細静脈、静脈の5種類の血管がある。動脈は心臓から血液を体の組織に運ぶ。2本の太い動脈—大動脈と肺動脈—が心臓から出て、より細い動脈に枝分かれして体の様々な場所に分布する。毛細血管は再吻合し、細静脈をつくり、さらに吻合し、静脈と呼ばれる血管になる。

静脈は大量の血液を保持し、そのほか血液の貯蔵部は肝臓と脾臓と皮膚の静脈である。

■ 動脈と細動脈

動脈の壁には3層の組織があり、中空の血管腔を取り囲み、血液はこの血管腔を流れる。
内膜（内層）は単層扁平上皮の一種である内皮、基底膜そして内弾性板と呼ばれている弾性組織とからなる。**中膜（中層）**は平滑筋と弾性組織からなり、**外膜（外層）**は主に弾性線維と膠原線維からなる。

自律神経系の交感神経線維が血管平滑筋に分布している。交感神経刺激の増大は典型的には平滑筋を収縮させ、血管壁の圧縮と血管腔の狭小化を引き起す。**血管収縮**という。

対照的に、交感神経刺激が減少するか、特定の化学物質（一酸化窒素や乳酸など）が存在すると平滑筋は弛緩する。その結果生じる血管腔の直径の増大を**血管拡張**という。

動脈や細動脈が傷害されるとその平滑筋は収縮し、**血管の攣縮**を引き起す。

最大径の動脈は比較的薄い血管壁をもち、**弾性動脈**と呼ぶ。血液が心臓から弾性動脈内へ押し出されると、非常に弾力性のある血管壁は血液の変動に応じて拡張する。次に、心室が弛緩している間は、動脈壁内の弾性線維は縮み、血液をより細い動脈の方へ推し進める。一方、中程度の太さの動脈は弾性動脈よりも平滑筋が多く弾性線維が少ない。このような動脈は**筋性動脈**と呼び、より大きく血管収縮と血管拡張を行い、血流の速度を調節することが可能である。

細動脈は血液を毛細血管に運ぶ、非常に細く、顕微鏡レベルの動脈である。最も細い細動脈では1層の内皮とそれを取りまく少量の平滑筋のみで構成される。

■ 毛細血管

毛細血管は1層の内皮細胞とその周囲の基底膜からなっている。毛細血管壁は非常に薄いので多くの物質が容易に毛細血管壁を通過し、血液から組織に到達し、また間質液中から血中へ入る。毛細血管以外のすべての血管の血管壁は厚すぎて血液と間質液間での物質交換ができない。

毛細血管は酸素や栄養素、ホルモンを運ぶほか、熱や代謝副産物を除去する手段としてもはたらく。毛細血管の密度はLSD（ロングスローディスタンス Long Slow Distance）トレーニングやインターバルトレーニングなどの有酸素性のトレーニングの適応として高まることが知られている。レジスタンストレーニングの場合、強度や量によって異なる。

パワーリフターやウエイトリフターは一般人より毛細血管密度が低いか同等であり高強度で低回数のレジスタンストレーニングの場合、毛細血管の密度に影響を与えない。一方、ボディービルダーが行うような低強度で高回数のトレーニングを行うと毛細血管の密度が高まる。

■ 細静脈と静脈の構造

細静脈は、細動脈と同様の構造をもち、毛細血管の近くではその血管壁は薄いが、心臓に近づくにつれてより厚くなる。静脈は動脈と同様の構成をしているが、中膜と内膜は薄い。静脈では外膜が最も厚い層である。静脈の血管腔は対応する動脈の血管腔と比較すると広い。静脈には、内膜が内方に折れ曲がり、血液の逆流を防ぐ弁（**静脈弁**）が形成されていることがある。

図 6-5 血管の構造の比較[*]
血管の壁は内膜、中膜、外膜の3層構造になっている。動脈と静脈では、中を流れる血液の圧力が異なるため血管の壁を構成する組織にも違いがある。

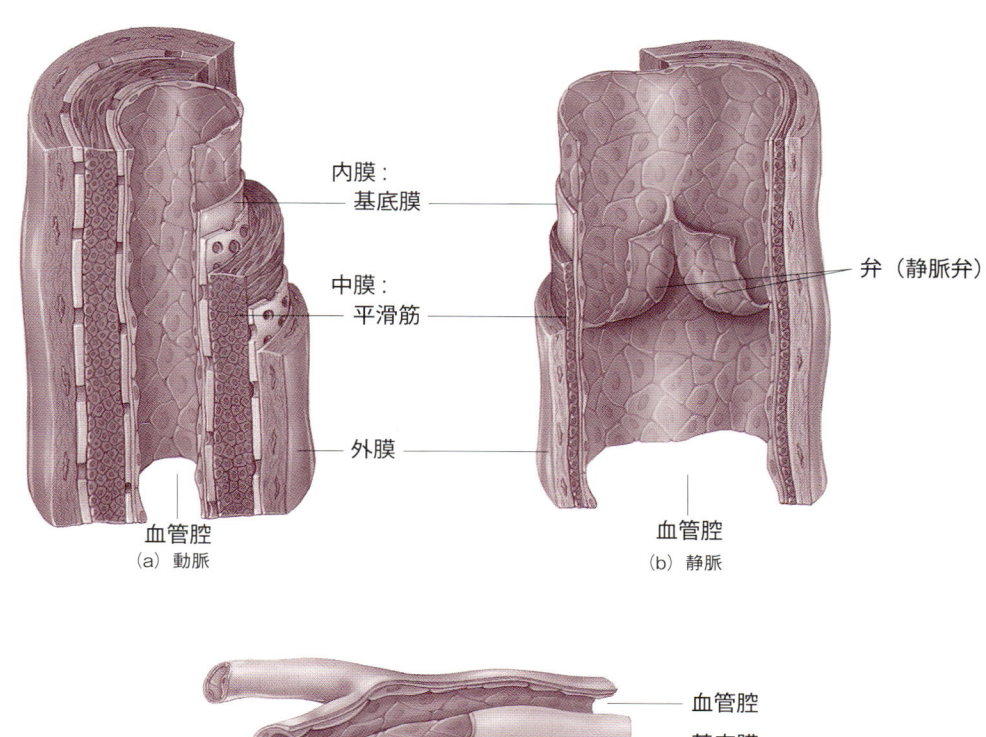

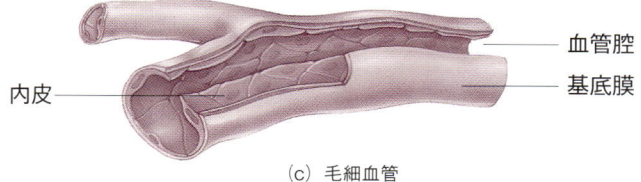

(a) 動脈
(b) 静脈
(c) 毛細血管

内膜：基底膜
中膜：平滑筋
外膜
血管腔
弁（静脈弁）
内皮
基底膜

スポーツマンが知っておきたい豆知識

動脈硬化

動脈硬化とは、動脈が硬くなったり、狭くなることをいう。脈波伝播速度などを使って測定するが、動脈が硬い状態が続くと心臓に負担がかかり、心不全や心筋梗塞などの危険性が高まる。動脈硬化と運動との関連性も報告されていて、特に有酸素運動（ランニングやウォーキング）は、動脈硬化度を下げる効果がある。一方で、高い強度の筋トレは動脈硬化度を高めることが明らかになっており注意が必要である。近年では、サルコペニアということ言葉がいわれるようになった。これは、筋量が少ないことを意味していて様々な病気や怪我などに関係してくる。筋量を増やすには有酸素運動では強度が低いため筋トレを行う必要がある。筋トレで動脈硬化度が高まることが報告されているが、筋トレの後に有酸素運動を組み合わせることで動脈硬化度が高くなりづらくなることが報告されている。有酸素運動と筋トレをうまく組み合わせることが病気の予防に効果的である。

循環器系

06 血をめぐらす 循環器系

6.4 心臓の構造

目標
- 心臓の各部位の名称が答えられる。
- 各部位の機能について説明できる。

重要

心臓は心房、心室が各2つの計4つの部屋に分かれている。還流してきた静脈血は右心房から右心室へ移動し、肺を経由して動脈血となり、左心房、左心室を経由して全身へと送り出される。

■ 心臓の各名称

　心臓は胸腔の左右の肺の間にあり、心膜に包まれ、全身に血液を流すためのポンプの役割を果たしている。心臓には、血液を送り出す心室と血液を受け取る心房が存在する。これらは左右に存在しており、それぞれ**左心房**、**左心室**、**右心房**、**右心室**と呼び、心房が上方、心室が下方に位置している。

　心室の壁には厚い心筋の層があり、これが収縮して血液を送り出す。特に、全身の細胞に血液を送り出す左心室の心筋は厚く、高強度のトレーニングを長年積んだアスリートでは全身に多くの血液を運ぶため容積が大きくなり、心筋が厚くなる（スポーツ心臓）。心

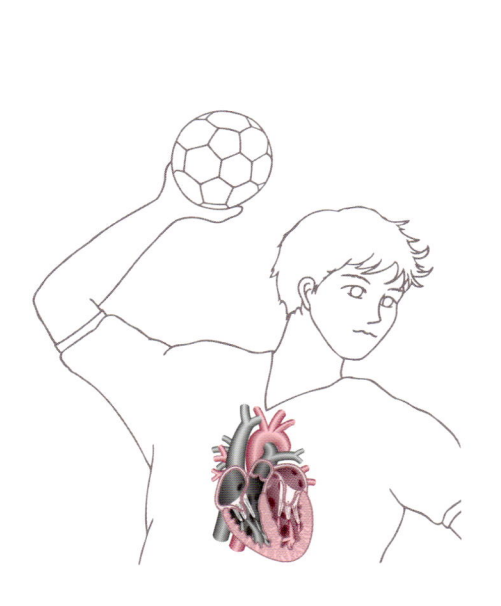

図 6-6 心臓の各部名称
心臓は心房、心室に分かれる。

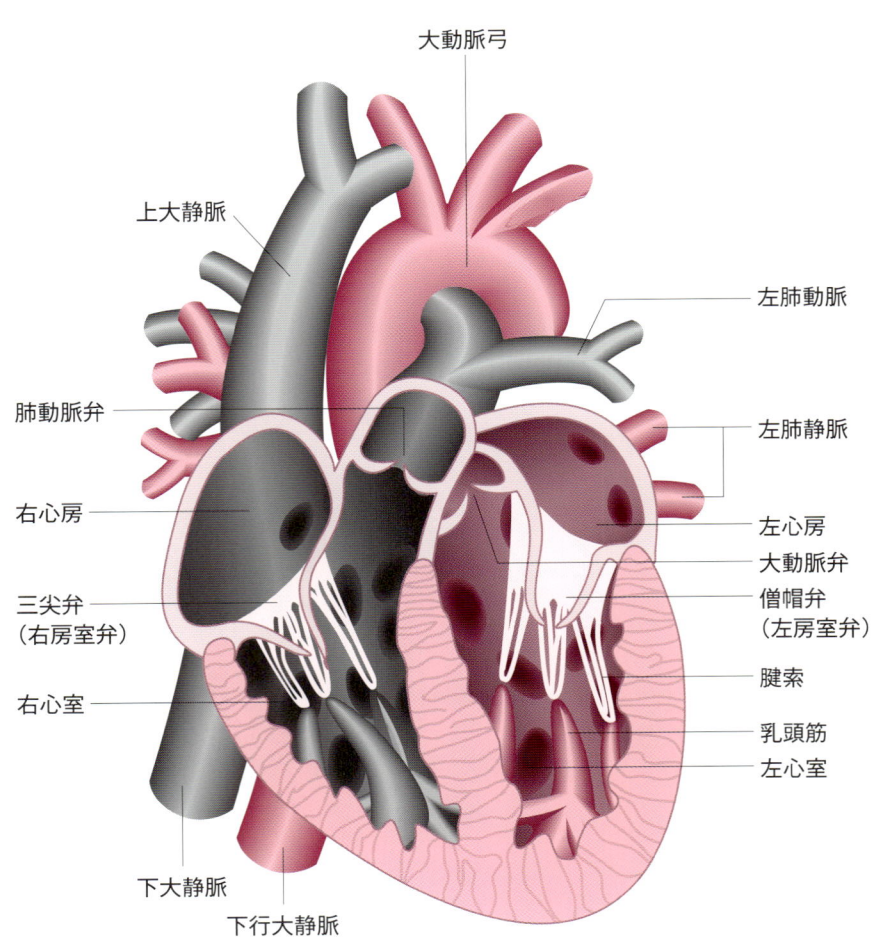

房の壁にもわずかに心筋の層があり、収縮して血液を心室に送る。心室には血液の逆流を防ぐために入り口と出口に弁がついている。心房から心室に血液が入ってくる入り口にある弁を**房室弁**といい、左房室弁を**二尖弁**（**僧帽弁**）、右房室弁は**三尖弁**という。心室の出口にある弁は、そこから血液が大動脈と肺動脈に流れ出すので、左心室の弁を**大動脈弁**、右心室の弁を**肺動脈弁**という。

二尖弁と三尖弁の先端からは**腱索**という結合組織のヒモが多数でている。腱索の先端は心室の内腔に指状に突出した**乳頭筋**に付着している。乳頭筋は心筋の壁の筋が収縮するときに一緒に収縮し、僧帽弁と三尖弁を強く閉じて血液が心房に逆流しない様にはたらく。

右心房には、**上大静脈**と**下大静脈**がつながっており、全身をめぐった血液が戻ってくる。右心室からは**肺動脈**がでており、心臓から肺に向かって血液を送り出している。一方、左心房には、左右の肺からそれぞれ2本ずつ計4本の肺静脈がつながっており、それらを通って肺から血液が戻ってくる。この血液は、左心室を通って大動脈に入り、全身に送り出される。

■ 弁の構造とはたらき

心臓の心室の入り口と出口には血液の逆流を防ぐための弁が存在する。心房と心室の間には**房室弁**があり、**尖弁**とも呼ばれる。**右の房室弁**は弁葉が3枚あるため**三尖弁**と呼ばれる。**左の房室弁**は弁葉が2枚なので**二尖弁**あるいは**僧帽弁**と呼ばれる。房室弁は心室が収縮して動脈に血液を送り出す際に心房に逆流しないようにはたらく。心室の心筋が収縮する際には、乳頭筋も一緒に収縮して房室弁を引っぱり、弁が強く閉じるようになっている。心室の出口にある弁は、動脈に送り出した血液が逆流しないようにするもので、右は**肺動脈弁**、左は**大動脈弁**と呼ばれる。どちらも半月形のヒダのような弁葉が3枚ずつあり、心室に向かって突出している。心室が弛緩して、動脈に送り出した血液の圧が心室内の圧よりも高くなったときは、血液が心臓に戻ってこないように、弁が閉じる。心室が収縮して、内圧が動脈の内圧よりも高くなると弁が開いて、心室内の血液が動脈へ送り出される。

図 6-7 4つの弁の動き
弁は血液の逆流を防ぐ役割をもつ。

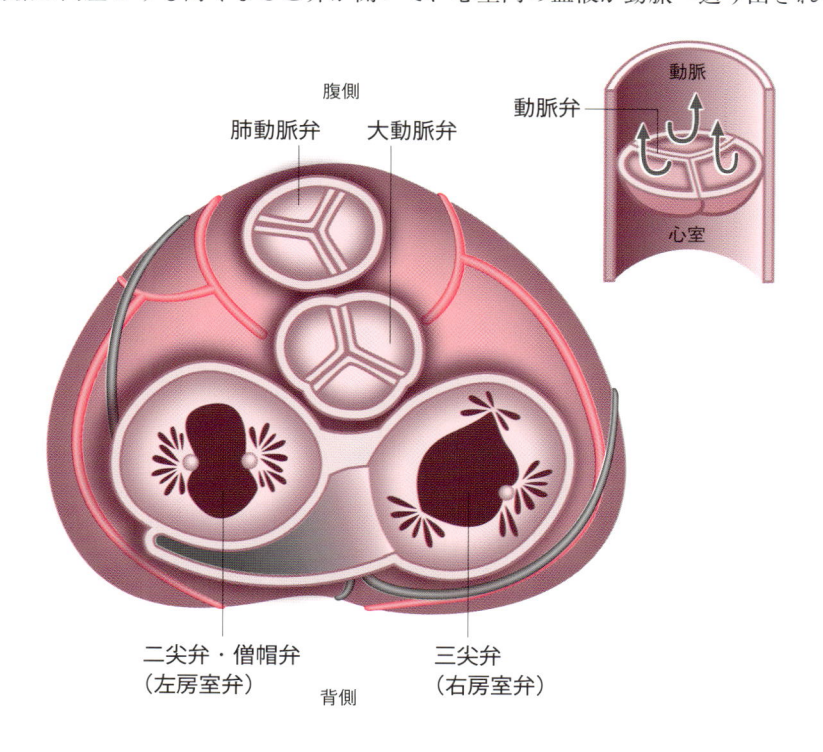

06 血をめぐらす 循環器系

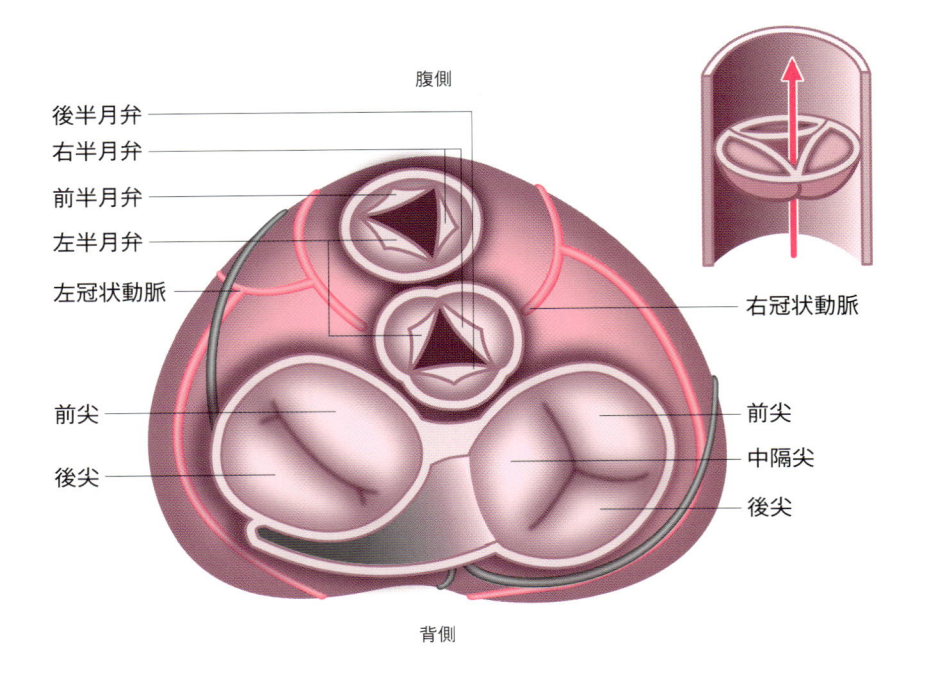

■ 心　筋

　心臓を構成する筋肉を**心筋**という。心筋は、骨格筋と同様に横紋筋であるが、骨格筋は随意筋で多核の細胞でできているのに対して、心筋は単核の細胞でできており、**不随意筋**である。また、ミトコンドリアが非常に多く存在し、エネルギーを作り出す。心筋細胞は介在板により結ばれ、心筋線維を形成する。

図 6-8 心臓の筋肉
心臓の筋肉は、不随意筋であり、自律神経系によって調節されている。

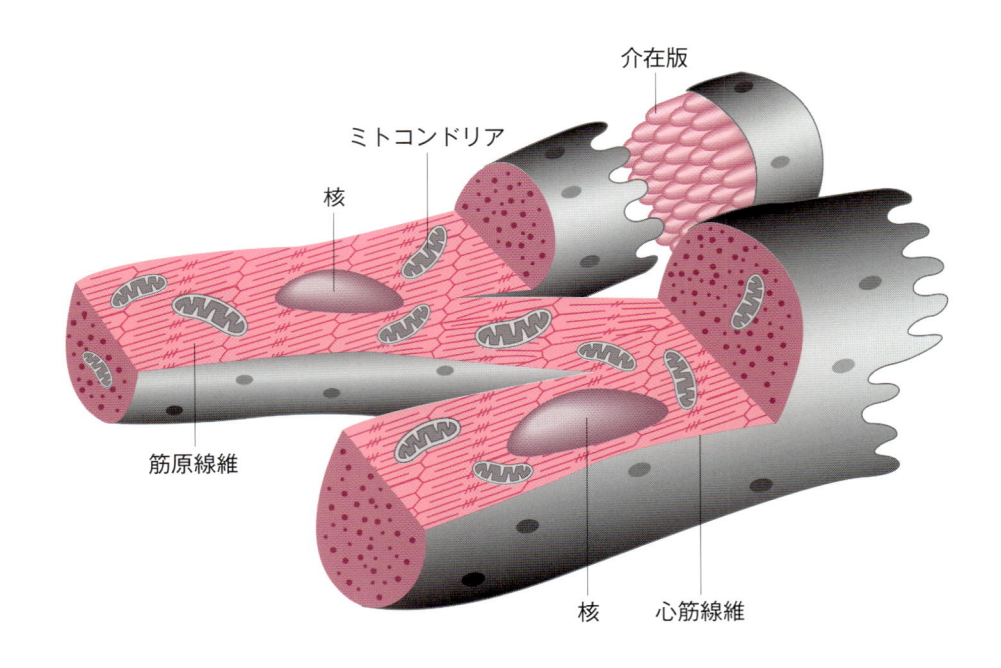

6.5 刺激伝導系

目標
- 拍動のしくみを理解できる。
- 刺激伝導系の名称を答えられる。
- 心電図と心音図のしくみを理解できる。

重要

刺激伝導系とは洞房結節で発生した心拍のリズムを心臓全体の心筋に伝え、有効な拍動を行わせるための構造である。電気刺激が心筋を伝わっていくことで、心房や心室が収縮・弛緩を繰り返し、血液が決まった経路で流れていく。

■ 刺激伝導系の構造

心臓の機械的収縮は、電気的な刺激伝導系によってもたらされる。この伝導系は以下の要素から構成される。

洞房結節：心臓に備わっているペースメーカーであり、通常ここから一定の間隔で電気刺激が発生する。

結節間路：洞房結節から房室結節に電気刺激を伝える。

房室結節：心室へ電気刺激を伝達する前にわずかな時間差をつくる。

房室束（ヒス束）：心室へ電気刺激を伝達する。

右脚・左脚：電気刺激を心室へ伝達し、さらにプルキンエ線維に分かれて心室全体へと伝える。

図 6-9 心臓（刺激伝導系）
心臓には、全体が規則正しく一体となって収縮するように、心筋細胞が心臓に刺激を伝えていくように刺激伝導系が備わっている。

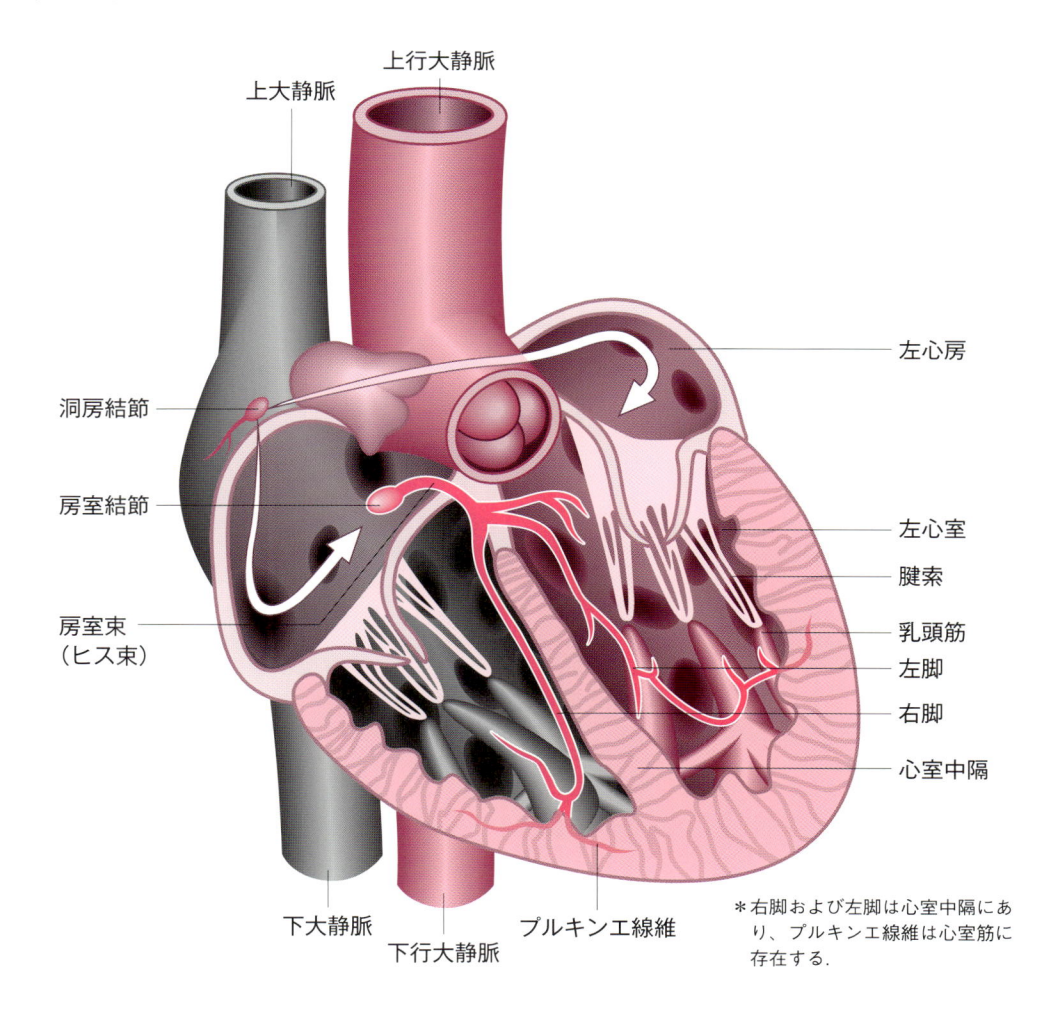

*右脚および左脚は心室中隔にあり、プルキンエ線維は心室筋に存在する.

06 血をめぐらす 循環器系

■ 電気刺激の伝わり方

洞房結節は、右心房の側壁上部に位置する特殊な筋組織である。洞房結節の線維は心室の筋線維とつながっているため、洞房結節で生じた電気刺激は通常、瞬時に心房へ伝達される。この電気刺激は、心室への伝達が速くなりすぎないように心臓の刺激伝導系によって調節され、心室が収縮される前に心房の収縮と血液を心室へ送り出す時間がつくられている。時間差による心室への電気刺激の伝達は、主に洞房結節とそれらにつながる刺激伝導系のはたらきによるものである。

右脚と左脚は、房室束から心室へそれぞれつながる。これらの伝導線維は、房室結節線維とは異なる性質をもち、非常に大きな刺激を高速で伝達する。右脚と左脚は、心室に広がる**プルキンエ線維**へそれぞれ移行するため、電気刺激は心室全体へ短時間で伝達され、左右の心室はほぼ同時に収縮する。

洞房結節では、通常、電気刺激と心臓収縮のリズムを調節している。洞房結節の脱分極率は1分間に60〜80回が一般的である。この電気刺激と心臓収縮のリズムは、脳の**心臓血管中枢**（髄質）から影響を受ける。心臓血管中枢は、自律神経系である交感神経と副交感神経を介して心臓に信号を送る。交感神経からの刺激は洞房結節の脱分極を加速させ、これによって脈拍が速くなる。一方、副交感神経からの刺激は洞房結節の脱分極を低下させ、心拍が遅くなる。

表6-1 刺激伝導系の構造、位置および機能

構　造	所　在	機　能
洞房結節	右心房壁	各心拍を開始し心拍数の基礎歩調を決める。活動電位を両側心房に送り、収縮させる
房室結節	心房中隔	洞房結節からの活動電位を拾い上げ房室束に伝える
房室束（ヒス束）	心房中隔	房室結節からの活動電位を拾い上げ、右脚および左脚に伝える
右脚および左脚	心房中隔	活動電位を拾い上げプルキンエ筋線維に伝える
プルキンエ線維	心室筋	右・左脚からの活動電位を拾い上げ、心筋細胞に伝え収縮する

■ 心臓を調節する刺激の伝わり方

心臓の拍動は刺激伝導系によって調節されているが、その刺激がどこに、どのように伝わるかによって、心臓では次の5つの出来事が起こり、それらが周期的に繰り返されている。

❶ 心房収縮期

洞房結節の興奮が心房に伝わり、心房筋の興奮（脱分極）が起きる。これが心電図上の**P波**である脱分極の結果、心房の収縮が始まり、左右の心房内の血液は房室弁（三尖弁と僧帽弁）を通って心室腔に入る。心房収縮に伴う心房壁や房室弁の振動は、心音図上のⅣ音として記録される。Ⅳ音は、房内圧が高い場合や心室肥大時に大きくなることがある。

図6-10 心電図と心音図
心電図は、心筋の脱分極および再分極によって、P波、QRS複合体、T波およびU波から構成される。

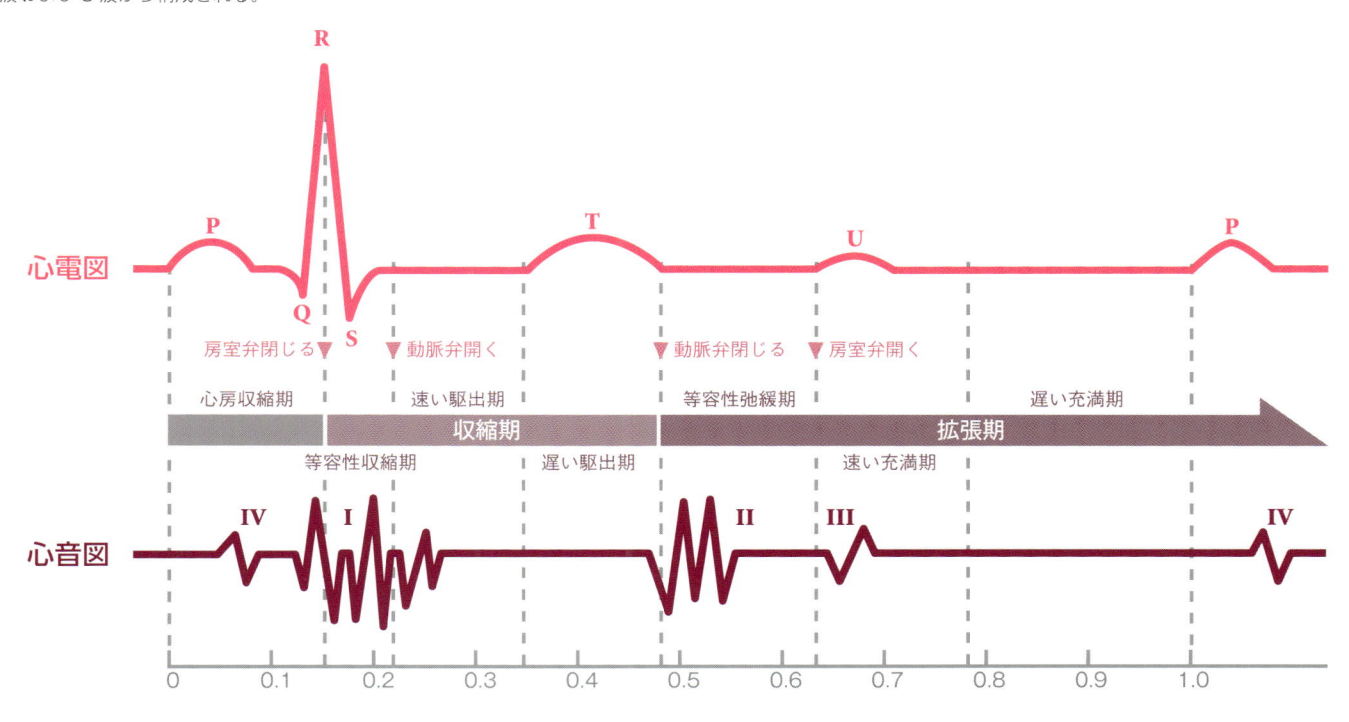

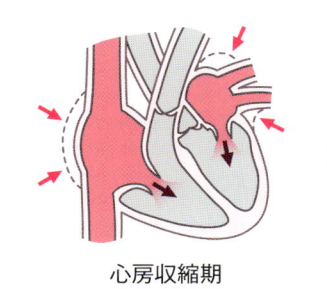

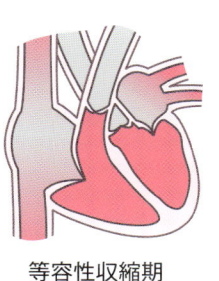

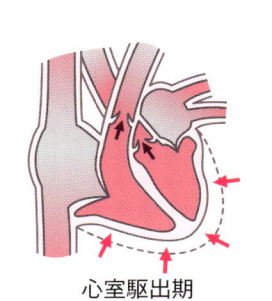

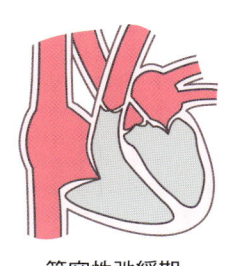

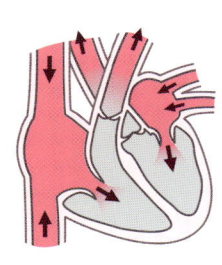

循環器系　113

06 血をめぐらす 循環器系

❷ 等容性収縮期

心房の興奮は房室結節に伝わり、ゆっくりとした房室結節の脱分極が起きる。この興奮は**ヒス束、左脚と右脚、プルキンエ線維**に伝えられ、心室筋の興奮が始まる。心室筋の興奮は、心電図上に QRS 波をつくる。心室筋の脱分極の始まりは心電図上の **Q 波**であり、**R 波**の時点で実際に心室筋の収縮が始まる。心室内圧が上昇し、心房と心室の間にある 2 つの房室弁がほぼ同時に閉鎖して、血液が心房に逆流するのを防ぐ。この房室の閉鎖音が **Ⅰ音**である。大動脈弁と肺動脈弁はともに閉じたままで、心室内容積が変化しないまま心室の収縮が起きることから、この期間を**等容性収縮期**と呼ぶ。

❸ 心室駆出期

心室筋がさらに収縮し、心室内圧が動脈内圧より高くなると、大動脈弁と肺動脈弁がほぼ同時に開き、血液は動脈に駆出する。この時期を**心室駆出期**という。脱分極していた心室筋は再分極状態に移行し、心電図に **T 波**が出現する。やがて心室の収縮が弱まり、心室内圧が動脈内圧より低下した結果、2 つの動脈弁が閉じる。この動脈弁閉鎖に伴う音が **Ⅱ音**である。動脈弁が開いてから閉じるまでの間が駆出期であり、心電図では、S 波の終わりから T 波の終わりまでの時期に相当する。

❹ 等容性弛緩期

心室の弛緩が始まり、心室内圧が低下していく。初期には心室内圧が心房内圧よりもまだ高く、房室弁は閉じたままである。この時期は心室内容積が一定のまま弛緩が進むため、**等容性弛緩期**と呼ばれる。心電図では T 波の終わりから U 波の始まりまでの時期をいう。

❺ 心室充満期

心室内圧がさらに低下して、心房よりも低くなると、房室弁が開き、心房に貯まっていた血液が心室に流れ込む。このとき心室壁が振動するため**Ⅲ音**が出現する（速い充満期）。次の刺激によって心房が収縮するまでの間、血液はゆっくりと心室内を満たす（遅い充満期）。心電図では U 波から次の P 波までの時期に相当する。

■ 心電図（electrocardiogram；ECG）

心臓の電気的な活動は、体表で記録することができる。これをグラフ化したものが**心電図**で、図 6-10 に示した正常な心電図は、P 波、QRS 複合体、T 波および U 波から構成される。P 波と QRS 複合体は脱分極を記録したもので、心臓の機械的収縮につながる電気的興奮を示している。脱分極とは膜電位が逆転することで、通常は負となっている膜内側の電位がやや正になり、膜外側がやや負となる状態をいう。P 波が示すのは心房の脱分極を起こして結果的に心房の収縮を起こす心筋細胞の電位変化である。QRS 複合体は心室を脱分極して心室の収縮を起こす電位の変化を示す。対照的に、T 波は心室が脱分極から回復する際の電位に対応し、この過程は再分極と呼ばれる。U 波は再分極の終わりに対応する。

■ 心電図の測定方法

多くの心筋細胞は非興奮状態には、マイナス 80 〜 90 mV に帯電している（**静止膜電位**）が、刺激を受けて興奮すると最大 30 mV にまでプラスに帯電する（**脱分極**）。その後、再び元の静止膜電位に戻る（**再分極**）。心臓の活動はこれらの電気的な変化の繰り返しで成り立っている。心電図はこの電気の流れを記録したものであり、通常右手首、左手首、左

足首と胸部に電極をつけて測定する。右手と左手、右手と左足、左手と左足の電位差や単独の電位など、様々なポイントを観察することで、心臓の異常を診断することができる。

スポーツマンが知っておきたい豆知識

スポーツ心臓
　長期間にわたる激しいトレーニングをしたスポーツ選手の心臓が大きくなることは今からおよそ100年も前にスキーのクロスカントリーの選手で発見された。その時は打診によっていたが、その後、X線写真、心電図などの検査法の進歩とともにスポーツ選手には心臓が一般の人よりも大きくなることだけでなく、心臓の規則正しい収縮に異常をきたす不整脈を始めとする心電図における異常がしばしばみられることもわかってきた。これらの特徴を『スポーツ心臓』と呼んでいる。

心拍数と運動強度
　運動を開始すると心拍数は徐々に増加し、最大心拍数は（220－年齢）となる。心拍数は運動強度との関連性が高く、トレーニングの運動強度の設定に使われる。その方法の1つとしてカルボーネン法（目標心拍数＝（予備心拍数×運動強度）＋安静時心拍数）がある。例えば、安静時心拍数が60拍の20歳男性が、脂質分解が促進されるとされている60％強度での運動を行う場合、目標心拍数＝140×0.6＋60で144拍となる。

エコノミー症候群
　血液は心臓から全身に送られ、筋のポンプ作用（収縮運動）によって心臓に戻る。エコノミークラス症候群は、長時間同じ姿勢でいることによって、筋ポンプによる末梢の血液循環が改善されず、静脈に血液が貯留することによって起きる。特に機内環境が乾燥する飛行機、とりわけ座席のせまいエコノミークラス席で発病する確率が高いためエコノミークラス症候群と呼ばれる。さらに、タクシーの運転手や長距離バスの運転手での発症も報告されている。

高地トレーニング
　標高の高い場所でのトレーニングは、持久パフォーマンスを向上させることが知られている。いくつかの要因が考えられるが、低酸素の刺激によってエリスロポエチン（赤血球を増やす役割をする）というホルモンが増加し、赤血球増加による酸素運搬能が向上する。また、骨格筋内の毛細血管の発達、ミオグロビン濃度の増加、ミトコンドリアの増加により酸素の取り込み能力が増加することによってパフォーマンスが向上する。しかしながら、低酸素でのトレーニングは、脱水症状になりやすいとの報告や、ストレスホルモンであるコルチゾールが増加するという報告もあり、正しい知識をもってトレーニングすることが重要である。

06 血をめぐらす 循環器系

6.6 高血圧とは

目標
- 高血圧を説明できる。

重要

高血圧は心臓と血管を侵すもっとも多い障害であり、心不全、腎臓病および脳卒中のおもな原因である。

高血圧は原因によって**本態性**と**二次性**に分類される。**本態性高血圧**は、高血圧疾患の90％以上を占め、原因疾患がみつからないために血圧の上昇自体が病気の本態であると考えられてきた。しかしながら、その原因として、生活習慣がかかわってくることが明らかにされ、遺伝的な体質や環境要因が高血圧の重要な因子であることが多くの研究によって報告されている。高血圧に関連する遺伝子は高血圧に直接作用する遺伝子ではなく、高血圧になりやすい体質、特に食塩感受性を規定する因子であることがわかってきた。

二次性高血圧は、別の原因疾患と併発する場合の高血圧をいう。二次性高血圧の原因疾患としては、バセドウ病（甲状腺機能亢進症）、腎動脈狭窄症などがある。そのため、原因疾患を治療することによって、二次性高血圧は根治されることが多い。ただし、二次性高血圧の頻度は全体の10％以下である。

血管は血圧の高さに応じて傷つき動脈硬化をきたして、血管の破裂（脳出血、大動脈瘤破裂など）や閉塞（脳梗塞や心筋梗塞、腎硬化症など）をもたらす。そのため、血圧は低いほどよいとされており、国によって高血圧域の取り決めに多少の違いはあるものの、収縮期血圧が140 mmHg、拡張期血圧が90 mmHg以上を高血圧として治療の対象としている（表6-2）。

高血圧の主要なリスク因子としては、食塩の過剰摂取、エネルギーの過剰摂取（肥満）、アルコール、運動不足、ストレスなどが挙げられており、それらの生活習慣に関わる要因の改善と血圧の低下との関係について表6-3に示した。

■ 運動の有用性

高血圧を含む心血管系疾患の一次予防としての運動療法の有用性に関してはかなり高いエビデンスがある。2,600人以上の高血圧患者を対象にした54以上の無作為臨床試験によるメタアナリシス（統計解析）では、有酸素運動のトレーニングにより収縮期血圧が平均3〜4 mmHg、拡張期血圧が2〜3 mmHg低下することが報告されているが、有酸素運動のトレーニングによる血圧低下は、高血圧患者ではさらに顕著に現れる（収縮期血圧：7.4 mmHg、拡張期血圧：5.8 mmHg）。トレーニング強度に関しては最大酸素摂取量の40

表6-2 血圧の分類

	収縮期血圧 (mmHg)	拡張期血圧 (mmHg)
重症高血圧（Ⅲ度）	180以上	110以上
中等症高血圧（Ⅱ度）	160以上	100以上
軽症高血圧（Ⅰ度）	140以上	90以上
正常高血圧	130〜139	85〜89
正常血圧	120〜129	80〜84
至適血圧	119未満	79未満

〜70%、頻度は3〜5日、時間は30〜60分の有酸素運動を継続することで、同様の血圧改善がみられる。有酸素運動による血圧の改善は、開始時の肥満の程度やトレーニング中の体重減少に関係なく現れる。

高血圧と運動習慣に関する研究報告では、学生時代の部活動の有無と高血圧発症との関連性はないものの、大学卒業後に活発な運動を行っていない者は、行っている者と比べて、高血圧の発症リスクが35%高いといわれている。また、日常の活動量が多くても、中程度（4.5 METs[※]）以上の運動を行わないと高血圧の発症リスクは高くなる。さらに、高血圧の家族歴（両親が高血圧など）がある者は、ない者と比較して、高血圧の発症リスクが83%高いことが報告されているが、高血圧の家族歴を有する者、肥満など高血圧の危険因子を有する者においては、中程度以上の運動が高血圧の発症を抑える効果がある。つまり、高血圧になりやすい体質であっても、日常的に中程度以上の運動を継続することによって、高血圧の発症リスクは抑えられる。

※ METs（メッツ）とは安静時の酸素摂取量（3.5 mL/kg/min）を基準として運動の強度を示したもの。通常歩行は3METsであり、安静時と比較して3倍のエネルギーを必要とする運動である。例）ジョギング（6 METs）、バドミントン（5.8 METs）、バスケットボール（8.3 METs）、テニス（6.5 METs）

■ 水銀血圧計

検診における血圧は聴診法または自動血圧測定装置によって測定される。聴診法では、水銀血圧計を用いて測定される。この測定方法は上腕にカフを巻き、いったん加圧した後、圧を漸減していく過程で聴取されるコロトコフ Korotkoff 音を聴診器で聞く方法である。およそ1cm/3秒の速度で下降するようにカフ圧を減圧し、最初に聴取された清音がスワン Swan の第1点と呼ばれ、収縮期血圧に相当する。次いで、雑音に変化する点が第2点、再度清音になる第3点、清音が弱くなる第4点、最終的に聞こえなくなる点が第5点であり、拡張期血圧として第4または5点が採用される。

表6-3 生活習慣の修正による収縮期血圧の低下範囲

生活習慣の修正	収縮期血圧の低下の範囲
減量	5〜20 mmHg
身体活動	4〜9 mmHg
DASH食	8〜14 mmHg
Na摂取の制限	2〜8 mmHg
アルコール摂取の制限	2〜4 mmhg

DASH食：コレステロール、飽和脂肪酸の制限、カリウム、カルシウム、マグネシウム、食物繊維の増加 JNC7（米国高血圧合同委員会第7次勧告）を改変。

スポーツマンが知っておきたい豆知識

高血圧の遺伝

片親が高血圧の場合、子どもの25%が高血圧になり、両親が高血圧の場合50%の確率で高血圧になるといわれている。血管収縮に作用するアンジオテンシン変換酵素（ACE）の遺伝子もまた高血圧に関連するといわれ、注目を集めた。アンジオテンシン変換酵素（ACE）の遺伝子のタイプ（多型）によって、高血圧になりやすいDD型、なりにくいII型、その中間のID型がある。さらに、このACE遺伝子は、運動能力にも影響することが明らかになり、この頃から遺伝子タイプと運動能力に関する研究が盛んに行われるようになった。

07 栄養をおくる 消化器系

7.1 消化器系の構成

目標
- 消化・吸収の流れを説明できる。
- 嚥下に関与する口腔、咽頭および食道の機能について説明できる。

重要

消化器は外部（口）から取り入れた食物を、胃、腸を通り肛門から排出する間に、消化と吸収を行う一連の器官である。消化器系器官は口・咽頭・食道・胃・小腸・大腸（結腸・直腸）・肛門があり、その付属器官は消化腺として唾液腺・膵臓・肝臓・胆嚢などがある。

■ 消化器系の機能と役割

私たちの身体を動かすためには、栄養が必要であり、その栄養は食べ物から取り入れる。しかし、摂取した食べ物は、そのままの形では、体に取り入れられることができず、摂取した食べ物は、**栄養素**の形にしてから吸収される。消化器系のはたらきは、まず、食物を摂取し、摂取した食物を栄養素に分解して消化する。その後、栄養素を血液やリンパ液が

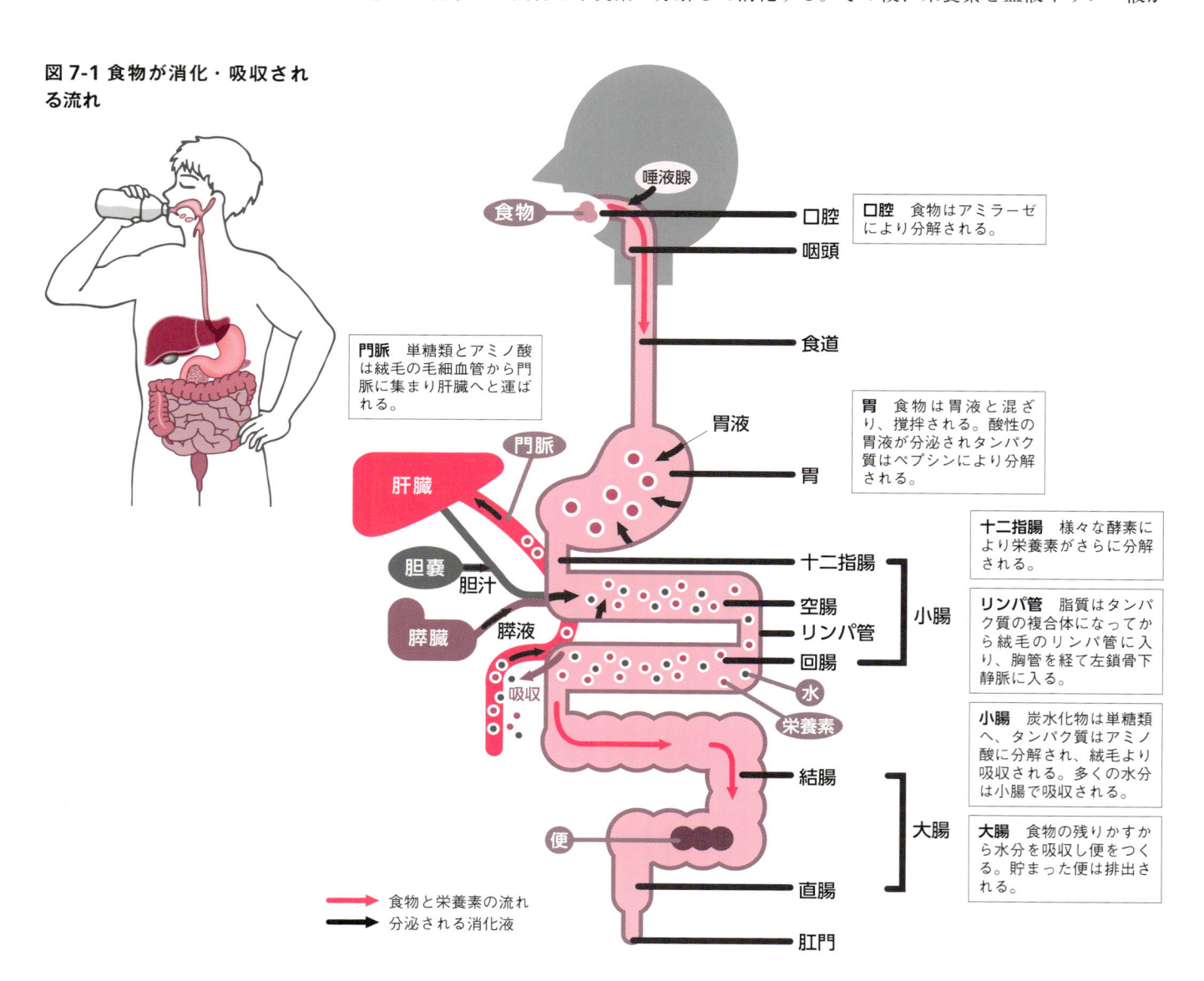

図7-1 食物が消化・吸収される流れ

口腔　食物はアミラーゼにより分解される。

門脈　単糖類とアミノ酸は絨毛の毛細血管から門脈に集まり肝臓へと運ばれる。

胃　食物は胃液と混ざり、撹拌される。酸性の胃液が分泌されタンパク質はペプシンにより分解される。

十二指腸　様々な酵素により栄養素がさらに分解される。

リンパ管　脂質はタンパク質の複合体になってから絨毛のリンパ管に入り、胸管を経て左鎖骨下静脈に入る。

小腸　炭水化物は単糖類へ、タンパク質はアミノ酸に分解され、絨毛より吸収される。多くの水分は小腸で吸収される。

大腸　食物の残りかすから水分を吸収し便をつくる。貯まった便は排出される。

→ 食物と栄養素の流れ
→ 分泌される消化液

吸収し、消化できない残りは体から排泄するようにする。

■ 嚥下に関与する器官（嚥下：食物を口から胃に送り込むメカニズム）

口腔

唾液を分泌する**唾液腺**がある。口腔内に取り込まれた食物は、上下の歯と下顎の運動により細かく**咀嚼**され、さらに唾液と混ざりながら飲み込みやすい状態になる。

咽頭

呑み込みやすい状態になった食べ物は、舌などで**咽頭**まで運ばれる。咽頭に運ばれた食べ物は、**嚥下反射**（物を呑み込む反射）により、食道へと運ばれる。

食道

食道は、成人で25〜30 cm前後の長さがあり、頸部で**喉頭**の後ろ側で始まり、胸部では気管支、大動脈弓などの後ろを通り、**横隔膜（食道裂孔）**を突き抜けて腹部に至る。食物を通さないときは押しつぶされ、蠕動運動によって食物は運ばれる。横隔膜の下で胃の噴門とつながる。食道の粘膜は**重層扁平上皮**である。

図7-2 嚥　下[*]

(b)に示す嚥下の咽頭相の間に、舌が口蓋に向かって挙上し、咽頭鼻部が閉鎖され、喉頭が引き上げられ、喉頭蓋が喉頭を閉じ、その結果、食塊が食道に送られる。食道相の間に(c)、蠕動運動によって食物が食道を通って胃に移動する。

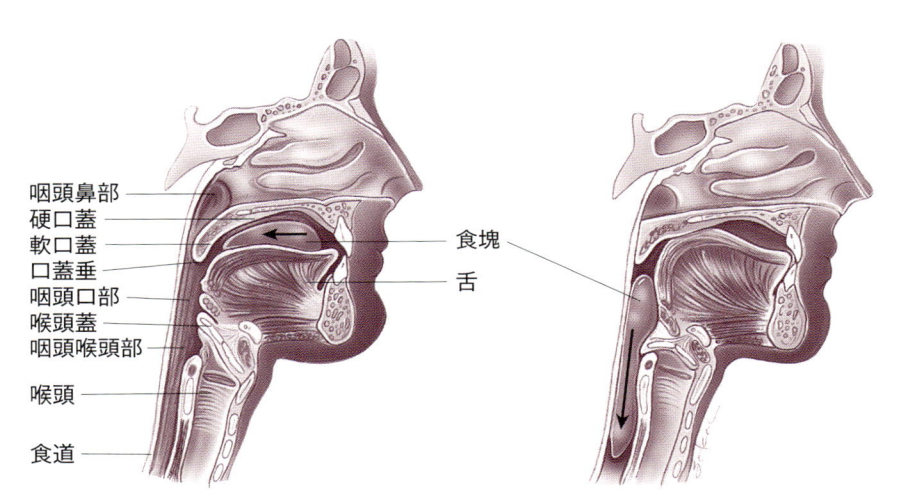

(a) 嚥下前の色々な構造の位置

(b) 嚥下の咽頭相の間に起こる色々な構造の位置変化

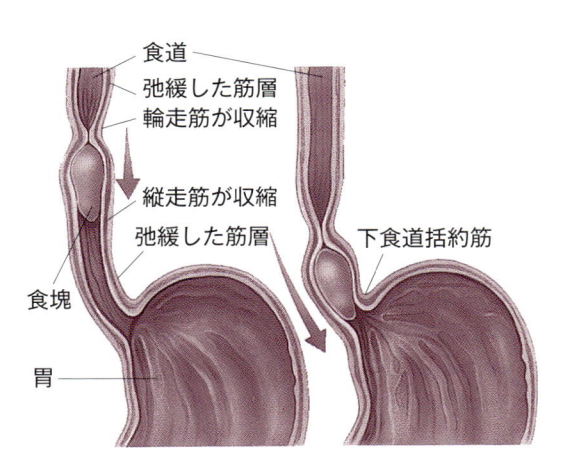

(c) 食道の蠕動運動の先頭部分の前面図

消化器系　119

07 栄養をおくる 消化器系

7.2 胃

目標
- 胃の構造が説明できる。
- 胃腺の構造とはたらきが説明できる。

重要

胃の入り口を**噴門**といい、出口を**幽門**という。左側のカーブを**大弯**、右側のカーブを**小弯**という。胃の壁は斜走筋層、輪走筋層、縦走筋層の3層からなる。

胃の粘膜から固有胃腺が開口しており、胃液を分泌する。固有胃腺の副細胞から胃粘膜を保護する粘液が分泌され、壁細胞から酸性の胃液が分泌され、さらに主細胞から消化酵素であるペプシノゲンが分泌される。

食道が横隔膜を越え噴門から胃に入る。食物はある時間蓄えられ、機械的な胃壁の運動と胃壁の化学的消化を受ける。胃の大きさ（容量）は1Lくらいである。胃と食道の境は**噴門**であり、ここから横隔膜の下で**胃底**と呼ばれる円蓋をつくる。噴門から中央部全体を**胃体**といい、一方の端は**幽門**から十二指腸につながる。幽門は括約筋があり内面にはくびれがある。幽門の手前の3cmは**幽門前庭部**という。胃の彎曲の内側は**小弯**、外側を**大弯**と呼ぶ。胃は**間膜**によって横隔膜や後腹膜、肝臓につながっている。胃の大弯から下方へエプロンのように腸の前に垂れ下がった腹膜を**大網**という。胃の壁は、**粘膜、筋層、漿膜**

図 7-3 胃の構造
胃は、噴門、胃底、胃体、幽門の4つに区分される。

胃の機能
1. 唾液、食物、胃液を混合して、糜粥をつくる。
2. 小腸に放出する前に、食物貯蔵として機能する。
3. 胃液を分泌する。塩酸（細菌を殺し、タンパク質を変性させる）、ペプシン（タンパク質分解を始める）、内因子（ビタミンB_{12}の吸収を助ける）、胃リパーゼ（トリグリセリド分解を助ける）を含む胃液を分泌する。
4. ガストリンを血中に分泌する。

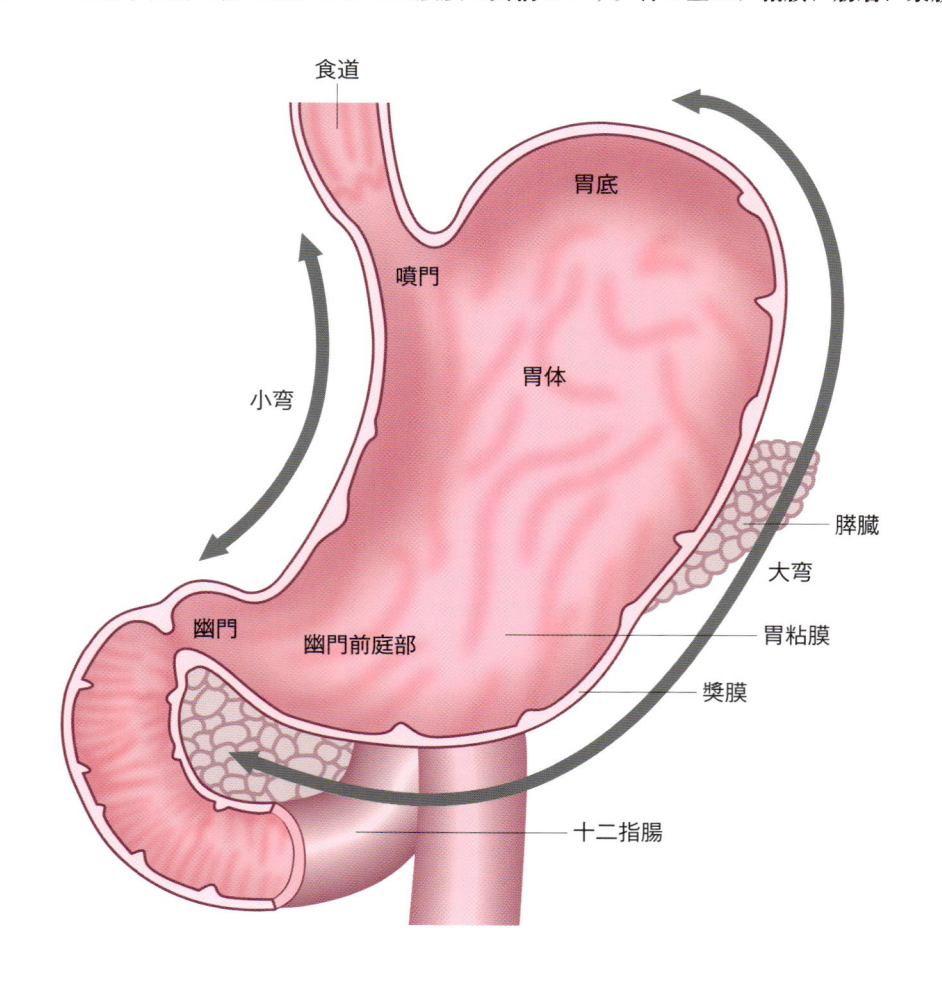

からなる。粘膜ではひだがみられ、1mm ほどの区画がみられ、先端のくぼみを**胃小窩**という。さらに、1つの区画を**胃小区**といい、胃腺が開き、1日あたり、2～3Lの**胃液**を分泌する。胃の表面の**胃粘膜上細胞**は4～7日で生まれ変わり、幹細胞が分裂して補っている。

　固有胃腺の上部に副細胞が、ねばねばした粘液を分泌し、胃粘膜の表面を保護している。また**壁細胞**は塩酸を分泌しているため、胃の中は強酸性になっている。さらに胃腺の下層に存在する主細胞は消化酵素の**ペプシノゲン**を分泌し、酸性下でペプシンに変換し、食物の腐敗を防ぐとともに、消化吸収を助ける。

　胃粘膜は小弯や幽門部では縦走する。胃粘膜は胃体部と幽門部で異なり、胃体部は**胃底腺**が胃酸を分泌するので酸性に、幽門前庭は**幽門腺**によりアルカリ性になる。幽門前庭には、幽門腺から粘液が出され、また **G 細胞**から**ガストリン**というホルモンが分泌される。

　筋肉層の平滑筋は内側から**斜走筋層**、**輪走筋層**、**縦走筋層**の3層からなる。

図 7-4 胃の筋層

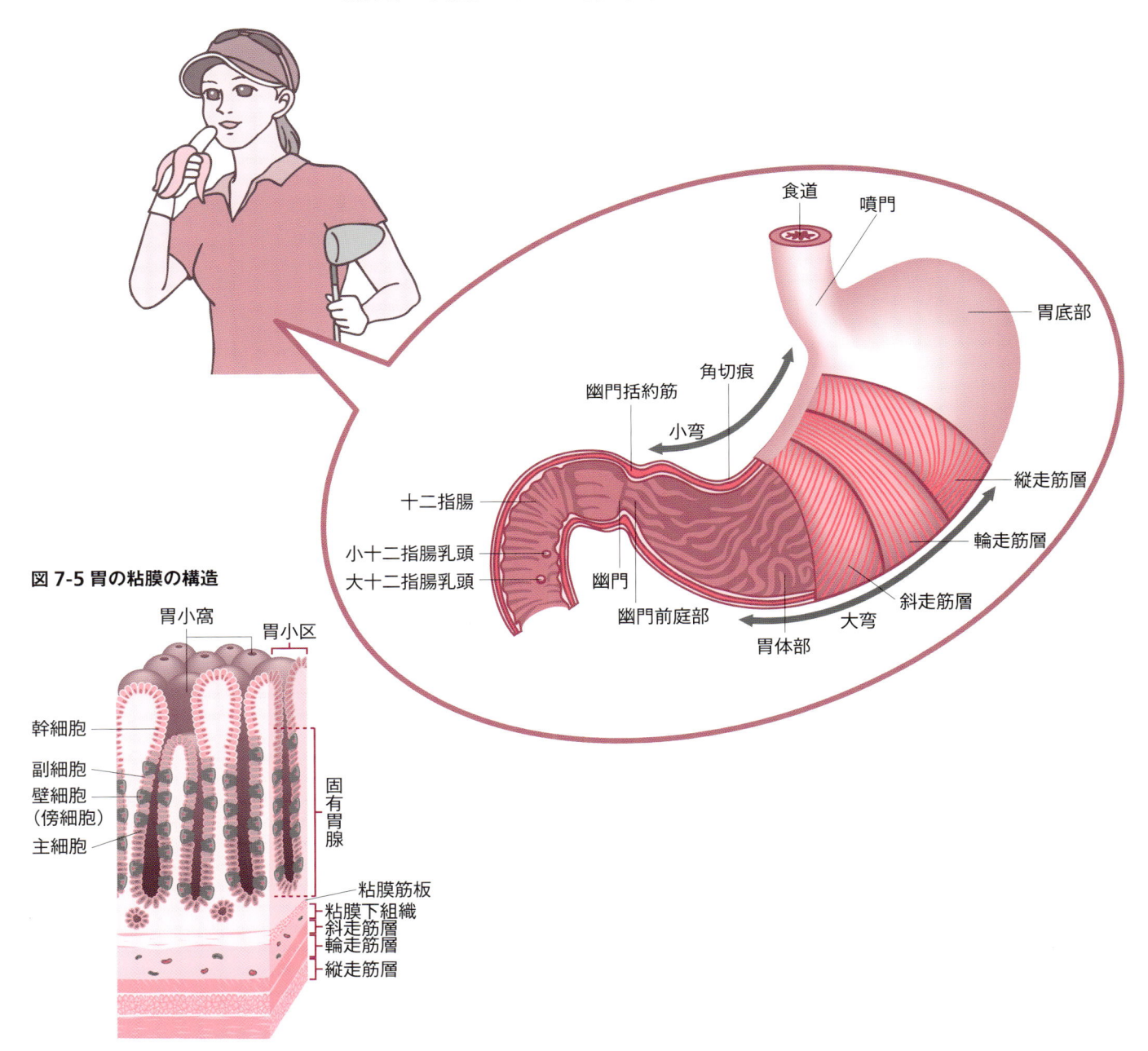

図 7-5 胃の粘膜の構造

07 栄養をおくる 消化器系

7.3 小腸（十二指腸、空腸、回腸）

目標
- 小腸の構造と機能が説明できる。

重要

小腸は消化および吸収を行う器官であり、十二指腸、空腸および回腸からなる。小腸の粘膜には腸絨毛が密集状態にあり、中には毛細リンパ管が1本通り、それを毛細血管が取り囲んでいる。腸絨毛表面にある杯（さかずき）細胞は、微絨毛で被われている。吸収面積を広げ、栄養分はこの微絨毛の表面で効率よく吸収される。

　小腸は約6mの長さで**十二指腸、空腸、回腸**の3つの部分に分けられる。小腸の壁は粘膜と2つの筋層（**縦走筋層と輪走筋層**）からなる。胃の幽門に続くCの字をした腸で、25cmほどの長さ（十二指腸は12本の指の幅の長さを表わす）である。胃や空腸などと異なり間膜をもたないで後腹膜に埋まっている。膵臓の頭部を囲むようにして十二指腸はあり、膵液を運ぶ膵管と胆汁を運ぶ総胆管が十二指腸に開口する前に合流する。この開口部は**大十二指腸乳頭**（**ファーター乳頭**）と呼ばれ、ふくらみをもつ。このふくらみは**オッディの括約筋**という平滑筋の塊であり、胆汁と膵液の分泌を調整している。

　十二指腸の粘膜表面には輪状のひだがあり、これは**絨毛**という無数の突起が密生している。また絨毛の表面粘膜細胞には無数の**微絨毛**があり、吸収面積を広くし、効率よく栄養を吸収している。絨毛と絨毛の間の根元には**腸腺**（**リーベルキューン腺**）の開口部があり**腸腺窩**と呼ばれる。小腸の粘膜は**単層円柱上皮**で被われ、この中に絨毛にある吸収上皮細胞と腸腺にある外分泌細胞がある。それらの細胞間に粘液を分泌する**杯細胞**や**セクレチン**や**コレシストキニン**などのホルモンを出す内分泌細胞が散在する。粘膜には**リンパ小節**が散在し免疫反応やタンパク質や脂質を吸収する。回腸のところどころに**集合リンパ節（パイエル板）**がみられる。また、筋層の間では、神経が集まった、**アウエルバッハ神経叢**があり、平滑筋に指令を送り、腸管の動きがコントロールされる。

図7-6 腸絨毛

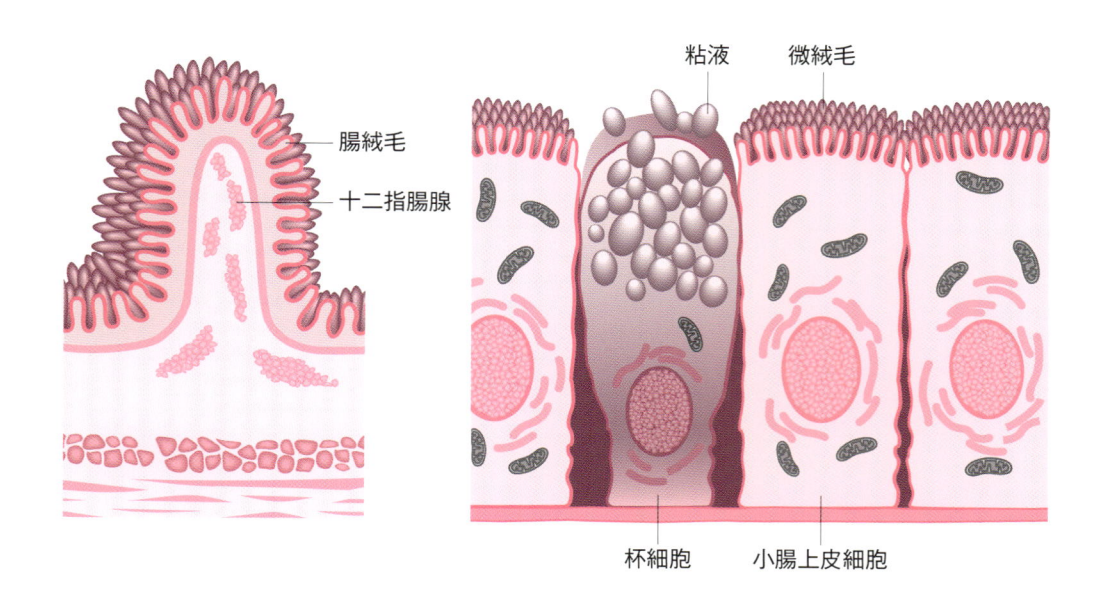

腸絨毛
十二指腸腺
粘液
微絨毛
杯細胞
小腸上皮細胞

空腸と回腸

空腸は後腹膜に埋まっていた十二指腸が腹膜に包まれて間膜をもつところから始まる。**回腸**は空腸に続く後半部分である。回腸の先端は右下腹部で大腸に側面からつながる。

栄養素が消化される過程

栄養素は大きな分子でできているので消化酵素などにより、小さな分子に分解される。小腸の壁からは色々な成分の腸液が1日に1.5〜3Lも分泌される。

炭水化物であるデンプンは口腔内における唾液や膵液に含まれるアミラーゼにより分解され、二糖類になる。二糖類は小腸粘膜上皮細胞の酵素（**マルターゼ、ラクターゼ、スクラーゼ**）で単糖にまで分解される。単糖は小腸粘膜上皮細胞から吸収され、濃度勾配により毛細血管へと放出され、門脈を通り肝臓に運ばれる。

タンパク質は、種々の消化酵素によって、最終的に20種のアミノ酸にまで分解される。胃の中では胃酸によって三次構造が破壊された後、ペプシンによりポリペプチドになる。小腸では**トリプシン、キモトリプシン**などのはたらきにより**オリゴペプチド**に分解され、さらに小腸上皮細胞表面でオリゴペプチダーゼなどのはたらきにより、アミノ酸やジペプチド、トリペプチドなどに分解されて上皮細胞内で吸収される。ジペプチド、トリペプチドは、細胞内でアミノ酸までに分解され、細胞から出て毛細血管に入り、門脈を通って肝臓に運ばれる。

脂質は、主に**トリグリセリド**（**中性脂質**）であり、胆汁酸によって乳化（**ミセル**を形成）され、膵液中のリパーゼがはたらいてモノグリセリドと脂肪酸に分解される。脂質は水に溶けないため胆汁酸により乳化され、**リパーゼ**の作用を受けやすくなっている。分解で生じた長鎖の脂肪酸は、胆汁酸とミセルを形成し、小腸上皮細胞で吸収される。ここで、脂肪酸は再びトリグリセリドに再合成され、これにアポタンパク質が加わり、**キロミクロン**（リポタンパク質の一種）になる。キロミクロンはリンパ管から左鎖骨下静脈に入り、肝臓、筋肉や脂肪組織など全身に運ばれる。短鎖や中鎖の脂肪酸は直接、門脈を通って肝臓へ運ばれる。

図7-7 小腸で消化された栄養素の吸収

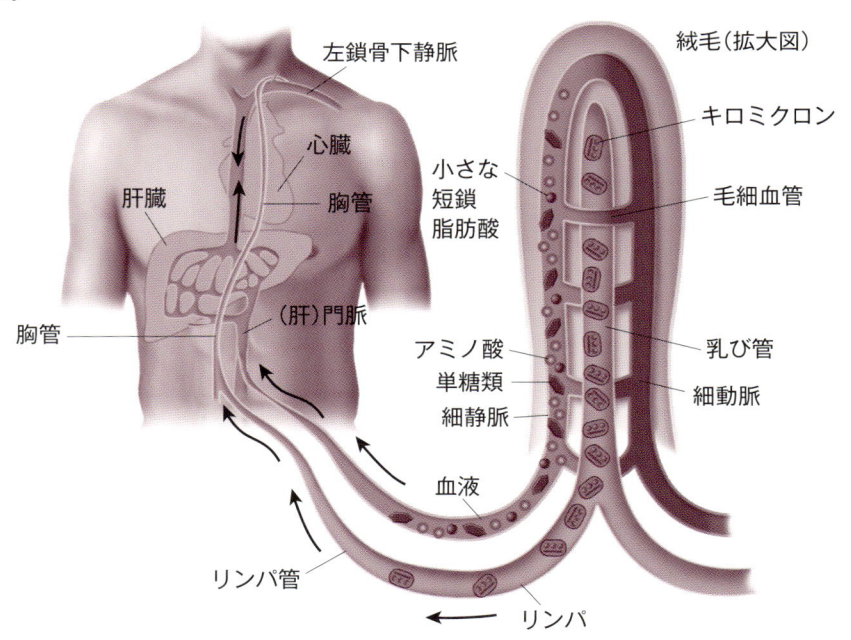

吸収された栄養素の血液およびリンパへの移動

07 栄養をおくる 消化器系

7.4 大 腸

目標
- 大腸の構造と機能が説明できる。

重要

大腸は盲腸、結腸、直腸からなる。大腸は栄養素の吸収と水分の吸収が行われる他、細菌による食物繊維の発酵を行う。また、吸収されずに残ったものが便を形成し、排泄されるまでの間、大腸に貯留される。

大腸は小腸からつながるもので開口部である肛門へとつながる。**盲腸、虫垂、結腸、直腸**がある。右下腹部で回腸から結腸に移行する部位に**上行結腸**と反対側に**盲端**がありこの部位を**盲腸**と呼ぶ。ヒトでは盲腸の発育は弱い。回腸から盲腸に開く**回盲口**には**回盲弁**（**結腸弁**）がある。これは回盲末端が盲腸に突出してヒダ（襞）状になったもので、大腸の内容物の逆流を防ぐはたらきがある。盲腸の内後側壁から長さ約6〜8cmの細い盲管の虫垂が出ている。虫垂炎の際の圧痛点となってる。

結腸は、右にある小腸との移行部から上に向かう**上行結腸**と胃に沿って右から左に横切る**横行結腸**、脾臓から左側を下に向かう**下行結腸**、**S状結腸**となり、膀胱の後（女性では子宮のうしろ）で直腸につながる。この中で横行結腸、S状結腸は間膜を有する。結腸は数センチメートルの間隔でくびれとふくらみ（**結腸膨起**）があり、これが結腸というゆえんである。

結腸には3本の縦に走る**結腸ひも**と呼ばれるすじがあり、これに沿って腹膜のふくろである腹膜垂がある。結腸膨起、結腸ひも、**腹膜垂**が小腸にはないので区別できる。

大腸では消化作用がなく吸収細胞が水分の吸収を行う。粘膜には絨毛がなく、表面の細胞は粘液を出す**杯細胞**が多く、消化に関与する細胞はほとんどない。

大腸の内面を覆う**粘膜上皮細胞**は、小腸と異なり、絨毛がない。粘液を分泌する杯細胞が大腸の下部粘膜ほど多くなるのは、内容物の輸送を滑らかにするためと推察されている。

図 7-8 大 腸

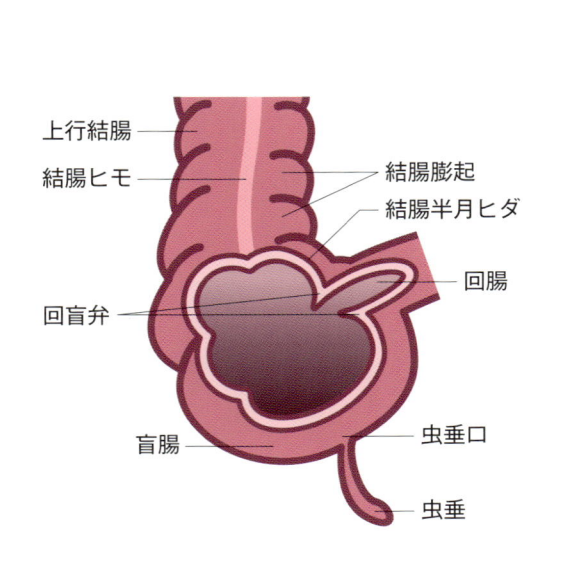

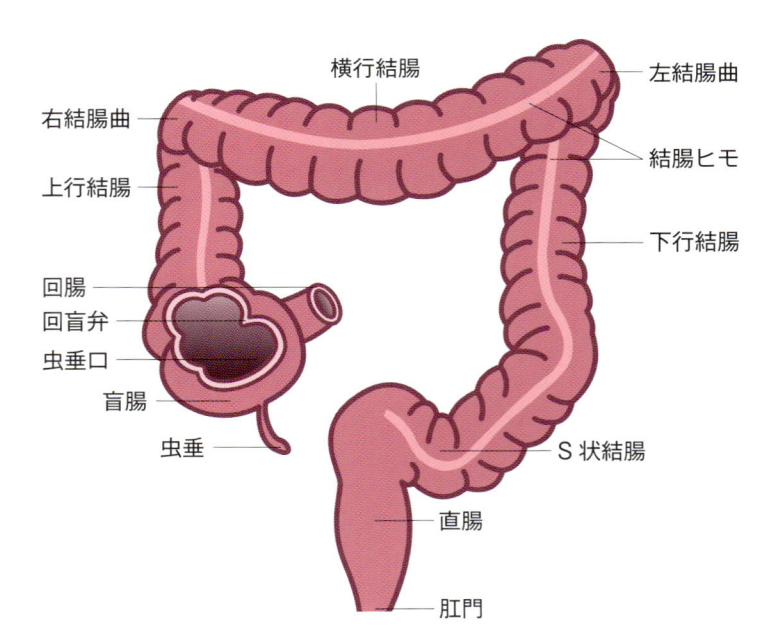

大腸の最後で肛門につながる最後の 20 cm ほどを**直腸**という。肛門のすぐ上では不随意筋の**内肛門括約筋**と随意筋である**外肛門括約筋**が取り囲み便の排泄をコントロールする。

図 7-9 肛門管[*]

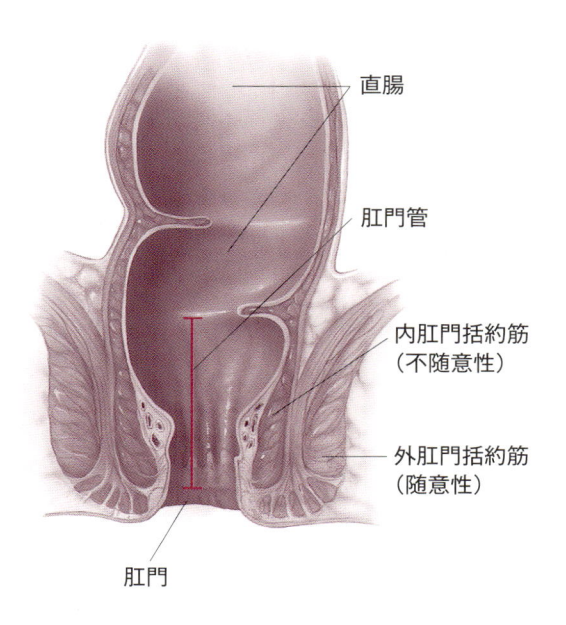

直腸
肛門管
内肛門括約筋（不随意性）
外肛門括約筋（随意性）
肛門

スポーツマンが知っておきたい豆知識

試合に合わせた食事調整

競技種目に関わらず、試合前はグリコーゲンを体内に蓄えておくことが大切である。グリコーゲンは筋肉での直接のエネルギー源となり、血糖値は集中力の維持に重要となるからである。試合当日の食事は、開始時間から逆算して 3 ～ 4 時間前までには済ませておくようにする。食事内容は、おにぎりやうどんなどの炭水化物が多い食品を摂取し、試合開始 1 時間前にバナナやオレンジジュースなどを補給し、血糖値を高めるとよいだろう。

スポーツと内臓器官

胃、小腸、膵臓、脾臓、肝臓、胆嚢、腎臓などの内臓器官は自律神経系によってその機能が調節されている。運動時は交感神経系が亢進することから、消化活動がおろそかになる。特に長距離走の前に脂質やタンパク質などの消化の遅い食物を摂取することは、発酵にともなうガスの発生、腹痛、下痢の原因となり競技成績を悪くする。試合前の緊張した状態でも同様のことが起きるので、競技成績を向上させるには試合前にリラックスする自分なりの方法を身につけた方がよい。

消化器系　125

08 エネルギーの源をつくる
消化器系付属器官

8.1 肝 臓

目標
- 肝臓の構造が説明できる。
- 肝小葉の構造が説明できる。
- 肝臓のはたらきが説明できる。

重要

肝臓は人体最大の器官であり、4つの葉に分けられるが、さらに8つの区域に分別される。

消化器や脾臓からの血液は門脈に集められて肝臓に運ばれる。

肝臓は肝小葉の基本的単位で構成され、吸収された栄養を利用できるように代謝や合成を行う。その他、解毒作用や胆汁の生成などを多くのはたらきをもつ。

■ 肝臓の構造

肝臓は、腹部の右上に位置し、ほぼ肋骨の下に収まっており、人体最大の内臓で約1 kg、長さ25 cmほどある器官である。肝臓の頭側（上方）には横隔膜があり、底面は胃、腎臓、腸などの器官と接する面は凹凸がある。肝臓は、**肝鎌状間膜**を境に、**右葉**と**左葉**に分かれ、さらに右葉と左葉の間には、**尾状葉**と**方形葉**があり4つの葉に分けることができる。肝臓の中央部には下大静脈が入り込んで3つの肝静脈（**上腸間膜静脈**、**下腸間膜静脈**、**脾静脈**）が、下大静脈に集まって注いでおり、消化管へつながりをもつ。さらに肝臓には胆嚢が位置し十二指腸に開き、胆管下部には膵臓も接続している。肝臓中央部の4つの葉に囲まれた位置に**肝門**が形成され、下面には**総肝管**、**門脈**、**固有肝動脈**が出入りしている。**門脈**は胃、小腸、大腸、膵臓、脾臓から血液を肝臓に運ぶ。このように肝臓は肝動脈と門脈の2つの血管から栄養を受け、血流は肝静脈から肝外へと流れる。肝動脈は、大動脈から分岐した腹腔動脈の枝である**総肝動脈**が固有肝動脈となり、右肝動脈と左肝動脈へと分かれて肝内へ入る。

肝臓の8区域

肝臓は4つの葉に分けられるものの、これは外観からみた分類であり、臨床的には血管や胆嚢の枝の走りを基準に8つの区域に分別される。
S1：尾状葉、S2：左葉外側後区域、S3：左葉外側前区域、S4：左葉内側区域、S5：右葉前下区域、S6：右葉後下区域、S7：右葉後上区域、S8：右葉前上区域

肝臓の組織的構造

肝臓の組織は、**肝小葉**という構造単位が集まってできており、直径1〜2 mm、高さ1〜2 mmの六角柱または多角形をしている組織が集まっている。その中心には**中心静脈**という小静脈が貫いている。肝細胞は中心静脈の周囲に放射状に配列し、積み重なるように形成している。その間を毛細血管が走っており、これを**洞様毛細血管**（あるいは**類洞**）という。さらに肝小葉の間を**グリソン鞘**という3つの枝（**小葉間静脈**、**小葉間動脈**、**小葉間胆管**）が走っている。この毛細血管は小葉間静脈と小葉間動脈の血液を受けて中心静脈に血液を送る。一方、肝細胞板の内部で、隣り合う肝細胞間には**毛細胆管**というごく細い管がつくられている。肝細胞から分泌された胆汁はこの毛細胆管に分泌され、小葉中心部か

ら**小葉間胆管**に注いでいる。また、類洞の中には**クッパー細胞**が存在し、クッパー細胞はマクロファージの一種であり、異物などを処理するはたらきをもつ。

■ 肝臓のはたらきと血液の流れ

　肝臓は非常に多くのはたらきを行い、吸収してきた**栄養分の分解と合成、解毒**、貯蔵や消化を助ける**胆汁の生成**など重要な役割を担う。肝臓には肝動脈や門脈から大量の血液が流れこんでいる。肝臓に送られてくる約5分の4は門脈から、その他は肝動脈からくる。肝臓内部に入った血液は編み目のように張り巡らされた毛細血管に流れこむ。そして吸収した栄養分はそのままの形では体内では活用できないので、肝臓に集まった栄養分はそれぞれ活用できるように代謝される。

　例えば炭水化物は、腸内で果糖などの単糖に分解されて肝臓に送られるが、肝臓では、さらに単糖からブドウ糖に分解され、エネルギー源として使われる形になる。あまったブドウ糖は肝臓内に貯蔵しておくことになるが、ブドウ糖の形では貯蔵できないので、**グリコーゲン**という形に変えて貯蔵しておくことになる。そして、血糖値が低下したときは、

図 8-1 肝臓の構造

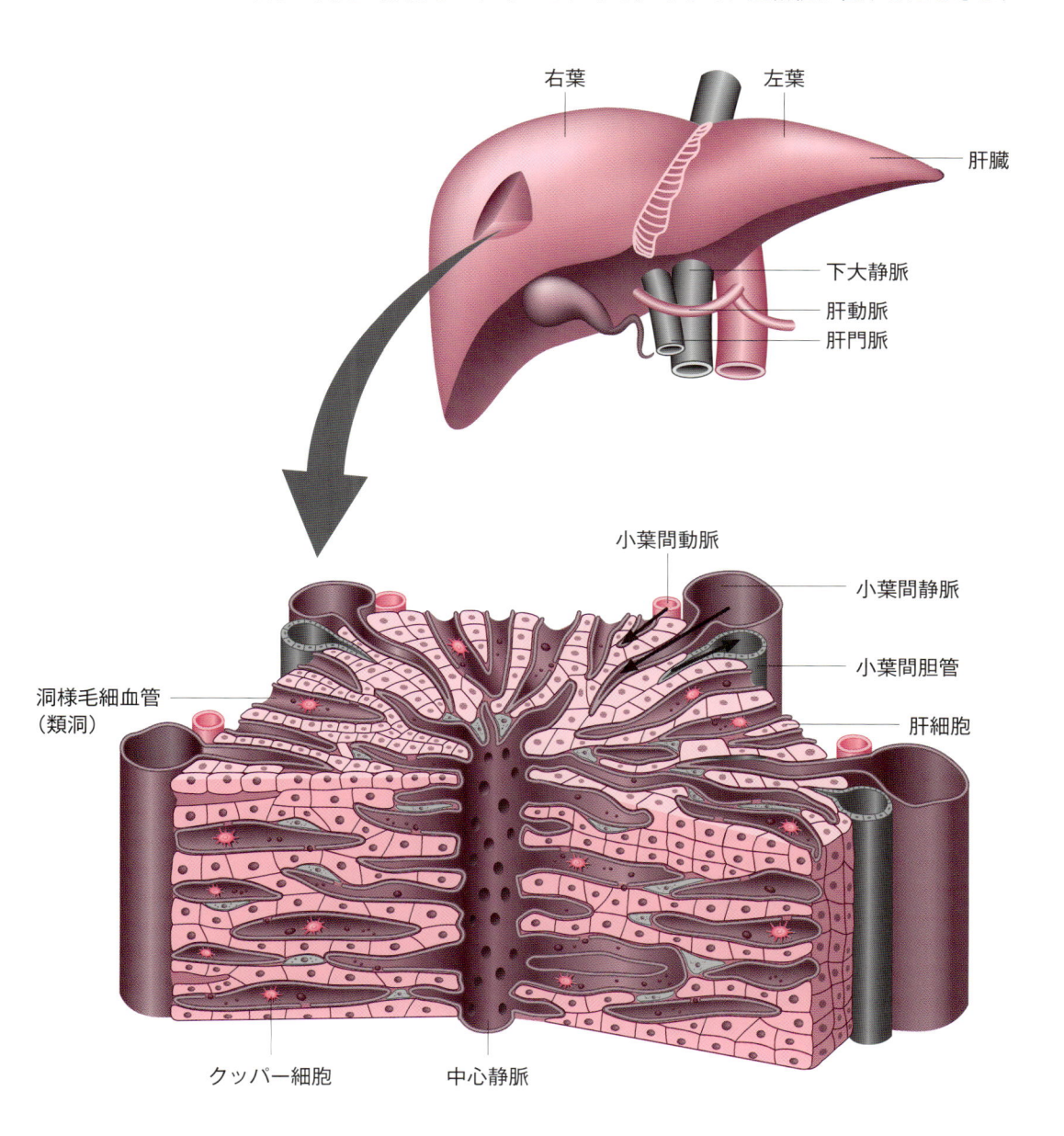

08 エネルギーの源をつくる
消化器系付属器官

貯蔵しておいたグリコーゲンをブドウ糖に戻して、体内で使われる。

また、タンパク質はアミノ酸の合成を行い血液中に分泌され、その際生じたアンモニアを**尿素**に変える。さらに脂質の代謝を行い、**脂肪酸、コレステロールの合成**を行う。さらに、**血漿タンパク質**のアルブミン、グロブリンなどの大部分を合成して血液に放出する。その他、ビタミンを体内で使用できる形にして供給したり、また**ビタミンの貯蔵**を行う。このように肝臓は様々な栄養の代謝を行う重要な器官である。

肝臓は**アルコール分解能**があることが知られている。本来は身体に有害といわれるアルコールが入ってくると、肝臓は酵素によりアルコールを分解して最終的には尿や息となり体外に排泄させる。しかし、極端にアルコールの量が多すぎると、アルコール分解が追いつかずに、深酔いしたり、アルコール中毒になる。さらに肝臓は消化を助ける胆汁の産生を行い、十二指腸に胆汁の排出を行う。

肝臓は一部に損傷があっても**再生能力**が強いことが知られている。それは肝臓の細胞は核を２つもつ多核細胞であることが要因と考える。

図 8-2 肝臓と膵臓、胆嚢と十二指腸との関係*
総胆管と膵管が共通の導管を形成し、十二指腸につながっている。膵管の膵液と総胆管の胆汁は共通の導管を経て十二指腸に流れる。

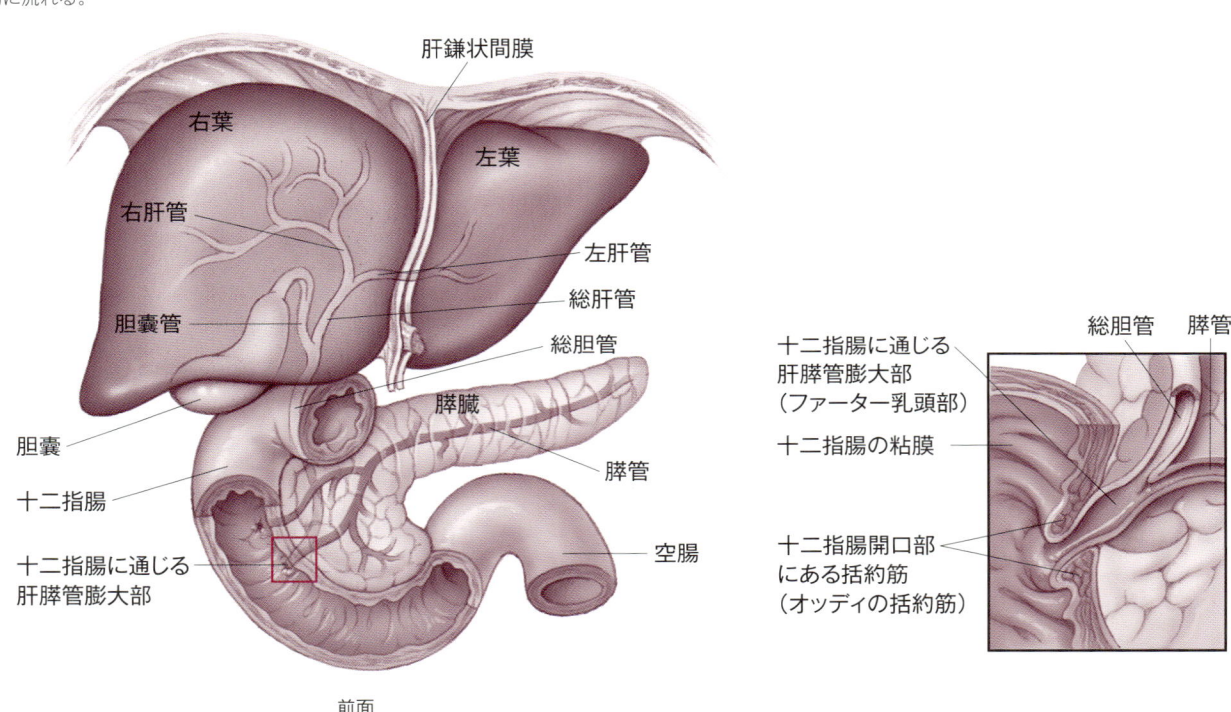

スポーツマンが知っておきたい豆知識

グリコーゲンローディング法

長距離走のエネルギー源は、グリコーゲンと脂肪である。使いやすいグリコーゲンは肝臓に 500 kcal、骨格筋に 1,500 kcal 貯蔵されている。マラソン競技は 42.195 km を走り続けるには約 3,000 kcal のエネルギーが必要である。完走するためには中性脂肪を使うか、組織中のグリコーゲン量を増やす運動と組み合わせた糖質の摂取法、グリコーゲンローディング法が必要となる。初めの 4 日間は練習量を減らし（テーパリング）摂取糖質量は通常食とし、その後の 4 日間を高炭水化物食に変えるというもので、筋肉や肝臓中のグリコーゲン量が増加することがわかっている。長距離選手のアルコールの過剰摂取は肝機能を低下させるので競技能力を低下させる要因になる。

8.2 膵　臓

目標
- 膵臓の構造が説明できる。
- 膵臓のはたらきが答えられる。
- ランゲルハンス島の細胞の種類と分泌ホルモンが答えられる。

重要

膵臓から生成される膵液は多くの消化酵素を含み、十二指腸に分泌される。さらに膵臓は、腸に消化液を分泌する腺房と導管（外分泌部）と血液中にホルモンを分泌するランゲルハンス島（内分泌部）の2つから構成される。

■ 膵臓の構造

膵臓は、長さ約15cmほどある、胃の後方、後腹膜腔にある強力な消化液である膵液を出す消化腺である。膵臓は**膵頭**、**膵体**、**膵尾**の3つに分けられる。右端の膵頭が太く、膵頭は、Cの字に曲がっており、彎曲した部分には十二指腸にはまり込んでいる。膵頭に続く膵体は左横方向へと延びており、左方は細い膵尾となる。膵尾の部分は脾臓に接している。膵頭と膵体との境の部分の下縁には、**膵切痕**と呼ぶ切れ込みがある。

■ 膵臓のはたらき

膵臓の組織は、腸に消化酵素を分泌する**腺房**と**導管**からなる外分泌部と、血液中にホルモンを分泌する**ランゲルハンス島**からなる内分泌部から構成される。**膵液**は腺房中心細胞や上皮細胞から分泌される。消化酵素を含む膵液は**主膵管**と**副膵管**から送り出されるが、主膵管は総胆管と合流して胆汁と同様に大十二指腸乳頭の内腔に排出される。膵液は、アルカリ液により、胃から十二指腸に運ばれた食物等を中和し、消化酵素により、食事の糖質、タンパク質、脂質を分解する。膵液は1日に700〜1,500 mL分泌される。十二指腸

図8-3 膵臓と肝臓、胆嚢、十二指腸の相互関係
肝臓と胆嚢からの胆汁を運ぶ管と膵臓からの膵液を十二指腸に運ぶ管を示す。

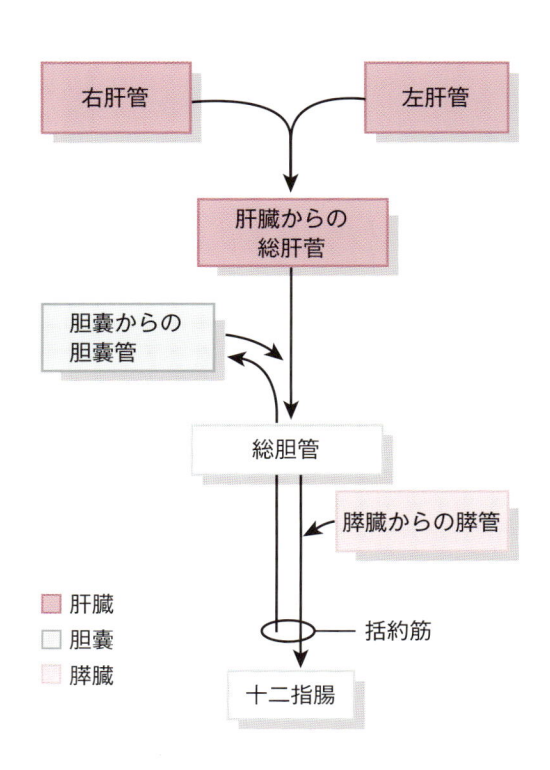

08 エネルギーの源をつくる
消化器系付属器官

に食物が入ると、十二指腸の粘膜から**セクレチン**などのホルモンが分泌され、膵臓の外分泌細胞を刺激して膵液が分泌される。また、胃から分泌される**ガストリン**は膵液の分泌を促進する作用をもつ。

一方、内分泌部は、島状のように散在する細胞群により構成されるランゲルハンス島により形成されている。ランゲルハンス島には**A細胞（α（アルファ）細胞）、B細胞（β（ベータ）細胞）、D細胞（δ（デルタ）細胞）**の3種の細胞が存在する。

A細胞はランゲルハンス島の細胞の15～20％を占め、**グルカゴン**を放出する。グルカゴンは、肝臓におけるグリコーゲンの分解やアミノ酸からの糖新生を促進し、血糖値を上昇させる。脂質分解を促進する作用もある。

B細胞は、ランゲルハンス島の細胞の60～80％を占め、**インスリン**を分泌する。インスリンは細胞内へのブドウ糖の取り込みを促進し、血糖値を低下させる。インスリンの分泌が低下すると血糖値が上昇して糖尿病を招くことになる。食後に血液中のグルコースが増加すると、B細胞からインスリンが分泌される。

D細胞は膵島内では10～20％を占め、**ソマトスタチン**を放出する。ソマトスタチンはインスリンやグルカゴン、ガストリンの分泌を抑制する作用をもつ。

図8-4 ランゲルハンス島の構造

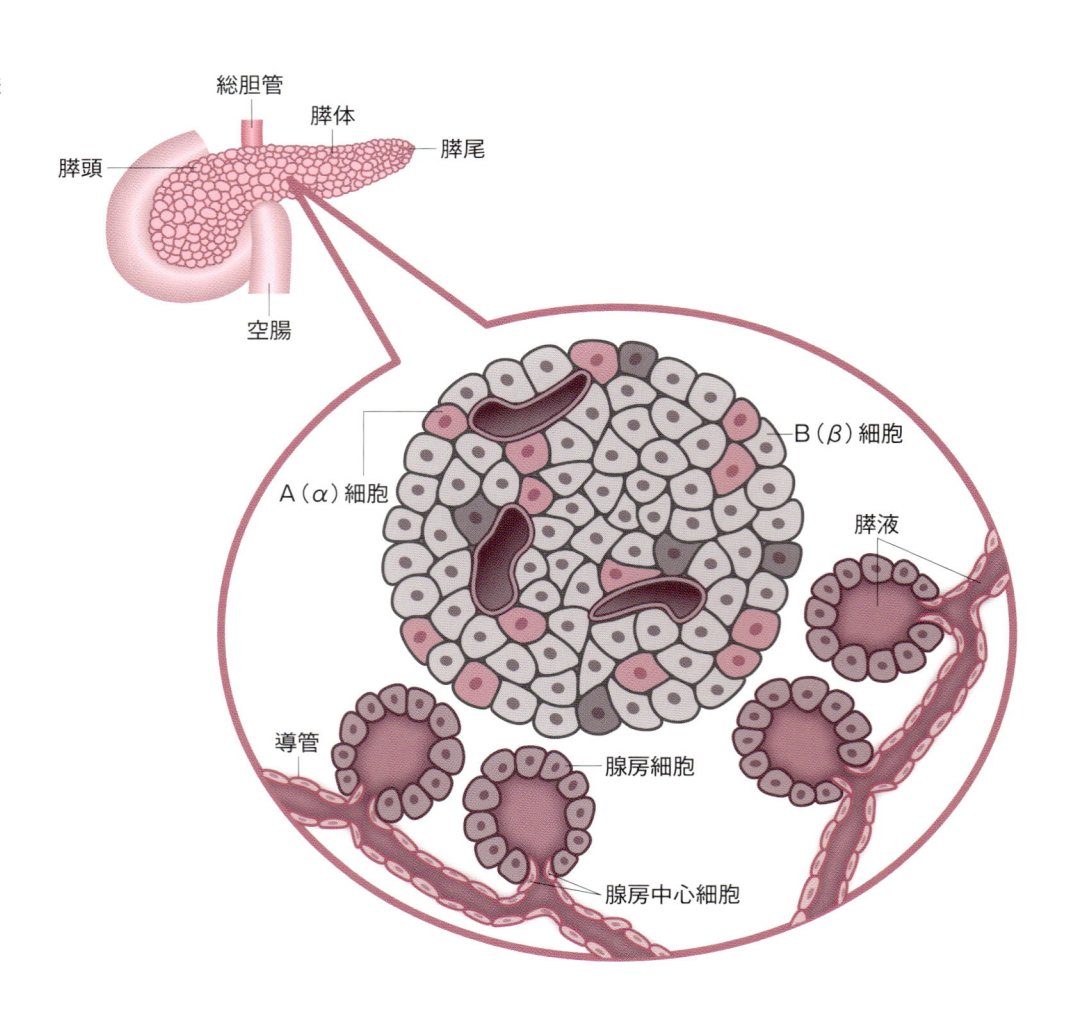

8.3 胆　囊

目標
- 胆管の走行が説明できる。
- 胆汁の流れが説明できる。
- 胆汁のはたらきについて説明できる。

重要

肝臓で生成された胆汁は総肝管から胆嚢管を通じて濃縮されて一時的に胆嚢に貯蔵される。食事をすると腸の内分泌細胞からホルモンが分泌され、十二指腸乳頭の括約筋が開口するとともに、胆汁が胆嚢管から総胆管に流れ、十二指腸に胆汁が分泌され消化を助ける。

■ 胆管と胆嚢の構造

　肝臓は1日に約500 mLの胆汁を生成する。その肝臓でつくられた胆汁を運ぶ経路を**胆路**といい、そこに含まれる管は**胆管**という。肝臓の小葉間胆管は合流して肝門に達して**肝管**となり、左右の肝管が合流して**総肝管**になり、肝臓から出ていく。総肝管は途中で胆嚢につながる胆嚢管と合流して**総胆管**になる。総胆管は膵臓に進入し、主膵管と合流して、十二指腸にある、**大十二指腸乳頭（ファーター乳頭）** に開口する。大十二指腸乳頭の開口は**オッディの括約筋**でできている。この括約筋が胆汁の逆流を防いだり、胆汁の流れを調節している。胆嚢は肝臓と十二指腸をつなぐ管の途中にあり、長さ10 cmほどの洋梨の形の器官である。

胆嚢の構造とはたらき

　肝臓からつくられた胆汁は水分を吸収して濃縮し、空腹時には胆嚢に貯蔵される。内面の壁の粘膜は、胆汁が胆嚢にたまっているときは平になっているが、収縮すると細かいしわ状になる。この粘膜が水分や塩分を吸収し、胆汁は約10倍まで濃縮される。このため、胆汁酸やコレステロールの成分が過剰になると、胆石を生じることがある。また胆嚢管はラセン状にねじれているが、これも胆汁を濃縮している。

　胆嚢に一時貯蔵される**胆汁**は、食物を摂取して、内容物が十二指腸に入ると、その刺激により、小腸の内分泌細胞から**コレシストキニン（CCK）** などのホルモンが分泌されると、胆嚢は平滑筋を収縮させて胆汁を出すとともに、括約筋が開口して、胆汁が十二指腸に放出される。胆汁自体に消化酵素は含まれないが、膵臓から分泌されるアミラーゼやリパーゼの消化酵素を含む膵液と一緒になることにより、消化がより効果的にはたらくような役割をもつ。

スポーツマンが知っておきたい豆知識

インスリンと糖尿病

　インスリンは細胞内へのグルコースの取り込みを促進し、血糖値を低下させるホルモンである。インスリンの作用不足は、血糖値の増加を引き起こす。糖尿病は、主としてインスリンの作用不足により引き起こされる慢性の高血糖の疾患である。近年インスリンの分泌量を上げる有効手段の一つが運動であることが明らかにされている。運動をすることにより、多くのエネルギーが必要になると、脂肪細胞から出ている、インスリンのはたらきを妨害する物質が減り、インスリンが活発にはたらくようになる。そうなると、血液中の糖分（ブドウ糖）は、筋肉細胞にどんどん取り込まれて、血糖値を下げる。

09 尿をつくるしくみ
泌尿器系

9.1 腎臓の構造

目標
- 腎臓の構造が説明できる。
- 尿ができるしくみを説明できる。
- 膀胱の構造と尿反射のしくみを説明できる。

重要

尿を産生する腎臓と、体外に排出する尿路（尿管、膀胱、尿道）をまとめて泌尿器といい、それらの器官をすべてまとめて泌尿器系と呼ぶ。腎臓は皮質と髄質に分かれ、髄質は腎錐体、尿細管、血管が存在する。尿はボーマン嚢の糸球体で、血液の水分から濾され尿細管に送られる。尿細管でもまわりの血管に水分と栄養を再吸収され、残った尿が集合管に送られる。

■ 腎 臓

　腎臓は背中の腰骨の左右に1個ずつあり、大きさは縦10 cm×横5 cm×厚さ3 cmで、1つの重さが約120〜130 g程度で、空豆に似た形状で、赤い色をしている。腎臓の中央部に**腎門**といわれる動脈、静脈と尿管の出入り口があり、内部は**腎洞**という腔所が存在する。腎臓の表面に近い場所を**皮質**、内側を**髄質**という。髄質は、十数個の円錐状の**腎錐体**があり、腎錐体の先端は、**腎乳頭**と呼ばれ、尿を集めて**腎盂**につながっている。腎錐体とその上の皮質は、一つの単位とされ、**腎葉**という。

　髄質にはまっすぐ伸びた**尿細管**と、皮質には0.1 mmほどの丸い球状のものと、その周囲に細い管がみられる。球状のものを**腎小体**と呼び、袋状のボーマン嚢のなかに毛細血管からできる**糸球体**が存在する。糸球体は腎動脈から細かく分かれた動脈（**輸入管**）の末端である毛細血管からできて、**輸出管**に流出する。この毛細血管から尿のもととなる原尿が**ボーマン嚢**に濾しだされ、ボーマン嚢から尿細管へとつながる。原尿は1日に200 Lも排出されるが尿細管を通る間に再吸収され1.5〜2 Lほどの尿が体外に排出される。尿細管

図 9-1 泌尿器系[*]

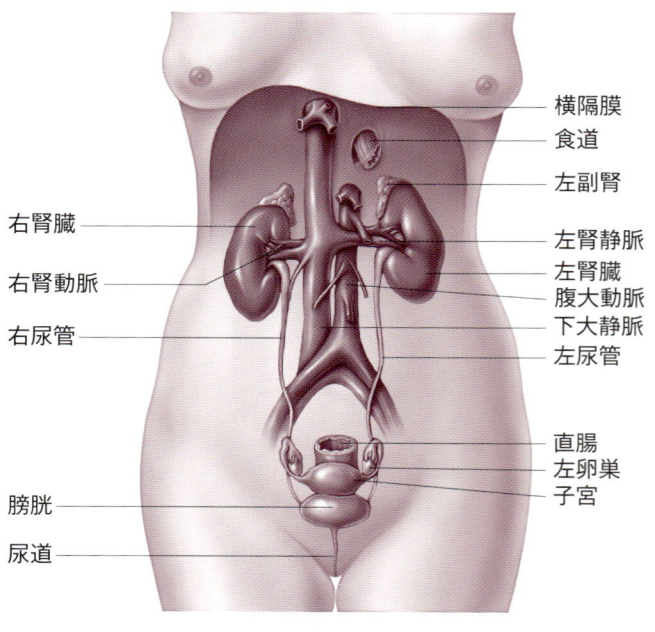

- 右腎臓
- 右腎動脈
- 右尿管
- 膀胱
- 尿道
- 横隔膜
- 食道
- 左副腎
- 左腎静脈
- 左腎臓
- 腹大動脈
- 下大静脈
- 左尿管
- 直腸
- 左卵巣
- 子宮

前面

では、周りを取り巻く血管が、水分の再吸収のほか、ナトリウムなどの電解質や糖質、アミノ酸なども再吸収する。尿細管はボーマン嚢の一端から中央部に向かい（**近位曲尿細管**）髄質に入りＵターン（**ヘンレループ〔ネフロンループ〕**）し、皮質に再び入り（**遠位曲尿細管**）、さらに皮質で蛇行して集合管へとつながり、**腎杯**へ尿を流出する。１つの腎小体と１つの尿細管が尿産生の基本単位となすので、これを**腎単位**または**ネフロン**と呼んでいる。

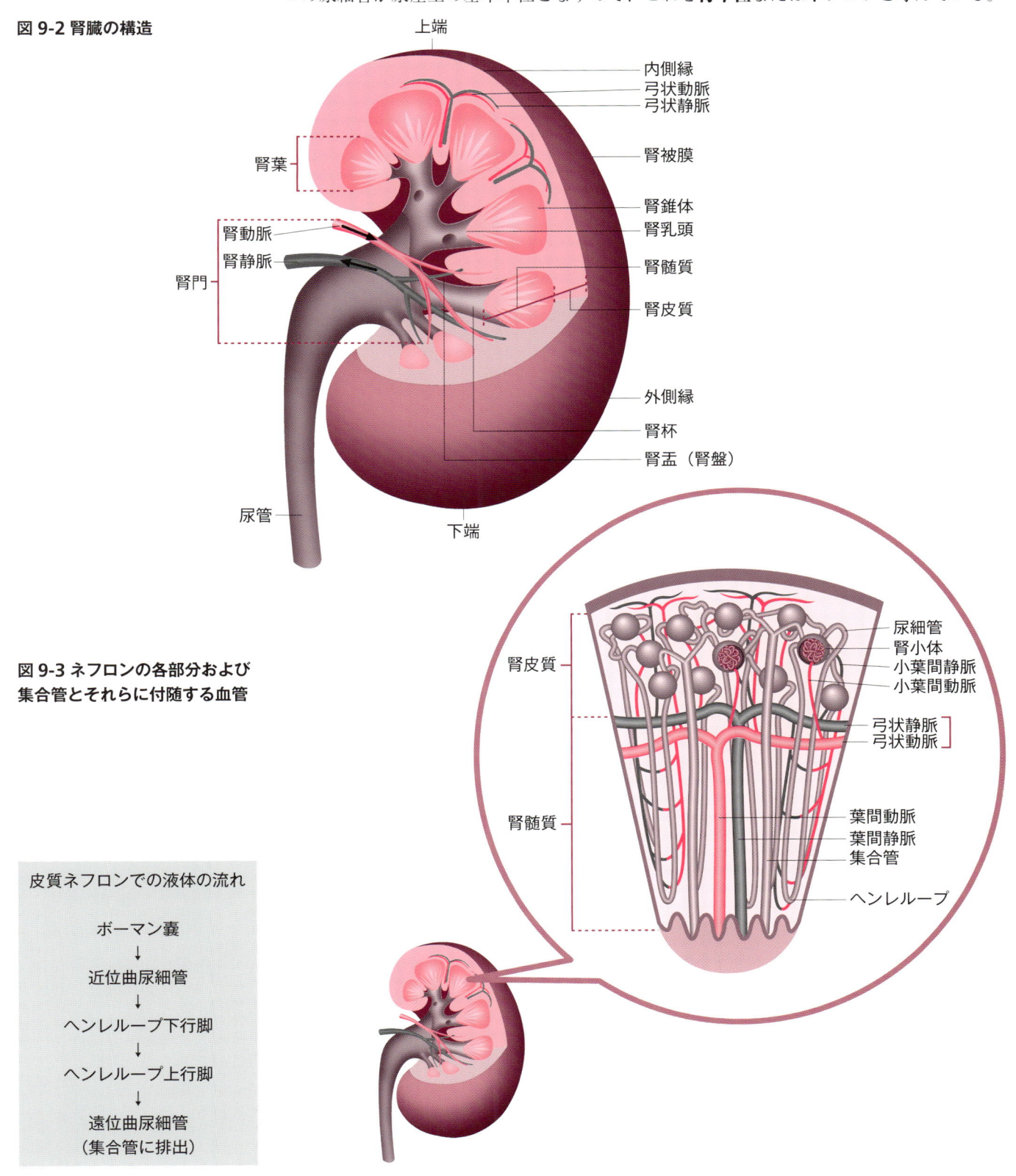

図 9-2 腎臓の構造

図 9-3 ネフロンの各部分および集合管とそれらに付随する血管

皮質ネフロンでの液体の流れ

ボーマン嚢
↓
近位曲尿細管
↓
ヘンレループ下行脚
↓
ヘンレループ上行脚
↓
遠位曲尿細管
（集合管に排出）

泌尿器系

09 尿をつくるしくみ 泌尿器系

9.2 膀胱の構造（尿の輸送、貯蔵、排出）

目標
- 尿管、膀胱、尿道の構造と機能について述べることができる。

重要

ネフロンでつくられた尿は小腎杯へ排出される。小腎杯は結合して大腎杯となり、大腎杯が結合して腎盂を形成する。尿は腎盂から尿管に排出された後、膀胱を経て尿道から体外に排出される。

図 9-4 腎小体の構造[*]

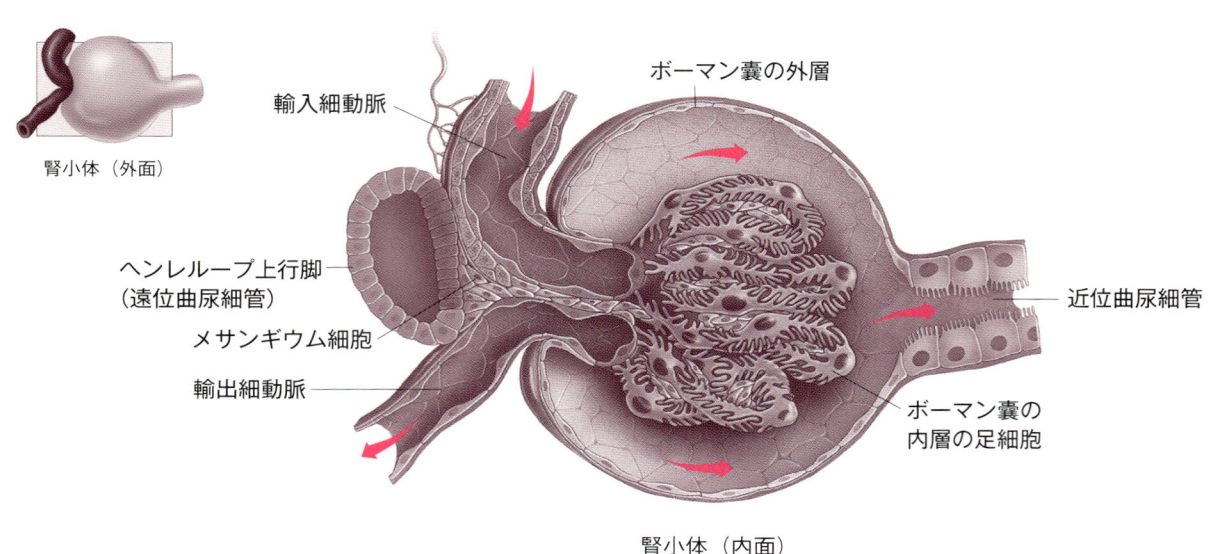

腎小体（外面）

輸入細動脈　ボーマン嚢の外層
ヘンレループ上行脚（遠位曲尿細管）
メサンギウム細胞
輸出細動脈
近位曲尿細管
ボーマン嚢の内層の足細胞

腎小体（内面）

■ 尿　管

膀胱に尿を運ぶ**尿管**は長さ 30 cm ほどの長さである。膀胱の下面に左右に別々に開口する。膀胱に開口する前に膀胱壁の中を通るため膀胱に尿がたまると逆流しない。尿管は内側から、**粘膜**、**輪筋層の平滑筋**、**斜筋層**、**外膜**の層からなる。尿道内では**蠕動運動**によって尿が膀胱に運ばれる。

■ 膀　胱

膀胱は骨盤腔にあり、男性では直腸の前、女性では子宮の前にある。形態は袋状で、広がると 700 mL ほどの尿をためることができる。表面は**移行上皮**に覆われ伸縮性があるが、下面には尿管と尿道の開口部が三角形の領域（**膀胱三角**）をつくりここは伸び縮みしない。粘膜下には筋層があり、尿道に近いところでは輪状に発達し**膀胱括約筋**と呼ばれる。括約筋より下方には尿道を取り巻くように**尿道括約筋**がある。

■ 尿　道

尿道は、尿が膀胱から体外へ排泄されるときに通る管のことで、骨盤内にある膀胱から、恥骨結合の下を通って、外陰部へ通じる。男女差があり、男性は、前立腺の中心を貫通し陰茎の先端に開口し 10 数 cm の長さがあり細いのに対し、女性では腟前庭に開口し太く、

長さは3〜4cmである。表面は男性が膀胱の近くで**移行上皮**から**多列円柱上皮、重層扁平上皮**になるのに対し、女性では**移行上皮**から**重層扁平上皮**に移行する。横断面は星型である。膀胱の直下に**前立腺**があり、**射精管**などの外分泌腺が開口している。

図9-5 ネフロンの機能
排出物は尿中に残り、その後体外に出る。糸球体濾過は腎小体で起こる。尿細管再吸収と尿細管分泌は尿細管と集合管の全域で起こる。

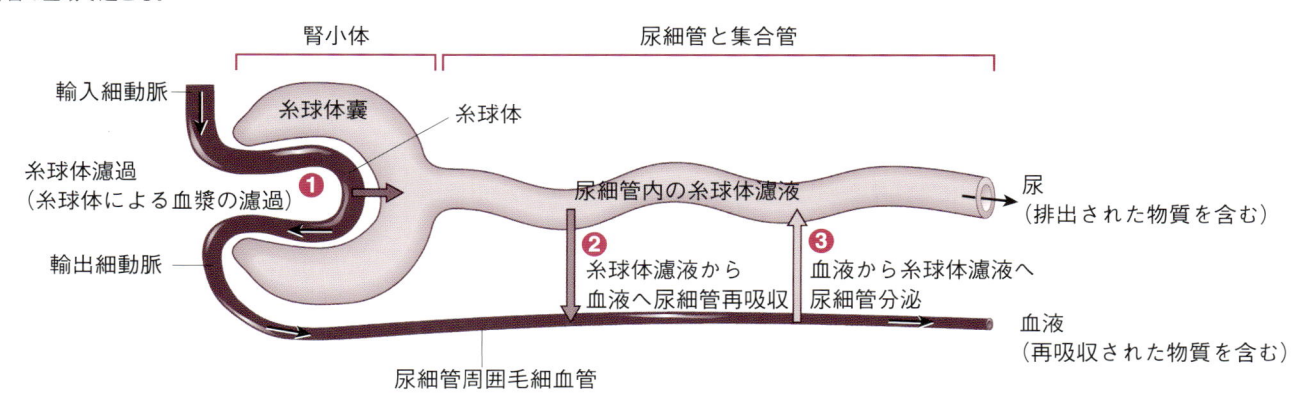

図9-6 尿管、膀胱、尿道*

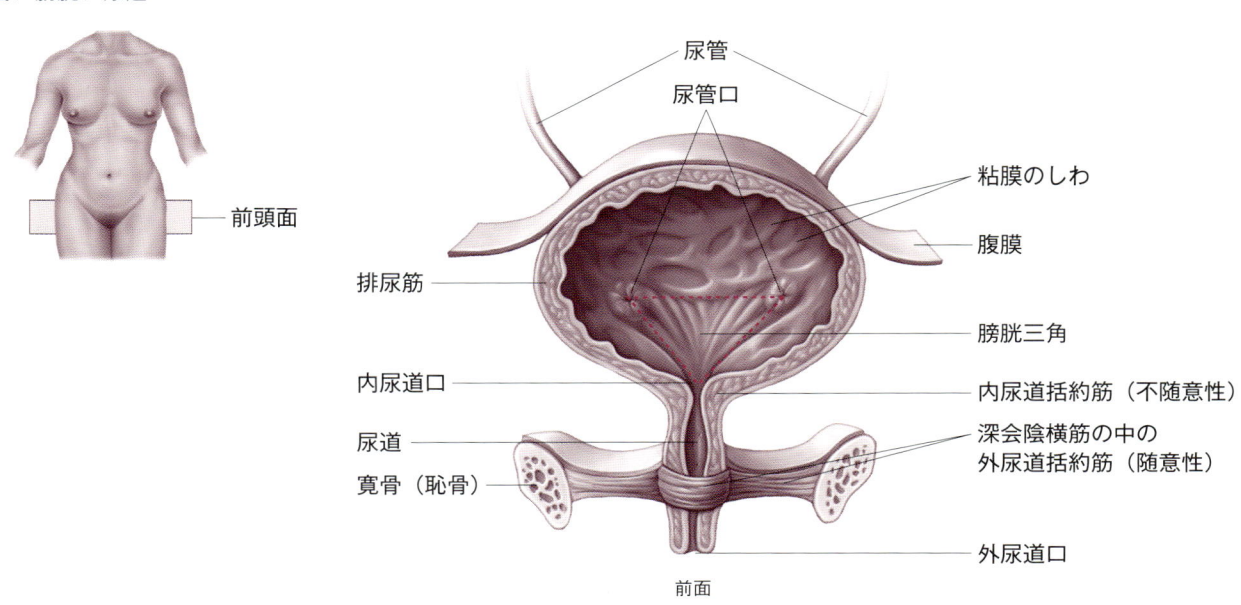

スポーツマンが知っておきたい豆知識

「頻尿」で困っていませんか？

　通常、成人の1日のトイレの回数は1日5回程度といわれるが、8回以上になると、「頻尿」が疑われるといわれる。頻尿の人にとっての長時間のスポーツは不安になる。頻尿の原因は様々であるが、精神的な緊張や不安からトイレの回数が増えてしまう神経性頻尿や、コーヒーやお茶など利尿作用のある飲み物を多くとることなども原因となる。さらに、糖尿病や膀胱炎などの疾病が原因となるものもある。頻尿で困っていたら、まず、頻尿となる原因を考えることが大切である。薬やサプリメントにより頻尿の改善がみられるので、薬剤師さんに相談してみよう。

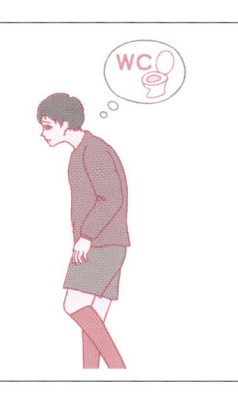

泌尿器系

10 新しいいのちをつくる
生殖器系

10.1 男性生殖器

目標
- 男性生殖器の構造が理解できる。
- 精子の構造が理解できる。

重要

男性の生殖器は、精子をつくる精巣、精子を運ぶ通路、精液を分泌する腺、交接器としての陰茎からなる。

　生殖は、新しい生命を誕生させることであり、哺乳類では卵と精子の合体によって起こる。そして、親から子へと遺伝形質が伝えられていく。生殖器は、卵や精子などの生殖細胞の生産、女性の胸のふくらみや男性の髭などの性ホルモンの産生、性交時の環境を整える分泌物の産生などを行う役割を担っている。また、男性、女性ともに主要器官と付属器官に分けられ、さらに付属器官は内生殖器と外生殖器に分類される。

　男性生殖器は、主要器官の**精巣**（**内生殖器**）と、付属器官の**精巣上体**、**精管**、**射精管**、**尿道**、**前立腺**、**精嚢**、**尿道球腺**、**陰茎**と**陰嚢**（**外生殖器**）からなる。男性生殖器の機能は、精巣の精細管内で形成される精子の形成、精液に混在した精子を体外へ射精、性交時の交接器官としての役割の他、ホルモンである**アンドロゲン**を分泌する内分泌器官でもある。

　精子をつくるヒトの**精巣**（**睾丸**）は、左右1対あり、卵形で表面が固い被膜で覆われ、下腹部にある**陰嚢**と呼ばれる袋状の皮膚におさまっている。精巣でつくられた精子は、精巣の隣にある**精巣上体**に運ばれる。精巣上体の中には**精管**が通り、複雑な経路を形成し、膀胱の前立腺に進入し、尿道に開口すると、尿道は、尿と精子の共通路となる。

　精嚢は精管が尿道にいく直前の**射精管**についている袋状の腺で、**精液**は7割が精嚢でつくられる**精嚢液**が分泌される。**前立腺**は、膀胱の直下で尿道を取り巻き、精液の約3割の**前立腺液**を分泌する。**尿道球腺**は、尿生殖隔膜にある外分泌腺で、精液の成分をつくる。

　陰茎は精子を女性の体内に送り込む際、女性の生殖器に挿入するのに用いられる交接器である。雄の生殖器、特に外性器のうちの1つである。また、哺乳類では泌尿器を兼ね、精巣の上部から突き出ている。

　陰茎は、**陰茎海綿体**と**尿道海綿体**からなる。海綿体はスポンジ状の勃起性組織で、表面は固い被膜で被われている。**勃起**は、性的興奮時で起こる現象であるが、これは自律神経の支配によるものであり、動脈拡張により、勃起が起こる。勃起時には、陰茎海綿体のほぼ全体が血液で覆われる。

精 子

　精子は長さ約60 μmの**頭部**、短い**頚部**を含む**尾部**からなる。頭部の大部分は**核**からなり、先端部は**先体**をもつ。頚部は頭部と中間部を連結し、中間部内には多数の**ミトコンドリア**が存在して精子の運動に必要なエネルギーを産生している。尾部は**鞭毛構造**をもち、精子の運動の推進力を発生する。精子は、精巣で産生された後、**精巣上体**に蓄えられて成熟する。精子は精管内に蓄えられ、射精時に精管から尿道に移動する。

図 10-1 男性生殖器（陰茎の内部構造）

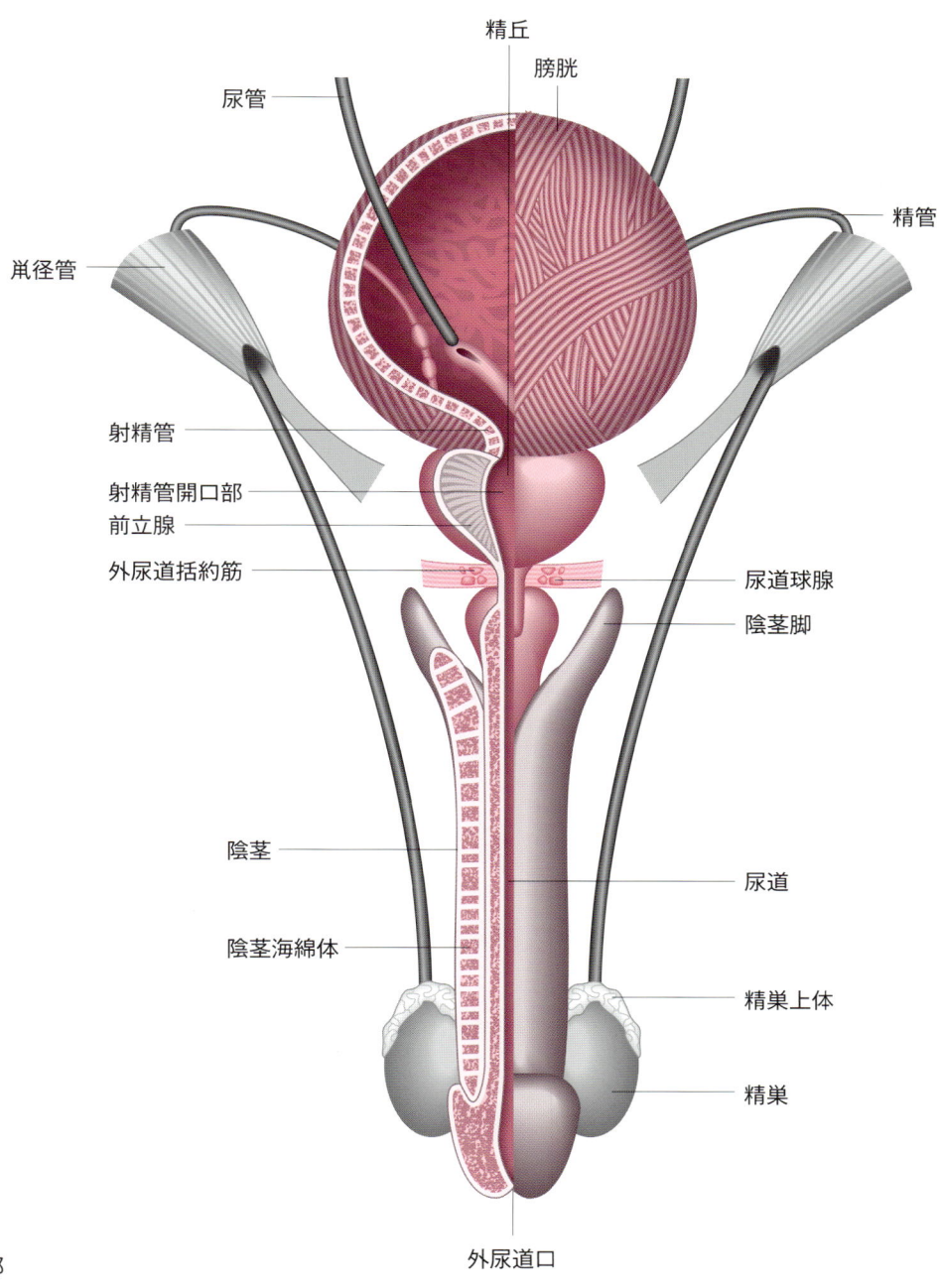

- 精丘
- 膀胱
- 尿管
- 精管
- 鼠径管
- 射精管
- 射精管開口部
- 前立腺
- 外尿道括約筋
- 尿道球腺
- 陰茎脚
- 陰茎
- 尿道
- 陰茎海綿体
- 精巣上体
- 精巣
- 外尿道口

図 10-2 精子の各部位

毎日、3億個の精子が成熟している。

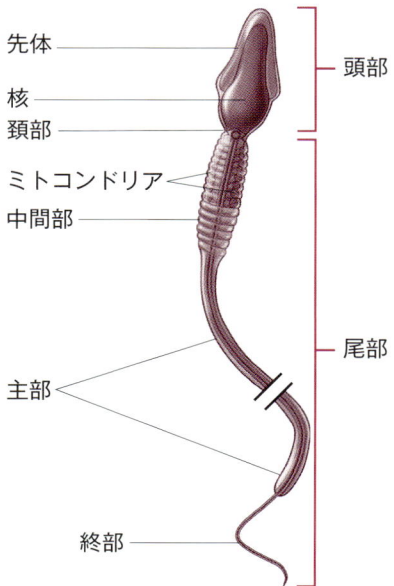

- 先体 ┐
- 核 ├ 頭部
- 頚部 ┘
- ミトコンドリア
- 中間部 ┐
- 主部 ├ 尾部
- 終部 ┘

生殖器系

10 新しいいのちをつくる 生殖器系

図10-3 男性生殖器の各部名称
（矢状断面）

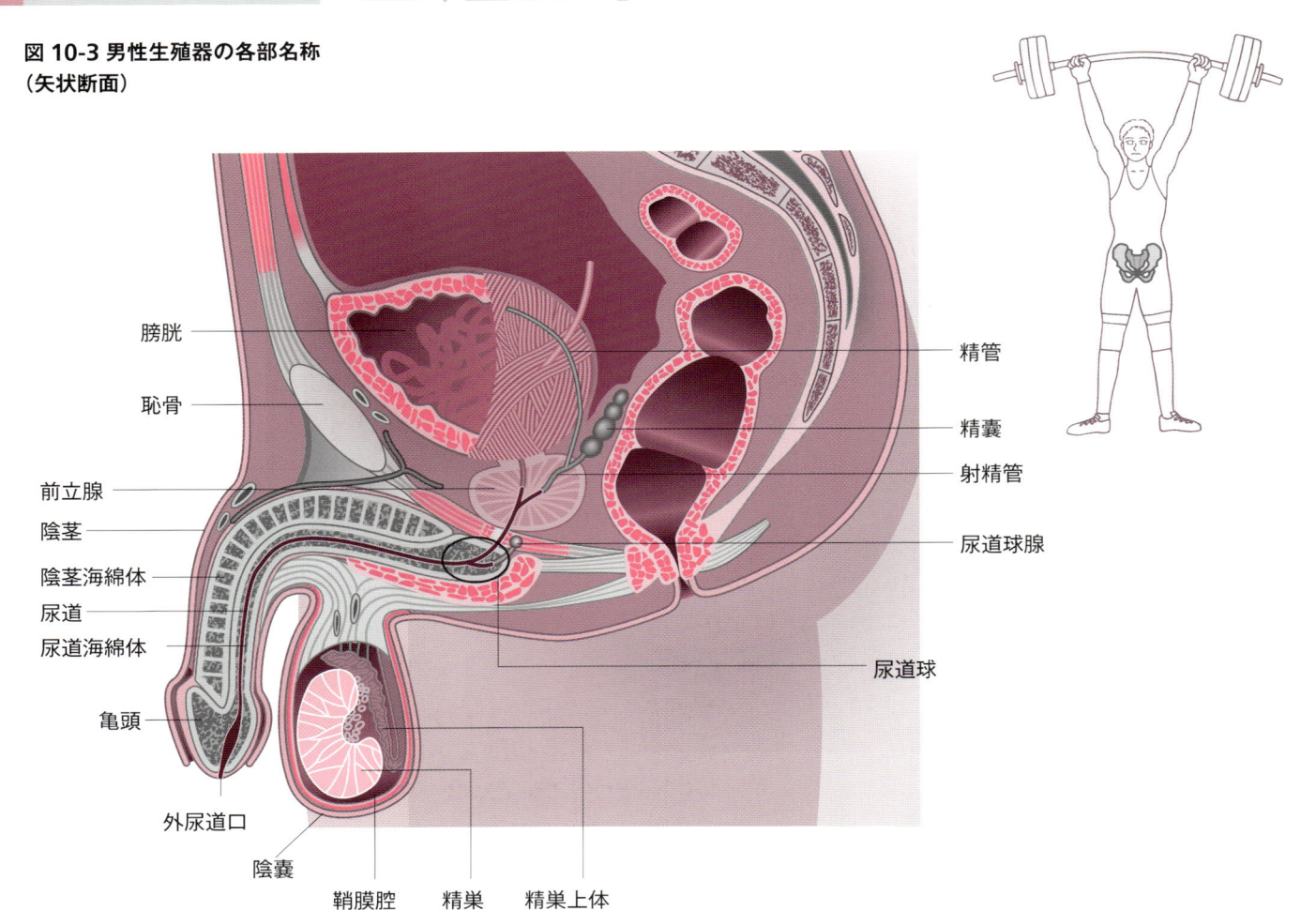

膀胱
恥骨
前立腺
陰茎
陰茎海綿体
尿道
尿道海綿体
亀頭
外尿道口
陰嚢
鞘膜腔
精巣
精巣上体
精管
精嚢
射精管
尿道球腺
尿道球

男性生殖器の機能
1. 精巣は精子を産生し、男性ホルモンであるテストステロンを産生する。
2. 精路は精子の輸送、貯蔵、成熟の助けを行う。
3. 付属腺は精液の液性部分の多くを分泌する。
4. 陰茎は精液の射出路と尿の排出路となる尿道をもつ。

スポーツマンが知っておきたい豆知識

性差とスポーツパフォーマンス

　男性と女性の生殖器は、構造と機能に違いがみられるが、身体組成にも違いがみられる。その違いは、スポーツパフォーマンスに大きく影響を及ぼし、陸上の100m走では世界記録が男女間で0.9秒、競泳の100m自由形では約5秒も違いがみられ、筋量の多い男性の方が記録がよい。しかし、2012年ロンドンオリンピックでは、競泳の400m個人メドレーで金メダルを獲得した女子選手が、同種目で同じく金メダルを獲得した男子選手のラスト50mの記録を上回ったのである。この出来事はこれまでの常識を覆す衝撃的な出来事であった。ゴール直前の50mとはいえ、30秒弱の全力泳で女子選手が筋量の多い男子選手の記録を上回ったのである。競泳という種目特性、身体組成、エネルギー消費量、着用水着の表面積など様々な要因はあるが、これからのスポーツパフォーマンスやトレーニングを考えるうえで興味深い結果である。

10.2 女性生殖器

目標
● 女性生殖器の構造が理解できる。

重要

女性の生殖器は、卵子をつくる卵巣、卵子を運び胎児を育てる通路、外分泌腺、交接器としての外陰部からなる。

女性生殖器は、構造上から**外性器**と**内性器**の2つに分ける。内性器は、骨盤の内側にあって外からはみえない部分で、卵子をつくる**卵巣**、卵子を運ぶ**卵管**、受精卵を育てる**子宮**がある。外性器は、骨盤の外側にあって外部からみえる交接器を**外陰**という。女性生殖器の大部分は、骨盤の中で占められる。腟は外陰部と子宮とつなぐ管状で、長さ6～8cmの器官である。腟の前壁と後壁とは、通常は接触している。腟壁の腟粘膜には横ひだがあり、分娩をくり返すと消えていく。

子宮は、**子宮体**と**子宮頸部**に分けられる。子宮腔は前後に狭く、左右に広く、逆二等辺三角形をしたような形をしている。

ヒトの子宮は、厚い平滑筋でできた袋状の構造をし、長さ6～8cm程度、幅が4～5cm程度で骨盤内に腟とつながっている。子宮の上部を**子宮底**、下部を**子宮頸**と呼ぶ。子宮底の左右端は卵管とつながっている。子宮底の左右から太さ5mm、長さ10cmの卵管が伸び、一端は子宮腔に、他は腹腔につながっている。

卵管は、**峡部**、**膨大部**、**漏斗部**に分けることができる。峡部は子宮壁を出てからの細い部分を、膨大部は狭部に続くふくらんだ部分、漏斗部はその膨大部に続く卵管の腹口端をさす。漏斗部は漏斗のかたちをしており、先端は房状になっていて**卵管采**といわれる。

卵巣は、卵管の後下方に左右一対あり、長さは3～4cm、横2cm、厚さ1cmの器官であり**腹膜**に覆われている。卵巣の中では、**卵胞**という小さな袋の中に卵子が収められている。卵子は下垂体からのホルモンの刺激によって成熟を始め、およそ毎月1個が**排卵**される。卵巣は、**固有卵巣索**により子宮とつながれている。卵巣の構造は、外側の**皮質**部分と内側の**髄質**部分からなり、皮質には**卵胞**が存在し、髄質には結合組織がある。卵巣では、

図10-4 女性生殖器（子宮の構造）

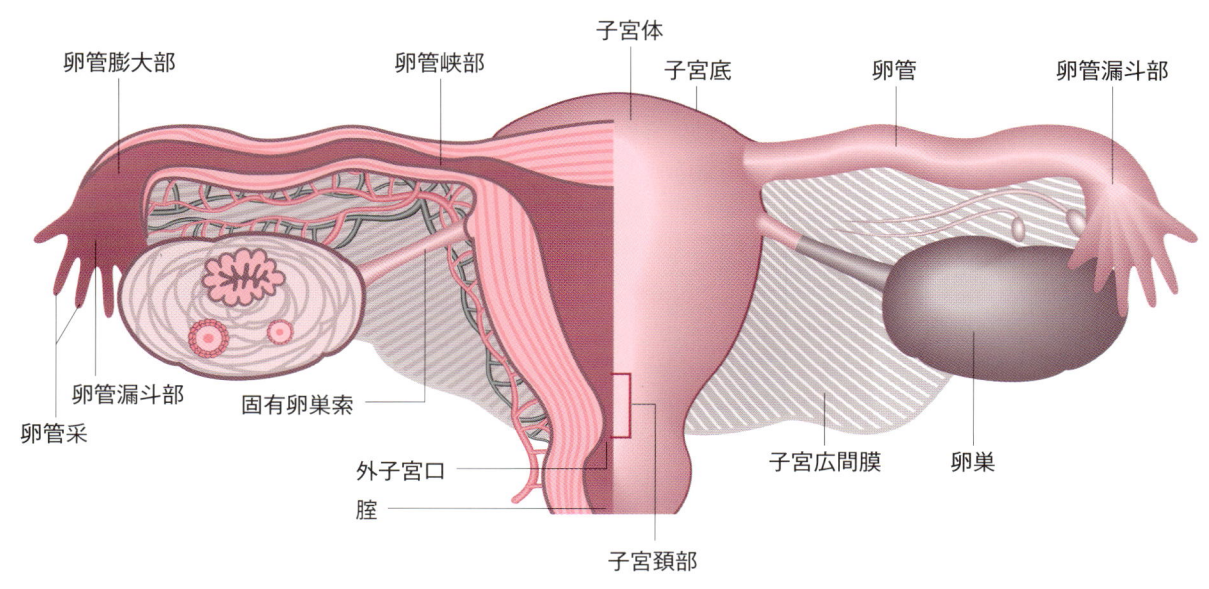

卵管膨大部　卵管峡部　子宮体　子宮底　卵管　卵管漏斗部
卵管漏斗部　固有卵巣索　外子宮口　腟　子宮頸部　子宮広間膜　卵巣
卵管采

10 新しいいのちをつくる 生殖器系

卵胞ホルモン（エストロゲン） と **黄体ホルモン（プロゲステロン）** の産生、受精可能な卵細胞の形成、排卵を行う。**子宮内膜** は、卵巣が分泌するホルモンの影響を強く受ける部位である。ヒトの女性では **月経周期** に伴い周期的な変化をする。月経時には、この子宮内膜が剥がれ落ち、血液とともに子宮口、腟を介して体外に排出される。

漏斗部 は卵巣にかぶさっており、排卵された卵子を卵管に取り込む。取り込まれた卵子は子宮に向かい、膨大部付近で精子と合体（受精）する。

子宮壁を構成する平滑筋細胞は、妊娠時には活発に分裂を繰り返し、子宮を広げる。

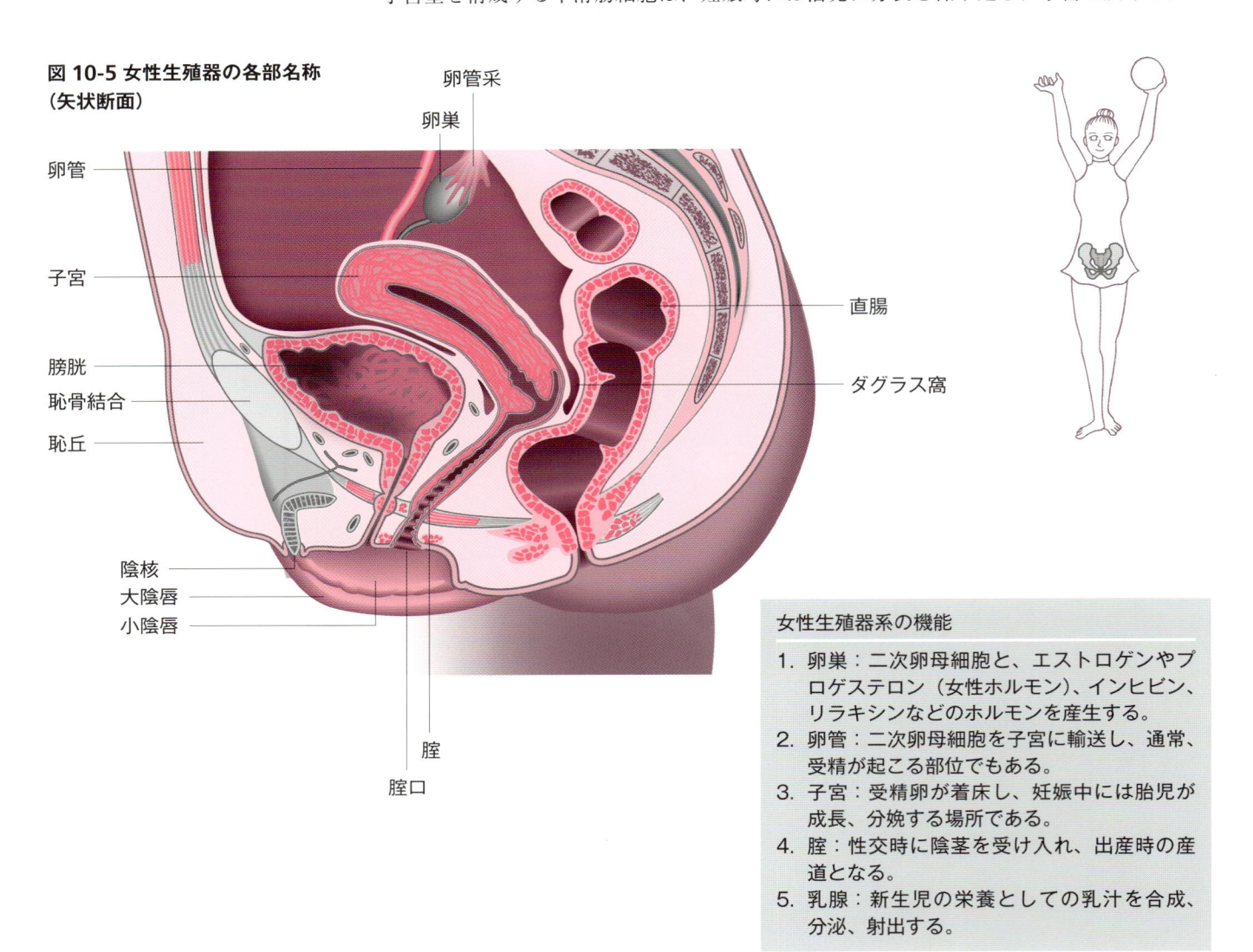

図 10-5 女性生殖器の各部名称（矢状断面）

卵管采／卵巣／卵管／子宮／膀胱／恥骨結合／恥丘／陰核／大陰唇／小陰唇／腟／腟口／直腸／ダグラス窩

女性生殖器系の機能

1. 卵巣：二次卵母細胞と、エストロゲンやプロゲステロン（女性ホルモン）、インヒビン、リラキシンなどのホルモンを産生する。
2. 卵管：二次卵母細胞を子宮に輸送し、通常、受精が起こる部位でもある。
3. 子宮：受精卵が着床し、妊娠中には胎児が成長、分娩する場所である。
4. 腟：性交時に陰茎を受け入れ、出産時の産道となる。
5. 乳腺：新生児の栄養としての乳汁を合成、分泌、射出する。

スポーツマンが知っておきたい豆知識

オリンピックからセックスチェックが消えた

オリンピックから、かつて女子選手に行われていた「フェミニティーテスト（セックスチェック）」が廃止された。これは、「女子選手が本当に女性であるか否かを確かめる性別検査が行われなくなった」ということである。この検査は、毛髪、口腔粘膜などにより、選手のDNAを確認するものである。この検査により、これまでのオリンピックでも、何人かの女子選手が、自身では女性として生きてきたにもかかわらず、DNA的には男性であることや半陰陽等との検査結果を受け、オリンピック出場資格を奪われたという。さらに、競技後の検査結果でメダルを剥奪されたということもあったようである。これは選手自身になんら責任がないことから、とても複雑な問題であると思われる。

1999年にJOCは検査費用がかかることなど様々な理由からセックスチェックを廃止した。しかし、実際には選手の人権的問題等に配慮したものと思われる。

10.3 受精のしくみ（性周期、受精）

目標
- 性周期について説明できる。
- 受精のしくみについて説明できる。

重要

生殖にかかわるホルモンの濃度は約 1 カ月周期で変化し、卵巣と子宮に様々な変化を与える。受精が起こると受精卵が子宮内膜に着床して妊娠が始まる。

■ 性周期（月経周期）

　月経周期は卵巣、子宮、腟、乳房などに多くの変化がみられる。これらの変化は正確な周期性をもち、平均的な周期は約 28 日間で繰り返される。ヒトは 12 歳前後で人生初の月経がはじまり、この最初の月経を**初潮**という。しかし、月経周期には個人差もあり、28 日よりも短かったり、長かったりする場合がある。また、個人内でも周期が不規則な場合がある。極端な例では、2〜3 カ月の周期の場合もある。女性スポーツ選手では、体脂肪の減少により月経周期がみられない（**無月経**）人もいる。無月経は不妊、骨粗鬆症などを引き起こすことが知られている。月経周期は、**月経期**、**増殖期**、**分泌期**の 3 つの期間に区分される。月経期は月経出血がみられる第 1〜4 日、増殖期は月経期終了後の第 5〜14 日の排卵までの期間、分泌期は第 15 日〜月経開始までをいう。月経周期の制御に、**下垂体前葉**は重要な役割を果たしている。月経周期の第 7 日目まで下垂体前葉は**卵胞刺激ホルモン（FSH）**を分泌し、血中の FSH 濃度の上昇により未成熟な卵胞が成長して**エストロゲン**を分泌する。エストロゲンの血中濃度が高くなることによって下垂体前葉を刺激し、**黄体形成ホルモン（LH）**の分泌を促す。LH は卵胞および卵子の成熟、排卵、黄体形成を引き起こす。FSH は、卵胞の成長に欠かせないものであり、FSH 濃度が低いと排卵が起こらない。つまり、合成したエストロゲンとプロゲスチン（プロゲステロン様物質）を含む**ピル**は LH と FSH の分泌を抑制し、間接的に卵胞成熟と排卵を抑制することができる。

■ 受　精

　排卵によって卵巣外に出た卵子は卵管に入り、子宮に向かって移動する。精子は、**鞭毛運動**によって腟から子宮内に入り、卵管をさかのぼって移動する。卵管膨大部で卵子と精子が出会って**受精**が起こる。受精では、1 個の精子のみが卵細胞の中に入ることができ、精子の頭部だけ卵細胞に入り、尾部は外に残る。受精後、卵子は子宮腔に到達するまで細胞分裂を繰り返し、**桑実胚**になり、分泌期の子宮粘膜の表面を破り、子宮壁の粘膜細胞に**着床**する。

　受精しない**卵子の寿命**は、排卵後数時間から 24 時間以内、**精子の寿命**は女性生殖器内で 3 日以内であるが、1〜2 日で受精能力を失う。

10 新しいいのちをつくる 生殖器系

図 10-6 女性周期

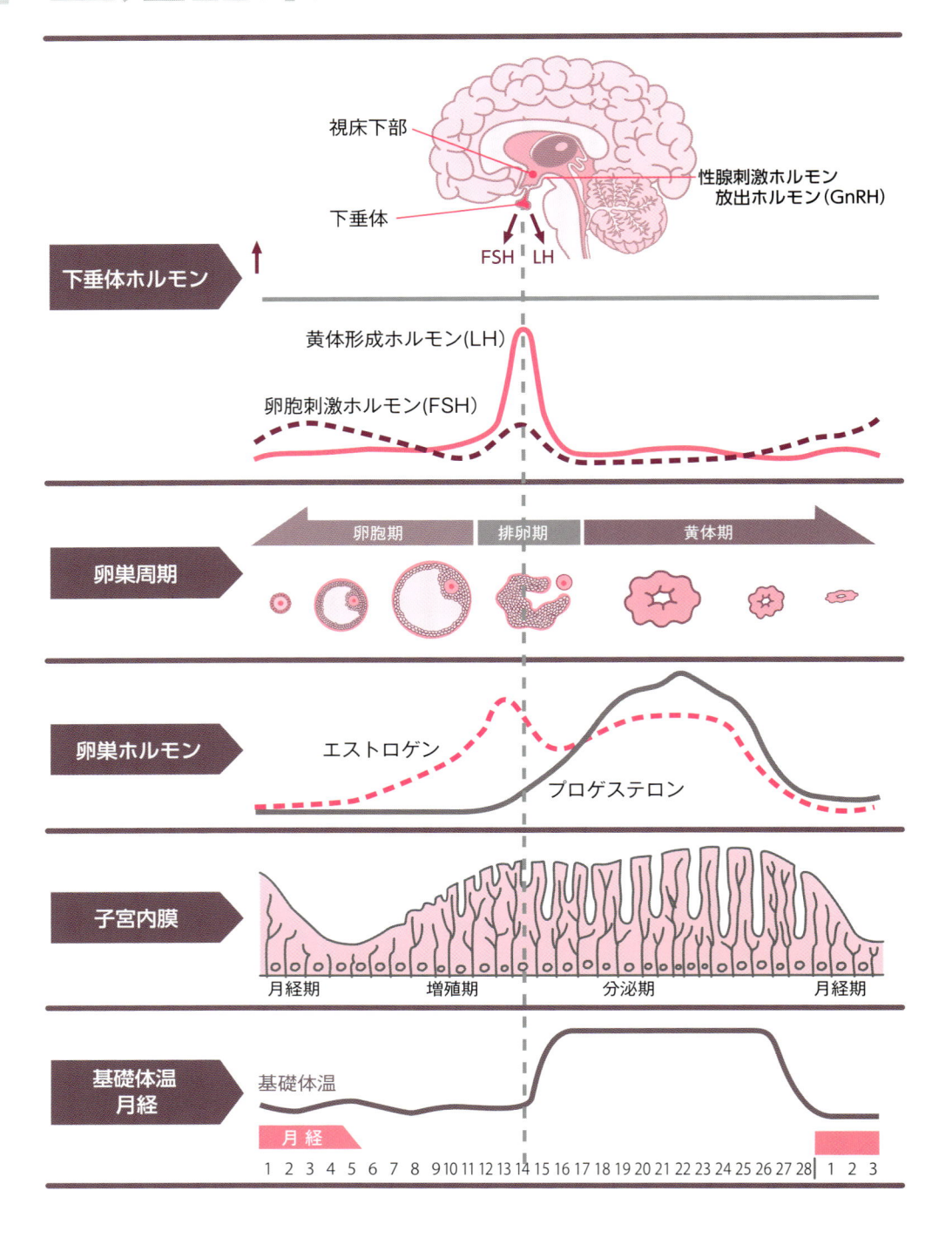

視床下部
下垂体
性腺刺激ホルモン放出ホルモン(GnRH)
FSH　LH

下垂体ホルモン
黄体形成ホルモン(LH)
卵胞刺激ホルモン(FSH)

卵巣周期
卵胞期　排卵期　黄体期

卵巣ホルモン
エストロゲン
プロゲステロン

子宮内膜
月経期　増殖期　分泌期　月経期

基礎体温 月経
基礎体温
月経
1 2 3 4 5 6 7 8 9 10 11 12 13 14 15 16 17 18 19 20 21 22 23 24 25 26 27 28　1 2 3

スポーツマンが知っておきたい豆知識

性周期とスポーツパフォーマンス

　女性スポーツ選手にとって、性周期はパフォーマンスに大きな影響を及ぼす可能性がある。競技会と月経が重なると最高のパフォーマンスを発揮するどころか競技そのものを遂行することもできなくなる。このようなことを避けるために事前に薬物によって性周期を調整し、競技会と重ならないように準備を行う。この性周期の調整における注意点としては、性周期をずらす場合、半年以上時間をかけて行う。競技会直前では十分な対応ができず、月経がはじまることがある。また、性周期が不規則な人は、薬物を使用して安定した性周期をつくったうえで競技会と重ならないようにすることが望ましい。

図 10-7 受精のしくみ

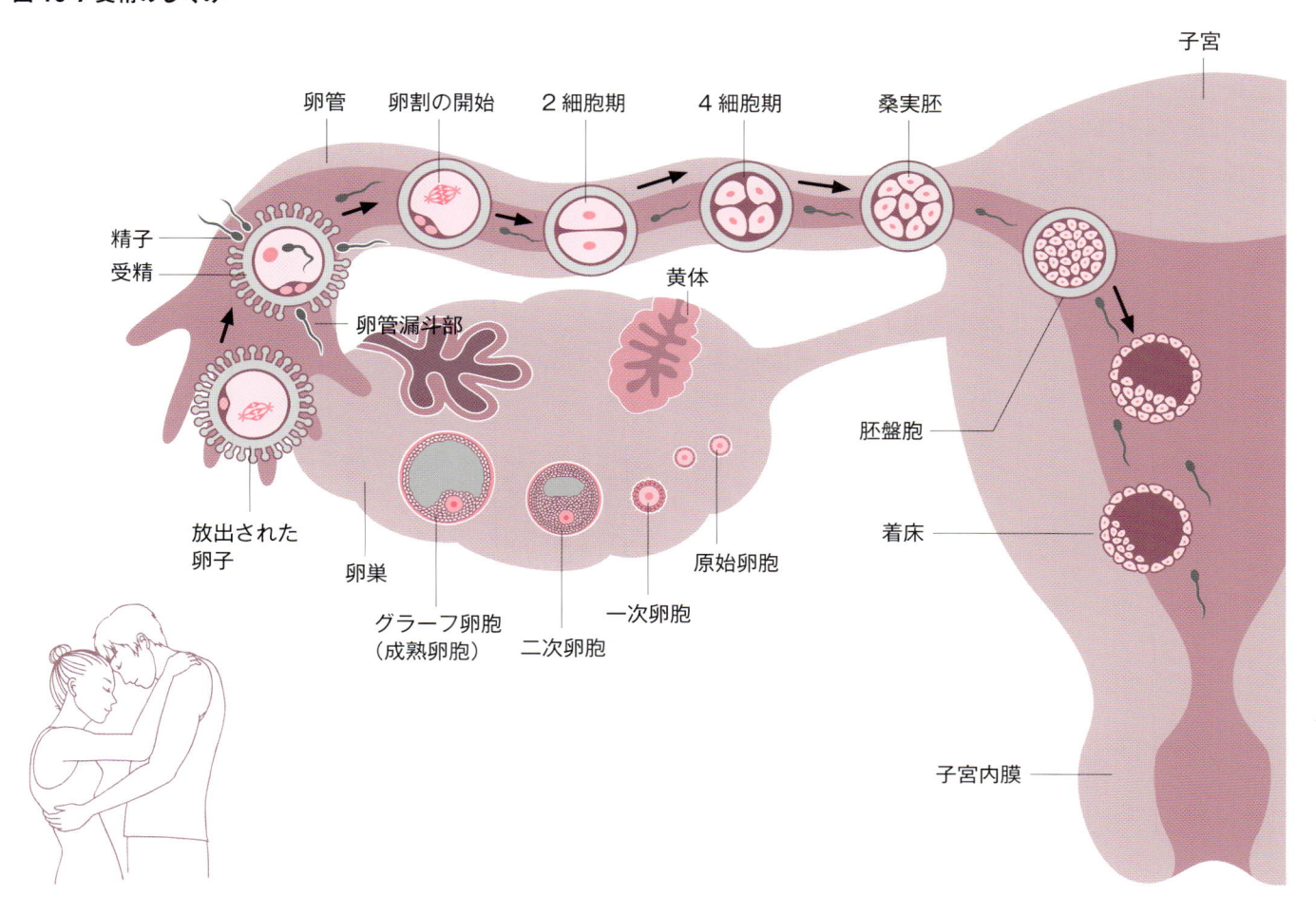

子宮
卵管
卵割の開始
2細胞期
4細胞期
桑実胚
精子
受精
卵管漏斗部
黄体
胚盤胞
着床
放出された卵子
卵巣
グラーフ卵胞（成熟卵胞）
二次卵胞
一次卵胞
原始卵胞
子宮内膜

図 10-8 胎児の成長と子宮の変化

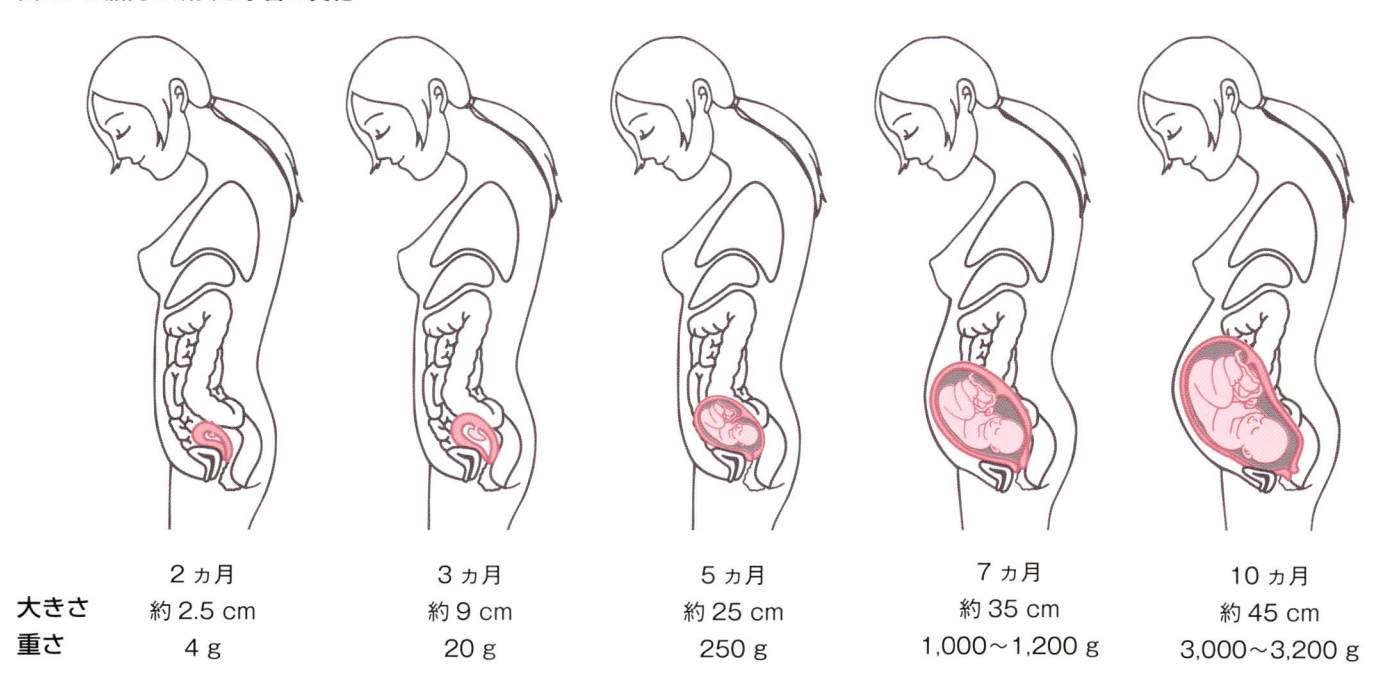

	2ヵ月	3ヵ月	5ヵ月	7ヵ月	10ヵ月
大きさ	約 2.5 cm	約 9 cm	約 25 cm	約 35 cm	約 45 cm
重さ	4 g	20 g	250 g	1,000〜1,200 g	3,000〜3,200 g

11 からだを整える 内分泌系

11.1 内分泌器官とホルモンのはたらき

目標
- 内分泌系について説明できる。
- 全身のおもな内分泌器官とホルモンのはたらきが説明できる。
- ストレス反応時のホルモン分泌について説明できる。
- 運動時のホルモン分泌について説明できる。

重要

身体の特定の器官に作用する物質をホルモンといい、ホルモンを分泌する器官を内分泌腺という。ホルモンは生体において、それぞれ決まった器官で合成され、血液を通して体内を循環し、標的器官のみにおいて効果を発揮する。

■ 外分泌と内分泌

身体はホメオスタシス（恒常性）維持のため、神経系とともに内分泌系が重要な役割を担っている。**分泌**とは細胞が代謝産物を排出することをいうが、その分泌には**外分泌**と**内分泌**がある。汗、皮脂、唾液、消化液、乳汁などは、これらを分泌する組織や器官に導管があり、ここから分泌される。このような分泌のしかたを**外分泌**といい、これを行う組織や器官を**外分泌腺**という。

■ 内分泌器官とホルモンの作用

一方、**内分泌**とは、一部の腺の細胞から産生した物質を、体内の血液やリンパ管に分泌されることをいう。このような、体内に分泌される物質を**ホルモン**という。ホルモンの名前の由来はギリシャ語の hormaein（「刺激する」「興奮させる」）から命名された。ホルモンは生体において、それぞれ、決まった器官で合成され、血液を通して体内を循環し、決まった器官（**標的器官**）のみにおいてそれぞれの効果を発揮する。ホルモンは血液に分泌され、体内に行きわたるため伝達時間は遅いが、その効果の持続時間は長い。ホルモンは生体内の特定の器官の働きを調節するための情報伝達物質である。ホルモンの標的器官の細胞には、ホルモン分子に特異的に結合するタンパク質である受容体（レセプター）が存在する。生体内のホルモン濃度はきわめて低濃度であり、さらに微量で効果を発揮する。ホルモンの種類を大きく分けると、アミノ酸がペプチド合成した**ペプチドホルモン**やステロイドから合成された**ステロイドホルモン**、アミノ酸が変化した**アミンホルモン**などがある。

表 11-1 ホルモンのおもな種類

ペプチドホルモン
・ペプチド結合をもつホルモン
・多くのホルモンが属する
・下垂体、副甲状腺（上皮小体）、膵臓、消化管の内分泌細胞より分泌
ステロイドホルモン
・コレステロールからつくられる
・副腎皮質ホルモン、性ホルモンなど
アミンホルモン
・カテコールアミン（アドレナリン、ノルアドレナリン）：副腎髄質より分泌
・甲状腺ホルモン：甲状腺より分泌
・メラトニン：松果体より分泌

また、ホルモンを分泌する細胞を**内分泌細胞**といい、その細胞が属する器官を**内分泌腺**という。身体には様々な内分泌腺があり、器官独自で内分泌するもの（下垂体、松果体、甲状腺、副腎など）と、内分泌細胞が器官の一部に属しているもの（膵臓のランゲルハンス島、消化管の胃や十二指腸のホルモン分泌細胞、卵巣・精巣のホルモン分泌細胞）などがある。

■ 下垂体分泌ホルモン

　さらに**下垂体**は**前葉、後葉、中間部**の3つからなる。前葉と中間部は腺組織から、後葉は神経組織からなっている。下垂体前葉からは、**甲状腺ホルモン、成長ホルモン、プロラクチン、副腎皮質ホルモン（ACTH）、卵胞刺激ホルモン、黄体化ホルモン**が分泌される。さらに下垂後葉では主に**オキシトシン、抗利尿ホルモン（バソプレッシン）**などが分泌される。

図 11-1 全身のおもな内分泌器官

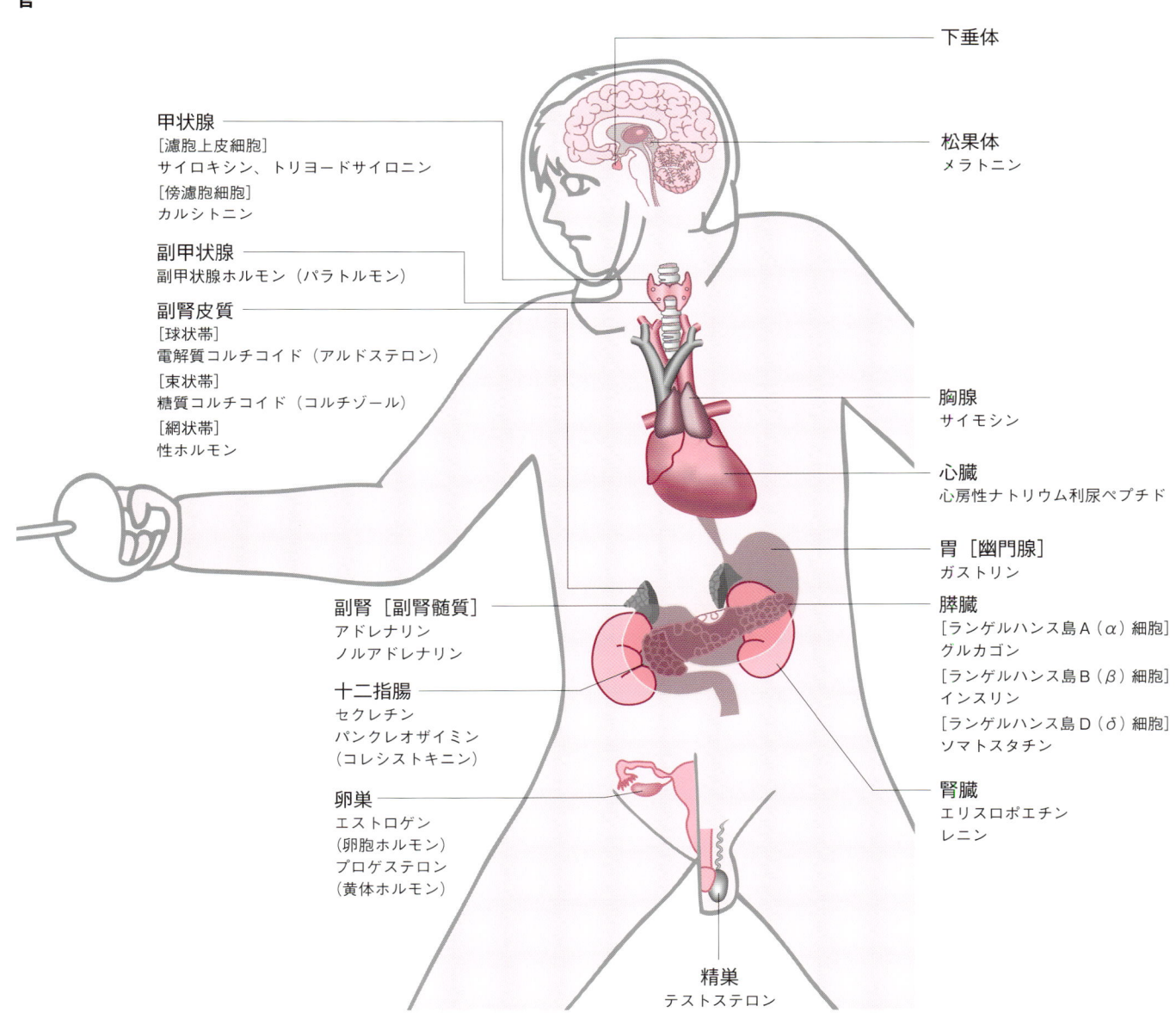

甲状腺
[濾胞上皮細胞]
サイロキシン、トリヨードサイロニン
[傍濾胞細胞]
カルシトニン

副甲状腺
副甲状腺ホルモン（パラトルモン）

副腎皮質
[球状帯]
電解質コルチコイド（アルドステロン）
[束状帯]
糖質コルチコイド（コルチゾール）
[網状帯]
性ホルモン

副腎［副腎髄質］
アドレナリン
ノルアドレナリン

十二指腸
セクレチン
パンクレオザイミン
（コレシストキニン）

卵巣
エストロゲン
（卵胞ホルモン）
プロゲステロン
（黄体ホルモン）

下垂体

松果体
メラトニン

胸腺
サイモシン

心臓
心房性ナトリウム利尿ペプチド

胃［幽門腺］
ガストリン

膵臓
[ランゲルハンス島A（α）細胞]
グルカゴン
[ランゲルハンス島B（β）細胞]
インスリン
[ランゲルハンス島D（δ）細胞]
ソマトスタチン

腎臓
エリスロポエチン
レニン

精巣
テストステロン

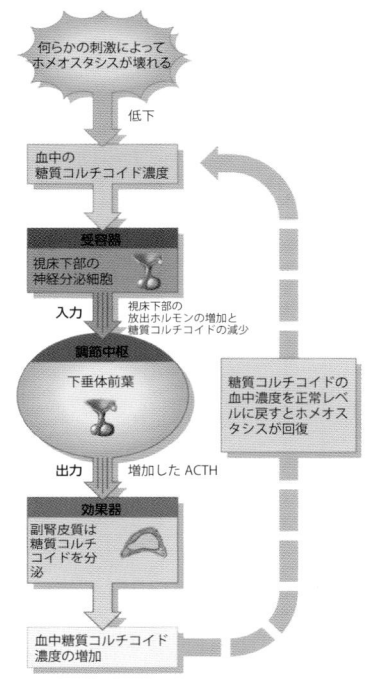

11 からだを整える 内分泌系

■ ホルモンによるホメオスタシス（恒常性）の維持

ホルモンは標的器官の機能を調整し、体のホメオスタシス（恒常性）を保つはたらきをしている。標的細胞の器官の機能が低下した場合は、ホルモンの分泌を促進し、逆に機能が亢進または活性化しすぎた場合はホルモンの分泌を減少し、標的器官の機能が一定水準に保たれるようにホルモンの量は調節される。このようなホルモンを調節する機構を**フィードバック調節系**という。さらに、標的器官の機能が低下している場合は亢進するように、一方、標的器官の機能が亢進している場合は低下するようにはたらくような場合を**ネガティブフィードバック**という。

図 11-2 糖質コルチコイドのネガティブフィードバック

高濃度の視床下部の放出ホルモンと低濃度の糖質コルチコイドが ACTH の放出を促進する。ACTH は副腎皮質からの糖質コルチコイド分泌を刺激する。
ACTH：副腎皮質刺激ホルモン

[左側の図の内容]
何らかの刺激によってホメオスタシスが壊れる
低下 → 血中の糖質コルチコイド濃度
受容器：視床下部の神経分泌細胞
入力：視床下部の放出ホルモンの増加と糖質コルチコイドの減少
調節中枢：下垂体前葉
出力：増加したACTH
効果器：副腎皮質は糖質コルチコイドを分泌
血中糖質コルチコイド濃度の増加
糖質コルチコイドの血中濃度を正常レベルに戻すとホメオスタシスが回復

表 11-2 ホルモンの種類と役割

分泌器官		ホルモン	おもなはたらき
松果体		メラトニン	性腺刺激ホルモン分泌抑制
甲状腺	濾胞上皮細胞	サイロキシン、トリヨードサイロニンなど	全身における細胞の代謝亢進
	傍濾胞細胞	カルシトニン	骨形成促進、血中 Ca^{2+} 濃度を低下させる
副甲状腺		パラトルモン	破骨細胞活性、血中 Ca^{2+} 濃度を促進する
胸腺		サイモシン	T細胞を成熟させる
心臓		心房性ナトリウム利尿ペプチド	尿の生成、排泄増加
胃		ガストリン	胃酸の分泌と促進
副腎皮質	球状帯	アルドステロン	体液調節（Na^+の再吸収、K^+の排泄促進）
	束状帯	コルチゾール	糖新生促進、血糖値上昇、抗炎症作用
	網状帯	性ホルモン（アンドロゲン）	
副腎髄質	副腎髄質	アドレナリン	血糖値上昇、代謝亢進
		ノルアドレナリン	末梢血管収縮、血圧上昇
膵臓	ランゲルハンス島 A（α）細胞	グルカゴン	血糖値上昇
	ランゲルハンス島 B（β）細胞	インスリン	糖の取り込み促進、血糖値上昇
	ランゲルハンス島 D（δ）細胞	ソマトスタチン	グルカゴン・インスリン分泌抑制
腎臓		エリスロポイエチン	赤血球の新生を促進
		レニン	血管収縮、血圧上昇
十二指腸		セクレチン	アルカリ性の膵液分泌
		コレシストキニン	消化酵素の膵液分泌
精巣		テストステロン	骨格筋の発達促進、精子形成など
卵巣		エストロゲン	卵胞の成長促進
		プロゲステロン	子宮腺の分泌促進、受精卵の発育促進

表 11-3 下垂体ホルモン

下垂体前葉ホルモン	
成長ホルモン	骨の増殖促進作用
甲状腺刺激ホルモン	甲状腺で放出されるホルモン（サイロキシンなど）の生産と分泌を促す
副腎皮質刺激ホルモン	副腎皮質で放出されるホルモン（特に糖質コルチコイドと副腎アンドロゲン）の生産と分泌を促す
卵胞刺激ホルモン	卵巣で放出される卵胞ホルモンの生産と分泌と卵胞の成熟を促す
黄体形成ホルモン	卵巣からの排卵を促し、排卵後の黄体形成と黄体ホルモンの生産と分泌を促す
プロラクチン（黄体刺激ホルモン）	黄体ホルモンの分泌促進。しかしヒトの場合では黄体ホルモンの分泌は黄体形成ホルモンがその役割を果たす。つまり黄体ホルモンの分泌促進に関してはプロラクチンは必ずしも必要ない。ただし、このホルモンは分娩後の乳汁生成と分泌促進というはたらきがある
下垂体後葉ホルモン	
オキシトシン	分娩時の子宮収縮作用があり、分娩時に重要な役割を果たす。そのため医療としては陣痛促進剤として用いられることがある。また、乳汁の排出を促す作用もする
抗利尿ホルモン（バソプレッシン）	尿を生成するときに水を再吸収させる。尿を凝縮させる役割をする。尿の生成を促す利尿効果に対抗するので抗利尿ホルモンである。また血圧亢進の作用もある

図 11-3 視床下部下垂体路[*]

オキシトシン、抗利尿ホルモンは視床下部で合成され、下垂体後葉の毛細血管の中へ放出される。

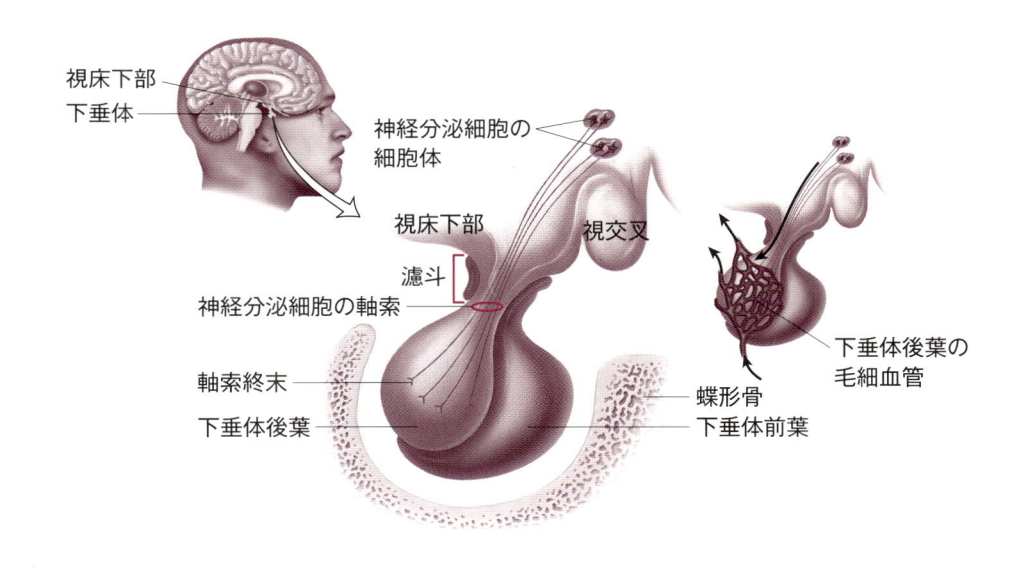

スポーツマンが知っておきたい豆知識

効果的な筋肉つくりの方法

　成長ホルモン分泌を促すにはウエイトトレーニングが効果的であることはいうまでもない。血中成長ホルモン濃度は運動後 15 分でピークに達し、その後は下がっていく。成長ホルモンの効果を最大限に生かすには、ウエイトトレーニングをして、時間をあけずにタンパク質を含む食事を摂取すると有効であると考えられる。つまり、成長ホルモンによる筋肉つくりの効果を生かすには運動、栄養、そして睡眠のタイミングが大切になってくるわけである。

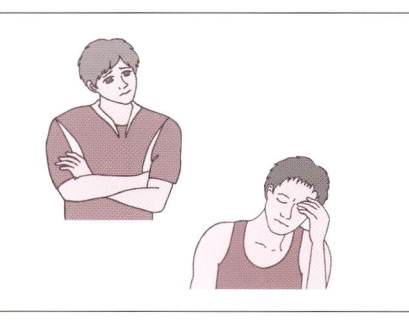

11 からだを整える 内分泌系

11.2 ストレスによるホルモン分泌と運動によるホルモン分泌

目標
- ストレスによるホルモン分泌の特徴が説明できる。
- 運動によるホルモン分泌の特徴が説明できる。

重要

ストレスは視床下部を刺激し、コルチゾールなどのホルモンを分泌することにより、抵抗反応を起こす。その結果ストレスから身体を守る。また、強度の強い運動はストレス系のホルモン分泌を上昇させる。

■ ストレスによるホルモン分泌

「ストレス」という言葉は曖昧だが、近年、ストレスのメカニズムは様々な側面から明らかにされている。ストレスは様々な原因（**ストレッサー**）が要因で起こる。それは、細胞レベルのものから、個体レベルまで多様にある。

図 11-4 ストレス反応時のストレッサー（ストレスの原因）に対する反応[*]
ストレッサーは視床下部を刺激し、「闘争か逃走」反応や抵抗反応を引き起こす。

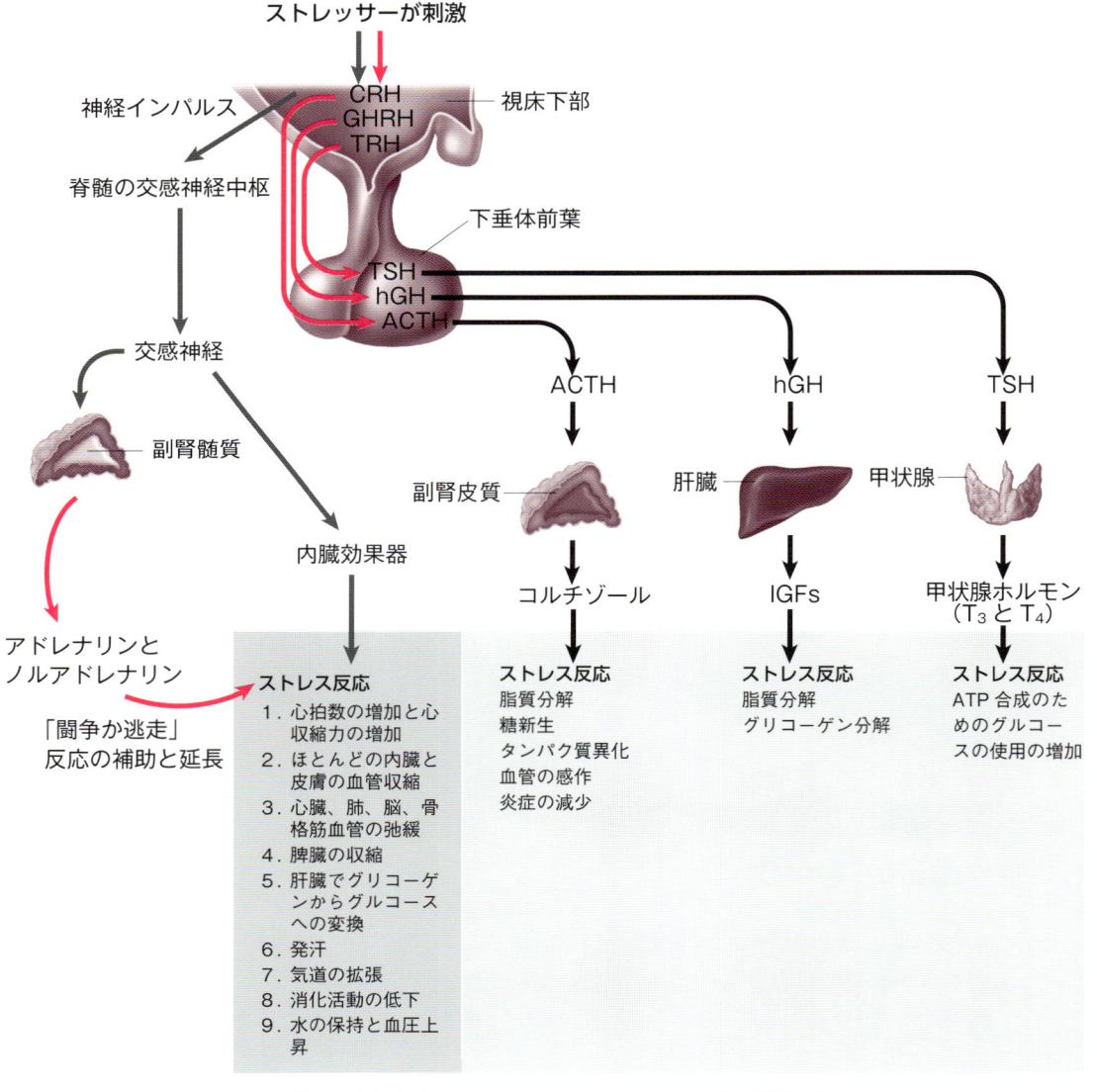

(a) "闘争か逃走" 反応

(b) 抵抗反応

148

19世紀初頭、ウォルター・キャノンにより「**ストレス**」という言葉が使われた。ストレスがホメオスタシスを乱し、生体にゆがみを生じさせることを指摘した。また、生体がストレス刺激に応じて、個別の適切な反応を示すことにより、生体の内部環境を一定に保つことができるとした。キャノンは、敵に襲われるような緊急事態での生理的・心理的な反応を観察した。交感神経系によって副腎髄質から分泌されるアドレナリンの効果と一致して、心拍数増加、心拍出量増加、筋肉の血管拡張、呼吸数増加、気管支拡張、筋収縮力増大、血糖値増加などの緊急事態に有効なストレス反応が生じることを確認した。これらの反応は、闘争あるいは逃走に有利な反応であり「**闘争か逃走反応** fight or flight reaction」と呼ばれている。この「闘争か逃走反応」をつかさどるのは、主に視床下部から分泌される、**コルチコトロピン放出ホルモン（CRH）**であり、CRHが下垂体を刺激して**副腎皮質刺激ホルモン（ACTH）**を分泌させる。次に副腎皮質を刺激してコルチゾールの分泌を促す。コルチゾールは肝細胞の糖新生を促進し、さらに脂質分解を増加させタンパク質異化作用を促進する。その結果、細胞の傷害の修復や炎症を抑える。その他、**成長ホルモン放出ホルモン（GHRH）**、**甲状腺刺激ホルモン（TSH）**、ヒト成長ホルモン（hGH）やサイロトロピン放出ホルモン（TRH）も分泌され、生体がストレッサーと闘う（**抵抗反応**）のを助けている。

■ 運動によるホルモン分泌

運動を行うと心身に変化が生じる。運動をしていると楽しい気分になり、ストレス解消になるといわれる。しかし、その反面、運動はきつくて苦しく、まれにマラソン選手が「うつ」になったという事例もある。視床下部-下垂体-副腎皮質系（HPA系）や視床下部-交感神経-副腎髄質系（HS系）などで放出されるホルモンはストレスの指標として用いられる。近年、運動はこのようなストレス反応と似たホルモン分泌を示すことが明らかにされている。運動による様々なホルモン分泌を測定すると、運動経験や個人差などはあるが、運動強度の指標となる最大酸素摂取量（％ V_{O_2} max）の約50～60％、または**乳酸性作業閾値（LT：Lactate Threshold）**を過ぎたあたりから、ストレスホルモン（カテコールアミンやACTHなど）や下垂体ホルモン（バソプレッシン、オキシトシンなど）の分泌が上昇する。つまり、運動強度がきつくなる無酸素運動になると、ストレスホルモン系の分泌が上昇してくる。しかし、運動に慣れてくると、ストレスホルモン系の分泌も低下する。運動は楽しくないと長続きしない。このようなことを考えると、運動初心者が運動習慣を身につけるには、LT以下の適度な強度で行うことが重要であり、長続きの秘訣といえよう。

図11-5 運動強度とストレス

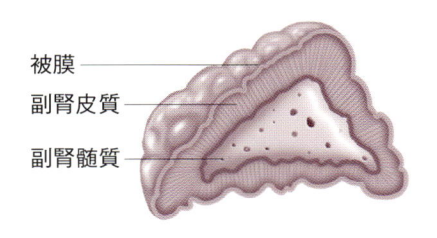

被膜
副腎皮質
副腎髄質

左副腎の切片

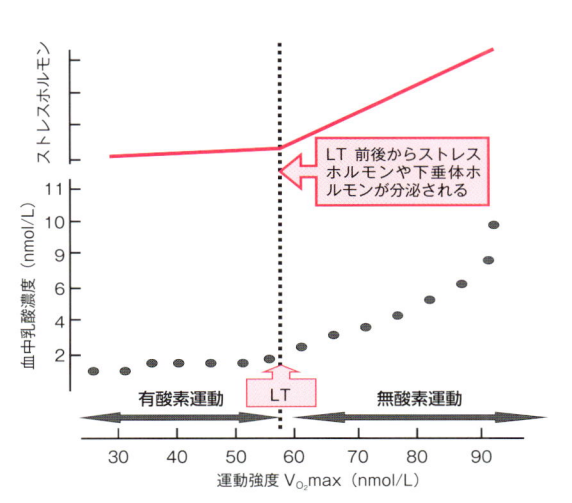

LT前後からストレスホルモンや下垂体ホルモンが分泌される

有酸素運動　LT　無酸素運動

運動強度 V_{O_2}max（nmol/L）

血中乳酸濃度（nmol/L）

ストレスホルモン

12 情報をうけとる 感覚器系

12.1 外 皮

目標
- 皮膚の構造と機能について説明できる。
- 毛、皮膚腺、爪の構造と機能について説明できる。

重要

外皮とは体の体表を被う皮膚とその変形物（角質器と皮膚腺）の総称をいう。皮膚は**表皮**、**真皮**、**皮下組織**の3層で構成され、表面を被い、体を保護している。また、皮膚の付属器として毛や爪があり、付属腺として**汗腺**や**脂腺**がある。

■ 感覚器とその作用

感覚器は**外界からの物理的**ならびに**化学的刺激を感受**することがその役目である。これは**外皮・視覚器・平衡聴覚器・味覚器・嗅覚器**の5種に区別され、これがいわゆる五感器である。さらに**痛み**も身体の重要な感覚である。感覚器と神経系とは解剖学的、生理学的に密接に連携している。これは感覚器だけでも、神経系だけでも刺激の感受はできないことからもわかる。従って、感覚器は知覚神経の終末装置に他ならない。

■ それぞれの感覚器

■ 皮膚の構造

皮膚は身体の表面を被う数mmから数cmの厚さの丈夫な皮膜で、感覚器としては最

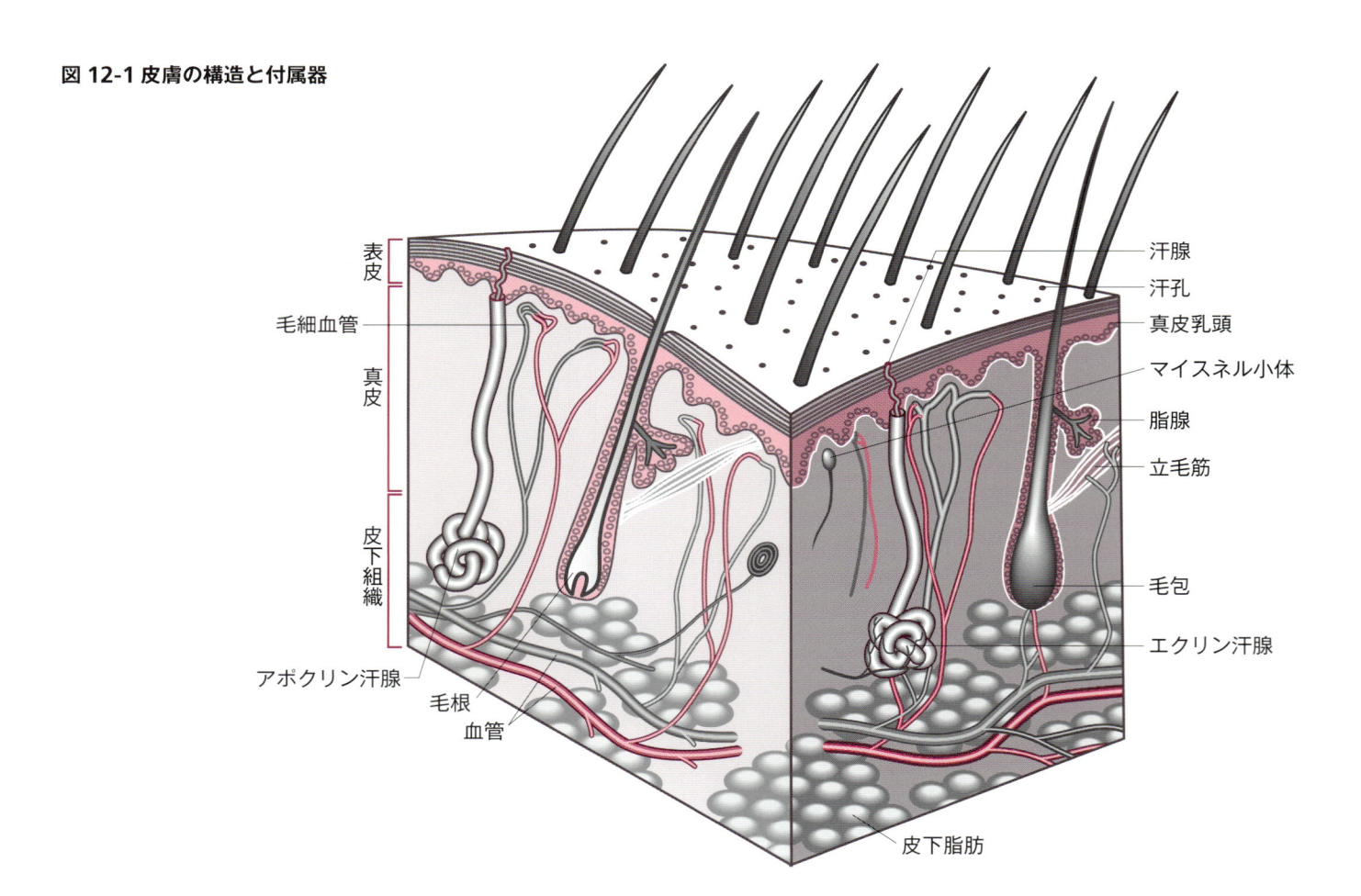

図12-1 皮膚の構造と付属器

も原始的な状態を保っている。そのつかさどる感覚は**触覚・圧覚・痛覚・温覚・冷覚**などで、機械的刺激および熱に関する一切のものを含み、他の感覚器のように特殊化したものではない。皮膚は粘膜と同様に3層からなっているが、各層とも粘膜よりはるかに丈夫にできていて、機械的刺激に対する抵抗性が強い。

① 表　皮

皮膚の最表層をなす**重層扁平上皮**で、粘膜の上皮に相当している。その細胞は基底部の基底層でたえず分裂増殖している。この部分では細胞の形は立方形ないし円柱形であるが、その上の顆粒層では多角形となり、表層にいくに従って次第に扁平化し、ついに角化して核を失い（角質層）、表面から剥がれ落ちる。いわゆる垢はこの死滅した表皮細胞に汗や脂肪などが浸みこんだものである。

② 真　皮

表皮の下にある比較的厚い丈夫な層である。粘膜の固有層に相当するもので、網状に交織した結合組織からできている。真皮の表面から表皮に向かって**真皮乳頭**という無数の小突起が出ている。この乳頭の下層には毛細血管が発達し、複雑な形の環状構造血管より各種の栄養を補給している。また、手掌や足底の皮膚の浅層、すなわち表皮と真皮の境界部付近には、触覚を感受する**マイスネル小体**（触覚小体）が存在する。

③ 皮下組織

最深層で、**疎性結合組織**からなり、皮膚を筋膜その他の深部に結び付けている。皮下組織の中には多量の脂肪組織（**皮下脂肪**）を有し、栄養分の貯蔵場をなすと同時に体温発散を防いでいる。また皮下組織内には**汗腺**という汗を分泌する管状の腺がある。女性や子供ではこの脂肪組織が特よく発達しているので、体表輪郭が丸みを帯びている。

■ 皮膚腺

皮膚腺はすべて表皮が真皮または皮下組織の中へ陥入してできたもので、**脂腺、汗腺、乳房**の3種類に分けられる。

① 脂　腺

皮膚の表面に皮脂を分泌してその保護をする腺である。**単一胞状腺**で、普通は数葉に分かれている。脂腺は毛髪に属しているので、毛包の上部に開いている。すなわち皮脂は毛と毛包との間から皮膚の表面に滲み出る。

② 汗　腺

汗を分泌して排泄作用と体温調節作用とを営む腺である。汗腺は全身の皮膚に分布しているが、手掌・足底・腋窩・陰嚢・大陰唇などに発達が著しい。一方、亀頭部や結膜など粘膜様の性状を具えた皮膚にはみられない。汗腺には**エクリン汗腺**と**アポクリン汗腺**が存在する。エクリン汗腺は全身に分布しているが、陰部にはみられない。アポクリン汗腺の分泌物は一般的に臭気を有し、本来は異性を引き付ける性的意義をもつものである。ヒトでは体臭のおもな要素であり、腋窩・乳頭周囲・外耳道・肛門部・眼瞼の睫毛付近・鼻翼などの皮膚に限局性に分布している。

発汗作用

汗は気温が高かったり、運動したときにかく**温熱性発汗**や、緊張したときの**精神性発汗**、辛いものを食べたときにかく**味覚性発汗**などがある。発汗は体温が上昇すると大脳の**視床**

12 情報をうけとる 感覚器系

下部にある**体温調節の中枢**が自律神経を介して、汗腺に発汗を促すように指令する。汗が分泌されると血流が増加し、その後、汗が蒸発し、毛孔や血管から熱が放散して体温低下が起こる。汗の成分は9割が水で、他は塩化ナトリウムや水に溶けたタンパク質や乳酸などである。乳酸は疲労物質で、酸味がする。またタンパク質も発酵すると、くさい臭いを発する。

③ 乳房

乳汁を分泌する腺であるが、男性では退化して分泌機能をもっていない。**乳房は乳房体**と**乳頭**に分けることができる。

■ 角質器

角質器は表皮の角化変化したもので、人体では**爪**と**毛**がこれに属している。

① 毛の構造

体表のほとんど全面に密生している針状の角質器で、体表の保護、体温の保存などの役目を担っている。真皮の中に埋没にある部分を**毛根**、表皮から外にある部分を**毛幹**といい、先端部を**毛先**という。毛根を鞘のように包む皮膜を**毛包**という。**毛包**は血管や皮脂腺が通

図 12-2 毛*
毛は死滅した角化細胞外タンパク質によって、互いに結合したものからなる。

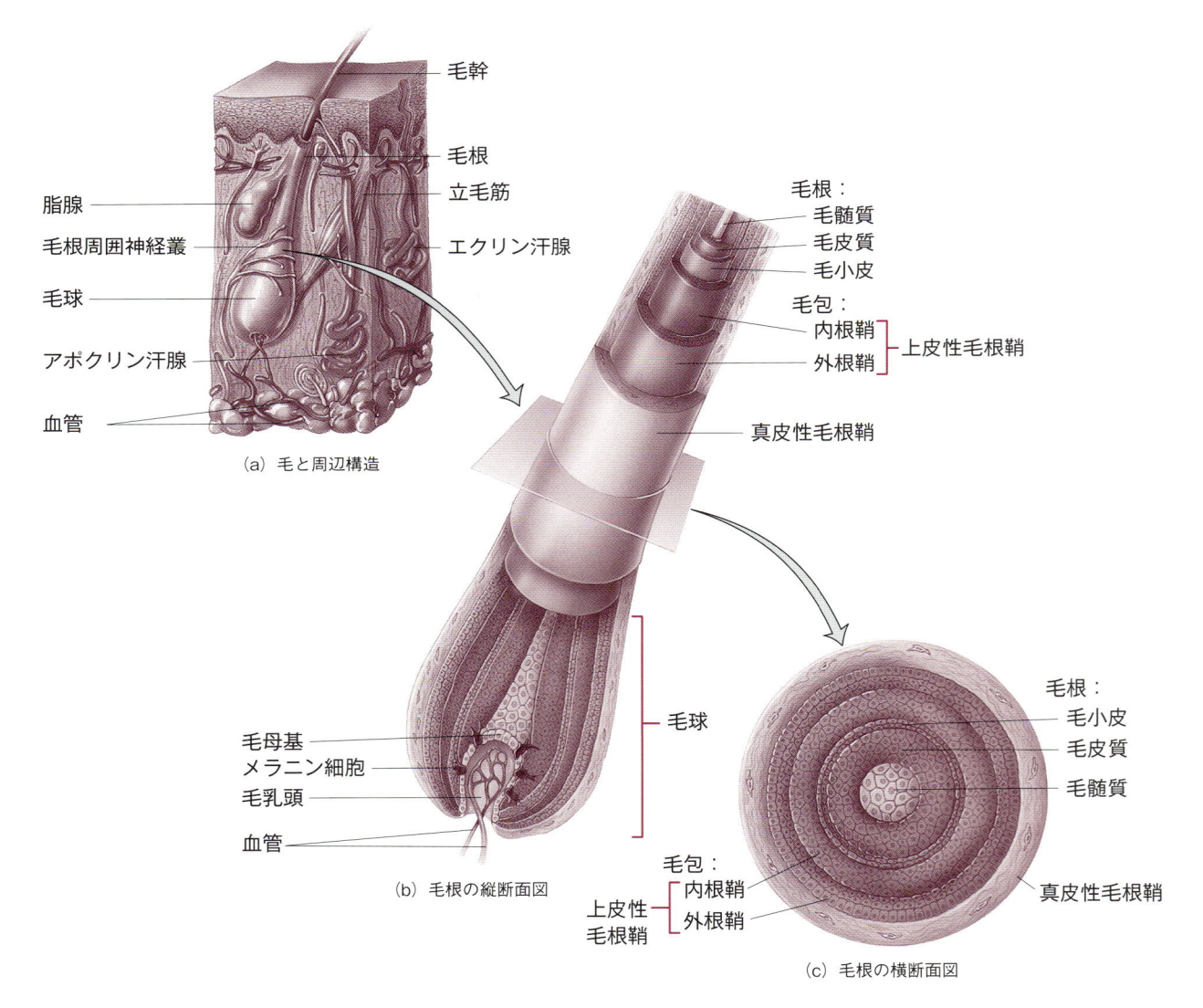

(a) 毛と周辺構造
（脂腺、毛根周囲神経叢、毛球、アポクリン汗腺、血管、毛幹、毛根、立毛筋、エクリン汗腺）

(b) 毛根の縦断面図
（毛母基、メラニン細胞、毛乳頭、血管、毛根：毛髄質・毛皮質・毛小皮、毛包：内根鞘・外根鞘〔上皮性毛根鞘〕、真皮性毛根鞘、毛球）

(c) 毛根の横断面図
（毛根：毛小皮・毛皮質・毛髄質、毛包：内根鞘・外根鞘〔上皮性毛根鞘〕、真皮性毛根鞘）

り、栄養が供給される。さらに皮脂腺は水にぬれにくくするための液体が分泌される。また**毛包**は**立毛筋**につながっており、寒さを感じたときなどは筋肉が収縮して、立毛させて毛孔を塞いで熱放散を防ぐ。毛根の根元は**毛球**といい、**メラニン色素**を産生する細胞が存在する。毛幹は**毛小皮**で覆われ、うろこ状の**キューティクル**を形成する。キューティクルは毛の中にある栄養や水分が外に出るのを防ぐ役割をもっている。毛小皮の中には**毛皮質**があり、メラニン色素を含む細胞からできている。さらに毛幹の一番中心部には**毛髄質**が存在する。

毛の生まれ変わり

毛根の下にある**毛母基**が細胞分裂を繰り返して成長を続けるが、毛母基で細胞分裂ができなくなると毛が抜け落ちる。抜け落ちると、再び毛母基が細胞分裂を開始して新しい毛がつくられる。毛が抜け落ちたあと細胞分裂が起きなくなると、毛の数は減少していくことになる。毛の生え変わりのサイクルは部位によって異なるが、頭髪は1カ月に10～12 mm程度伸び、3～4年は生き続ける。しかし、眉毛などは3～4カ月で生え変わるためほとんど長さが変わらない。

② 爪の構造

爪は手足の指先を守るために存在し、進化過程、表皮の角質層が変化したもと考えられている。爪全体を**爪体**(爪板)、皮膚のひだに埋まっている部分を**爪根**と呼ぶ。爪全体の付け根の白い部分を**爪半月**といい、爪半月とは反対の爪の先端部分の白くなっている部分を**遊離縁**という。遊離縁の下は上皮が厚くなっており、**下爪皮**(爪床)と呼ばれる。**上爪皮**(爪上皮)は爪の付け根に付着する表皮である。爪根の下層にある**爪母基**と呼ばれる部分で細胞分裂が繰り返され爪の成長を促している。爪の成長は年齢や栄養状態などで異なる。また、爪半月の白い部分の出方や大きさを健康状態の指標にすることがあるが、これらの因果関係はほとんどみられない。

図 12-3 爪[*]
爪は死んで角化した表面細胞が密に集積した硬い板である。

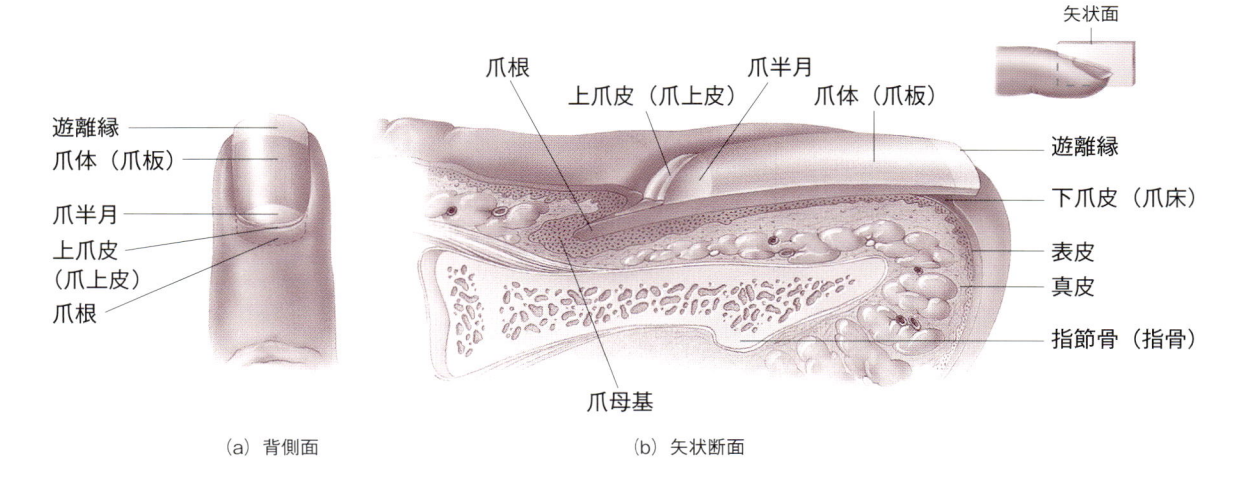

(a) 背側面
(b) 矢状断面

感覚器系

12 情報をうけとる 感覚器系

12.2 視覚器

目標
- 眼の付属器官、眼球壁の層構造、水晶体、眼球の内部、結像のメカニズム、両眼視について述べることができる。

重要

光を感受する器官であり、眼窩の中に納められている。視覚器の主要部分は眼球である。

■ 眼の構造

眼の構造は、カメラと同じようなしくみをもっている。**眼瞼**（まぶた）はレンズキャップやシャッターのような役割をもつ。眼瞼の後ろの**結膜**には、涙腺から分泌される涙液と雑菌などを洗いながし、眼を潤す粘液が分泌されている。外界との最前部には薄い**角膜**があり、光はここで屈折され**瞳孔**から眼球の中に入り込んでくる。黒色をした瞳孔のまわりには、茶色をした**虹彩**がある。虹彩はカメラの絞りに相当する。虹彩の伸縮により瞳孔の開閉が起こり、眼球の中に入ってくる光の量がコントロールされる。虹彩は**メラニン色素**が多いと茶色になり、少ないと青色になる。虹彩の後ろにはレンズ型の**水晶体**が位置する。**毛様体**の伸縮により水晶体の厚さをかえる。また毛様体は栄養を含む**眼房水**を分泌する。水晶体の後ろには球状の**硝子体**が位置する。さらに硝子体の後ろには**網膜**が位置し、瞳孔を通過した光が映像を映す。網膜にとらえられた像は、視神経を通じて大脳に送られる。網膜の外側の**脈絡膜**は光をさえぎり、眼球に栄養などを運ぶ。

図 12-4 眼球とその周辺の構造

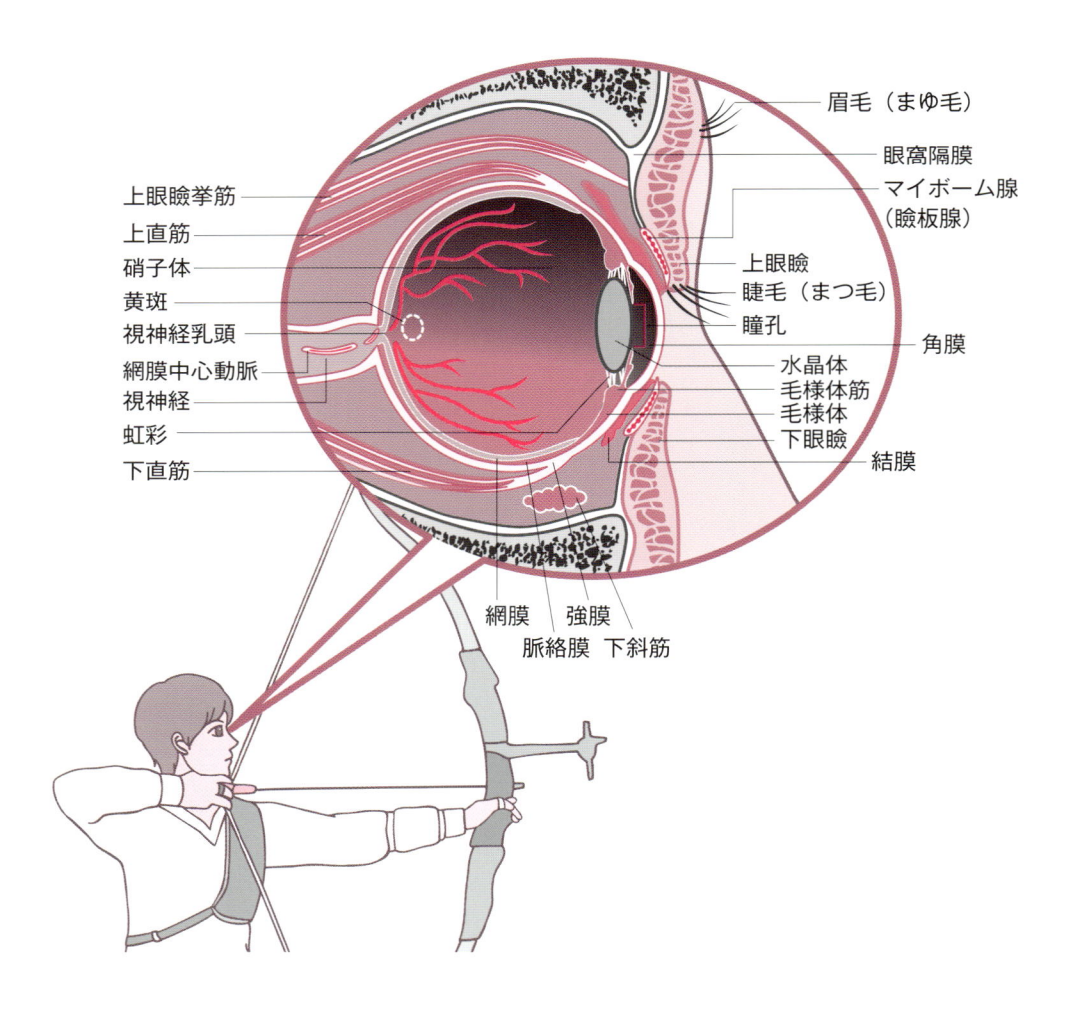

■ 眼　球

眼球は眼窩の内部を満たしている球形の器官である。その前後両極をそれぞれ**前極**および**後極**といい、両極を結ぶ直線を**眼球軸**という。眼球軸は形態学的な概念で**角膜・瞳孔・水晶体・硝子体**などの光学的諸要素の中心を貫いているが、生理学的概念である**視軸**とは完全に一致しない（約5°ずれている）。後極のやや下内側からは視神経が眼球内に進入しているから、視神経と眼球とを合わせるとその形は野菜のクワイのようである。

眼球の構造はカメラとよく似ていて、3層の皮膜からなる外郭とその内部を満たす透明の内容物とによってつくられている。眼球の外郭は**外膜・中膜・内膜**の3層がある。また、すべて透明物質でできており、眼球の屈曲装置をなしている。

① **眼球外膜**

眼球外膜は眼球の最外層をなす皮膜である。これはさらに**強膜**と**角膜**に区分できる。強膜は眼球の大部分を包むかたい白い膜で、前は角膜に続き、後は眼球後極の内下側で視神経によって貫かれている。角膜は強膜の前に続く時計皿状の部分で透明である。

図 12-5 眼球の構造
眼球はカメラの構造とよく似ている。

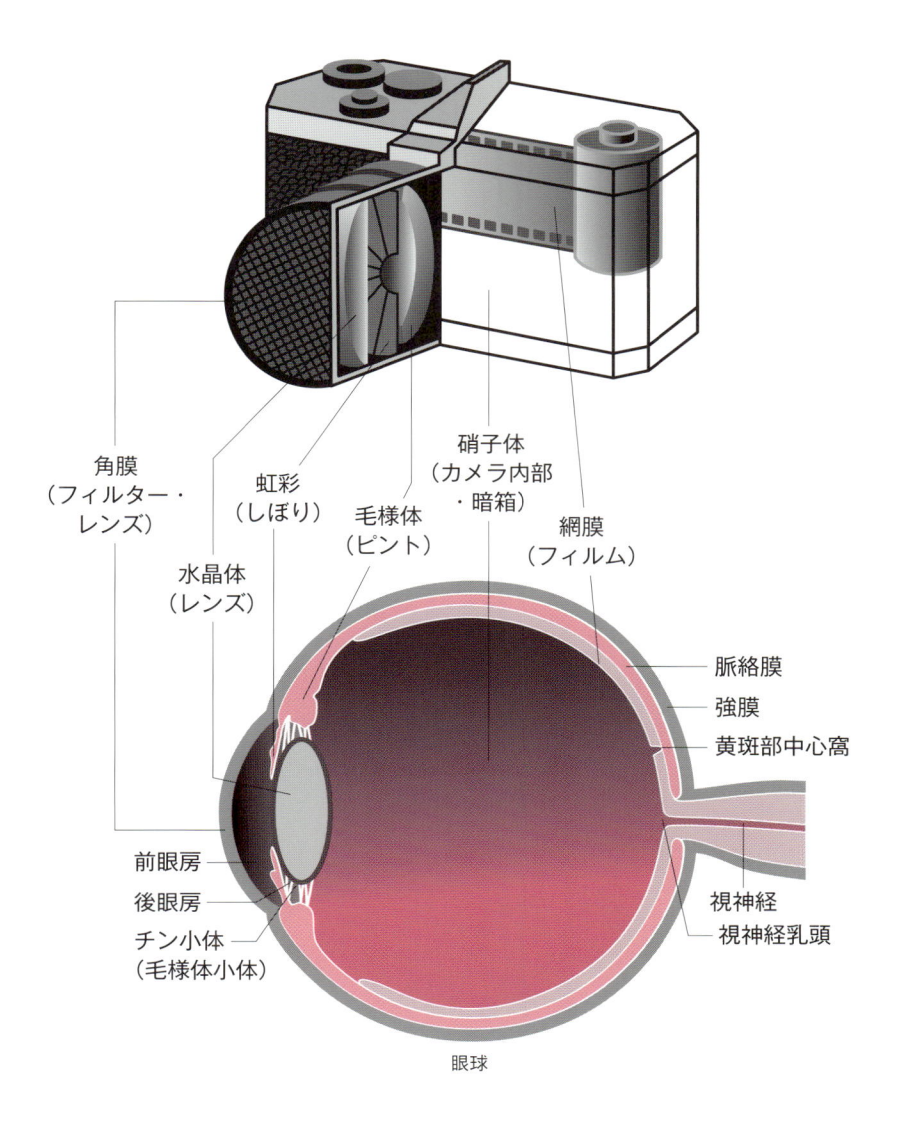

12 情報をうけとる 感覚器系

② 眼球中膜

眼球中膜は軟らかい組織でできた中層で、ブドウ膜ともいわれる。さらに**脈絡膜・毛様体・虹彩**の3部に区分する。脈絡膜は強膜の内側を被い、外部からの光線を遮断する。毛様体は脈絡膜の前に続く肥厚部で、輪状に水晶体を取りまいている。毛様体の内部には平滑筋性の**毛様体筋**があって、水晶体の彎曲を調整する役目をもっている。虹彩は毛様体の前にある円板で、その中央は瞳孔によって貫かれている。

③ 眼球内膜

中膜の内面を裏打ちしている広義の**網膜**である。網膜は**色素上皮層**の内面にある。眼球の最も主要な部分をなし、カメラでいえばフィルムに相当するものである。

■ 硝子体

水晶体の後に広い空間を満たしている寒天のような透明体で、微細なそのすきまを満たす液体からなっている。

視覚の生じる機序は次の通りである。外界のある一定点から発する光の束は角膜・水晶体・硝子体などを通過して**眼底**に達する。光線はこれらの透明体を通過する間に、各部の屈折率にしたがって一定の割合に屈折される。その中で水晶体は屈折装置の主部をなし、毛様体筋によって自在にその曲率を変化して、光の束を網膜上の一点に集合させる。言い

図 12-6 視覚伝導路
視神経の軸索は視交叉へ向かい、視交叉ではそれぞれの眼球から約半数の軸索が交叉して反対側の脳に入る。視交叉を過ぎた後は、視索と呼ばれ、右眼球の右半分からきた神経の束はそのまま右の束へ、左半分からきた神経束は交叉して左の束へいく。また、左眼球の右半分からの神経束は右の束へ、左半分からの神経束は左の束へといき、それぞれ、大脳の右半球と左半球の後頭葉という部分へ情報が伝えられる。つまり、右眼と左眼の視覚の情報は、右半分の視野は両眼の網膜の左半分に投影され、左半分の視野は両眼の網膜の右半分に投影され、視神経を伝わって脳へいく。

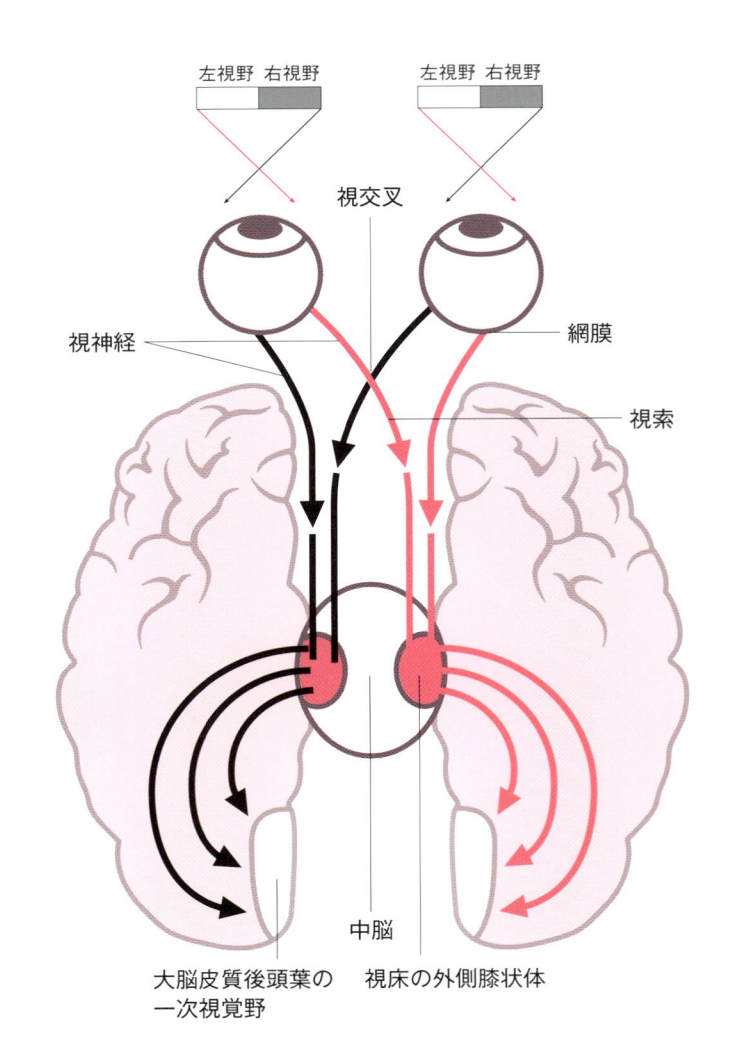

換えると、物体の像は水晶体によって網膜の上にその焦点を結びうるのであって、他の透明体にはこのような遠近調節の作用はない。こうして網膜の上に生じた物体の像は写真機の場合と同様に倒像である。

■ 副眼器

① 眼瞼（まぶた）

眼球の前を被っている板状の軟部で、眼球の保護をするとともに、涙で眼球を潤したり、角膜の表面を清浄に保ったりする役目をもち、また眼に入る光をさえぎる。

② 結膜

眼球の前面（ただし角膜部を除く）と眼瞼の後面とを被う柔らかい薄い膜で、角膜とともに直接外界と接触する部分。

③ 涙器

涙を分泌する涙腺と、これを鼻腔に導出する涙路とからなっている。

④ 眼筋

眼球の運動を支配する小筋で、すべて**横紋筋**である。**上直筋、下直筋、内側直筋、外側直筋**からなる。

スポーツマンが知っておきたい豆知識

スポーツの種類の違いが発汗機能に及ぼす影響

水中では汗が出ても蒸発しないので、発汗は体温調節には役立たない。したがって、陸上で行なった場合と水中で行なった場合とでは、明らかに発汗機能に及ぼす効果は異なってくる。例えば、環境温を 35 〜 45℃に漸増的に高めた場合の発汗反応を陸上のスポーツ選手（陸上競技選手とサッカー選手）と水泳選手と比較した場合、水泳選手の方が、発汗量が多かったという。つまり、発汗機能の改善の著しい者（陸上でトレーニングをしている者）は、気温が少し上がったような軽い温熱負荷の場合にはそれほど汗を出さなくても深部体温を維持することができるが、運動で体温が上がるような強い温熱負荷の場合には、発汗して深部体温を一定に保つように働く。これに対して、発汗機能の改善程度が低い者（水中でトレーニングしている者）では、軽い温熱負荷でもかなり発汗しなければ深部体温を一定に維持できず、また強い温熱負荷でたくさん汗をかかなければならないときに、汗をかくことができないと考えられる。従って、水泳選手は陸上で多少暑がりになるのかもしれない。(Kondo et al,1996)

スポーツ選手も爪のケアは大切である

巻き爪は爪が横方向に彎曲して、巻いた状態になった爪を指す。爪の変形がひどくなると痛みを伴い、爪が肉に食い込み炎症を起こすことがある。特にヒールなどを履く女性にみられるが、スポーツ選手も巻き爪に悩ませられていることがある。スポーツの場面では、爪に頻繁に圧迫や衝撃を加えることがある。また、サポート力の強いストッキングなどを履き、血液循環が悪くなることでも巻き爪になることがあるので気をつけたい。爪を切る際は爪を丸くカットして深爪をすると巻き爪になりやすいので注意が必要である。

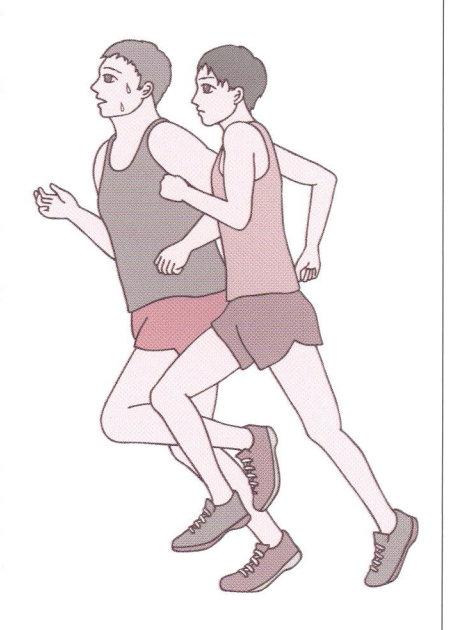

スポーツによる疲労と視力低下

ヒトは外部情報の 80 〜 90％を視覚から得ている。すなわち、物体までの正確な距離や速度等の情報を視覚からの情報に頼っており、運動時に視覚機能を維持することは重要である。運動中、網膜血流の変化は 10％未満であるが、脈絡膜血流は 30％以上増加する。脈絡膜血流が増加することが運動中の視覚機能の維持や、改善につながる可能性を秘めている。また、疲労困憊時点では眼底血流が安静レベルより低下する。従って、高強度の動的運動中（170 〜 180 拍 /min）、一時的に視野が低下することは眼底血流の低下が関連しているかもしれない。(Eur J Appl Physiol 2601-2606、2011)

12 情報をうけとる 感覚器系

12.3 平衡聴覚器

目標
- 外耳、中耳、内耳の構造について述べることができる。
- 聴覚と平衡感覚の受容器について述べることができる。

重要

平衡覚器と聴覚器の総称で、**外耳・中耳・内耳**の3部からできている。このうち外耳と中耳は主に聴覚器に関係しているが、内耳は聴覚器と平衡器の共存場所である。聴覚平衡覚は生理学的にはまったく違った感覚であるが、平衡覚器と聴覚器の共存体である内耳は発生学的にも極めて密接な関係にあり両者を分離できない。

■ 耳の構造

外耳

外界からの音波を集める耳の部分を**耳介**といい、耳介から鼓膜まで**外耳道**という。外耳はまっすぐではなく緩やかなS字状に曲がっており、容易に圧がかかったり、また異物などにより**鼓膜**が破れたりすることを防いでいる。また外耳道は**耳垢腺**や**皮脂腺**が存在し、耳の中のゴミを吸着し、乾燥を防いでいる。鼓膜は中耳にある**耳小骨**とつながっており振動を伝える役割をもっている。

図 12-7 右耳での聴覚受容器への刺激の概要

なお、中耳腔では耳管で咽頭と通じているが、普通、耳管は閉じている。潜水時などでは鼓膜に圧差が生じ、鼓膜は内側に圧迫される。これを解消するために、耳をつまんで圧をかけて耳管を開く耳抜きが重要である。耳抜きは鼓膜破損を防止するために必要な動作である。

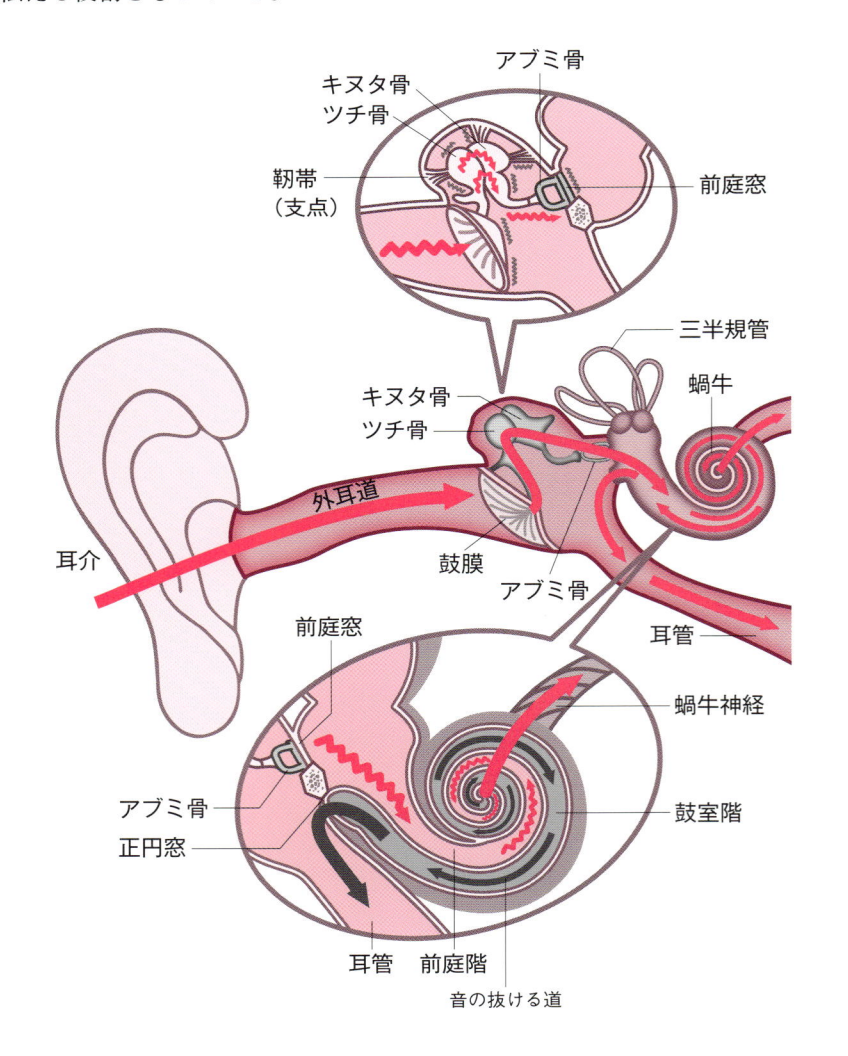

中耳

　外耳からくる音の振動を適当な強さに変えて、これを内耳に伝えるところで、外耳の内側に位置している。中耳の腔室を**鼓室**という。鼓室は外耳とは**鼓膜**によって境され、その中に3個の**耳小骨**（**ツチ骨、キヌタ骨、アブミ骨**）とその付属器とが入っている。ツチ骨は端が鼓膜に密着し、もう一端はキヌタ骨と逆Ｖ字状につながっている。逆Ｖ字の一部は靭帯で頭骨に固定されている。さらにキヌタ骨の先はアブミ骨に連絡し、アブミ骨は蝸牛の入り口にあたる薄い膜の**前庭窓**につながっている。中耳の奥はのどにつながる**耳管**があり、繊毛に覆われ粘液を分泌し、乾燥を防いだり、ゴミなどを運び出したりしている。

内耳

　平衡覚と聴覚を感受し、これらの最重要部をなす**内耳神経**はここに分布している。内耳は**蝸牛**と**三半規管**からなる。この部分は頭骨にうめこまれている。蝸牛（かぎゅう）はカタツムリのような形状をしており、音を電気信号に変える部位である。蝸牛は**蝸牛神経**、三半規管は**前庭神経**により最終的には**大脳皮質**とつながっている。

　渦巻きの形をする内部は**基底膜**により仕切られ、**感覚細胞**が分布する。三半規管は身体のバランスを調節する器官で、体の傾きの程度を判断する**耳石器**や**前庭器官**がある。

■ 音響・平衡感受の機序

　耳介によって集められた音波は外耳道を経て**鼓膜**に達し、これを振動させる。鼓膜の振動は順次**ツチ骨・キヌタ骨・アブミ骨**へと伝わり、**前庭窓**からさらに内耳の**外リンパ**に伝えられる。外リンパの振動は**前庭窓**から**前庭階**を上り、**蝸牛頂**において**鼓室階**に移り、ついに**第2鼓膜**に達し消失する。このようにして外リンパが振動すると、そのなかにある**膜迷路**の壁もまた振動を受けてその壁上の**ラセン器**の感覚上皮を刺激し、その刺激は**蝸牛神経**によって脳に導かれる。

　すなわち外耳を通ってくる気体の振動は中耳で固体の振動となり、内耳でさらに液体の振動に変わり、これがラセン器によって感受されるのである。この他、外耳を通過することなく外皮や骨を経て直接内耳に達する振動もまた音覚を生じる。頭を掻いた場合に音が聞こえるのはその例である。このようなものを**骨伝導**という。

　平衡覚は主として前庭内の**平衡斑**と半規管内の**膨大部稜**においてつかさどられるもので、そのうち前者は頭部の**位置感覚**（頭の方向変化すなわち傾斜の感受）、後者は頭部の**運動感覚**（移動の加速度の感受）に関与するものと考えられている。

スポーツマンが知っておきたい豆知識

パフォーマンスと体性感覚

　二足立位を行うには、前庭系・視覚系・体性感覚系の情報をもとにした間断ない調節が必要である。特に前庭系および視覚系の立位調節への関与は重要と考えられており、体性感覚情報は、これら系の補足的情報源として認識されてきた。しかし、立位調節の低下を抑制あるいは向上させるには、前庭系や視覚系よりも、体性感覚系の関与が大きいと示唆される。体性感覚情報源として固定点へ指先で軽く触れる（ライトタッチ）だけで、静止立位時の姿勢動揺が激減することが知られている。微細な振動刺激により指先触覚の感度を高めると、立位安定性が増すことが報告されている。さらに、指先触覚は、身体重心位置を検知するための重要な情報源であることが推察される。従って、スポーツ場面でもこれらの体性感覚情報源を有効に利用することにより安定した姿勢制御ができるものと考えられる。

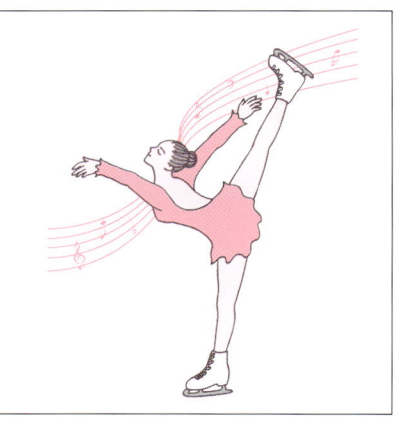

12 情報をうけとる 感覚器系

12.4 味の感覚

目標
- 味覚の受容器について述べることができる。
- 口の構造について述べることができる。
- 咽頭と喉頭の構造と機能を述べることができる。

重要

味は**塩味**（salty）、**酸味**（sour）、**甘味**（sweet）、**苦味**（bitter）の4つの基本味があるが、さらに**うま味**（umami）が認知されている。

■ 味覚器

味覚の受容器は口腔の粘膜上皮内にある**味蕾**である。ヒトの舌には10,000個の味蕾があり、舌の表面にみられる**乳頭**の一部である。舌には**糸状乳頭**、**茸状乳頭**、**葉状乳頭**、**有郭乳頭**など4種の舌乳頭がある。味を感じる味蕾は味細胞の集まりで、大部分は舌乳頭で

図 12-8 舌の構造

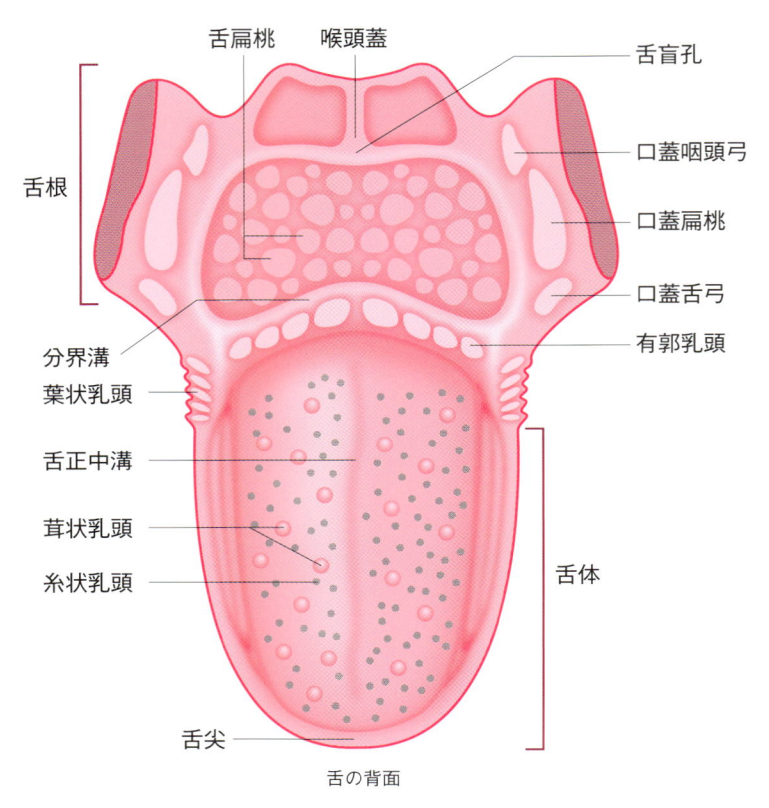

舌の背面

図 12-9 味蕾の構造

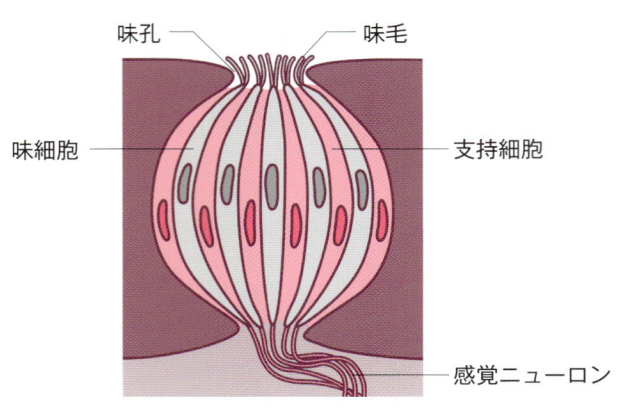

味蕾

160

ある茸状乳頭、有郭乳頭、葉状乳頭にあるが、**軟口蓋、口蓋垂、咽頭**にも分布する。舌の有郭乳頭、葉状乳頭、茸状乳頭にある味蕾の味細胞が化学物質により刺激されると、**顔面神経、舌咽神経**により大脳の**味覚中枢**に伝えられ、味を感じる。味の種類は甘味、苦味、酸味、塩味、うま味の5つの基本味がある。味覚は舌の前部2/3が**顔面神経**、後部1/3は**舌咽神経**によってつかさどられており、これらの神経線維は一部が味蕾の内部に終わり、一部は味蕾外の上皮中に終わっている。

口（口腔）の構造

口は、食べ物を咀嚼したり、発声をしたり、表情をつくったりするところである。口は、**歯・舌・口唇・口蓋・頬**などで構成されている。口の入り口には上下の**唇**（口唇）があり、左右の側面には頬、口の底には**舌**がある。天井は上顎（**口蓋**）で、口蓋の前方には**硬口蓋**が、後方には**軟口蓋**があり、その後部中央には**口蓋垂**が垂れ下がって、奥の咽頭へとつながっている。歯は、大人では32本（智歯（オヤシラズ）含めて）が馬蹄形に並んでおり、これを**歯列弓**と呼ぶ。

のどの構造

のどは**咽頭**と**喉頭**からなり、鼻の奥から声帯のすぐ下までを指す。のどは食べ物を飲み込む時の通り道（消化管）であると同時に呼吸する空気の通り道（**気道**）でもある。また、声帯の振動を共鳴させて音声に変えるはたらきもある。

唾液分泌

唾液腺には3つの**大唾液腺**（**耳下腺・顎下腺・舌下腺**）と多数の**小唾液腺**がある。唾液腺は唾液を分泌する。唾液のはたらきは口腔全体を湿潤化して食べ物を飲み込む、話すときの潤滑油として作用するほかに口腔の清浄作用、食塊の形成、消化作用、抗菌作用などがある。**唾液腺**により、唾液の性状が異なる。**耳下腺**は純漿液腺で、**顎下腺**と**舌下腺**は漿液と粘液の混じった混合腺である。1日で約500～1,000 mLの唾液が出る。

スポーツマンが知っておきたい豆知識

マウスピース

最近、多くのスポーツ種目でマウスガードを付ける選手が見受けられる。元々は試合中に歯列をしっかり噛み合わせておき、歯自体の損傷、歯による口内の裂傷を防ぎ、脳への振動を軽減するための器具である。しかし、マウスピースを着用することが筋力、体平衡機能、瞬発力、集中力といったスポーツパフォーマンスに影響を与えるという報告もある。従って、コンタクトプレー以外の選手も着用するようになったようである。過度なストレス場面では歯を食いしばっていることが多い。これは顎関節が圧迫され、身体に過度な緊張や不安を与え、疲労、注意力散漫、集中力の阻害などが起こり、パフォーマンス低下につながる。マウスガードにより顎関節の圧迫を防ぎ、身体へのストレスを軽減させ、スポーツパフォーマンス向上につながる可能性がある。しかし、装着による違和感など個人差も大きい。

12 情報をうけとる
感覚器系

飲み込むしくみ　嚥下

　口腔の中に取り込まれた食べ物や飲料水を、口腔から咽頭・食道を経て胃に送り込む反射性の運動を**嚥下**という。この反射は脳の**延髄**で制御されている。嚥下の過程は、3相に分けられる。第1相は（**口腔相**）で食物が口に入ると、食物塊は舌背部と咽頭にある神経終末を刺激する。舌底部と口腔底の筋肉を収縮し、舌は上後方に引き上げられる。食物塊は咽頭に入り、呼吸は抑制される。第2相（**咽頭相**）は咽頭から食道入口までである。食物塊は咽頭の粘膜上皮を刺激し、咽頭壁の筋肉を収縮して、食道へ食物塊を送り込む。**軟口蓋**は、食物が鼻に入るのを防ぐために、持ち上げられ、**喉頭蓋**は、気道を保護するために持ち上げられる。舌は、さらにずっと後方にまで引き寄せられる。第3相（**食道相**）では食道入口から胃までである。食物塊は食道壁を刺激し食道の筋層を刺激する。収縮の**蠕動運動**が起こり胃に向かって食物塊を送り込む。迷走神経の働きで、**噴門括約筋**が弛緩し、胃に食物塊が入る。

図 12-10 口の構造

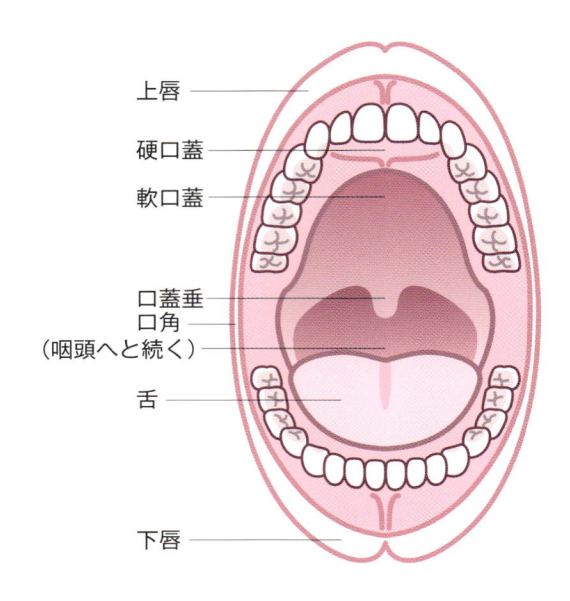

図 12-11 気　管

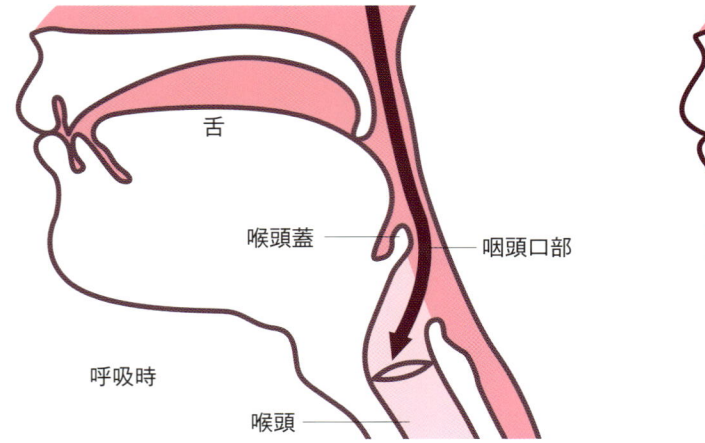

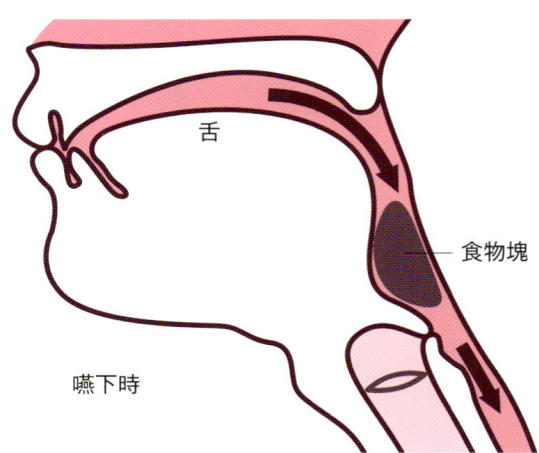

12.5 嗅覚器

目標
- 鼻の構造と機能が説明できる。
- どのような経路で空気が鼻に入り通過するか説明できる。
- 嗅覚のメカニズムについて説明できる。

重要

鼻腔には嗅覚の情報を感じる受容器が存在する。空気が吸い込まれると鼻腔の**鼻甲介**により空気の流れが乱れ、空気に含まれる**におい物質**が嗅細胞で感知され、**嗅神経**を介して**嗅球**に情報が伝える。

■ 鼻の構造

鼻は、**外鼻・鼻腔・副鼻腔**の3つの部分に分けられる。鼻腔はさらに、**鼻中隔**によって、左右に分けられる。

鼻孔は空気の出入り口であり、下向きに2つある。鼻毛はホコリやゴミを取り除くはたらきをしている。中の構造を支えているのは、下半分が軟骨で、上半分は骨になっていて頭の骨につながっている。

鼻孔から咽頭までをつなぐ管状の空洞になる部分を**鼻腔**という。入り口は狭いが、内部は広くなっている。左右の鼻腔の境目に**鼻中隔**がある。外側の壁には3つのヒダ状の突起があって、上から**上鼻甲介**、**中鼻甲介**、**下鼻甲介**という。鼻中隔や鼻甲介から粘液が分泌され、ホコリやゴミを吸着する。吸った空気は、ほとんどが鼻腔の天井にあたり、**上鼻道**を通って気管に流れ込む。吐き出された空気は喉の突き出た部分にあたり、方向を変えて**中鼻道**と**下鼻道**を通じて外に出て行く。

図 12-12 鼻の構造

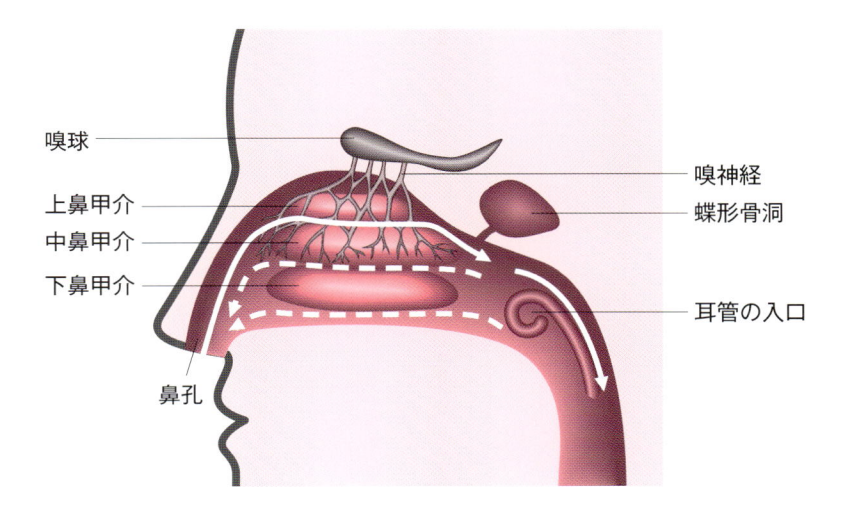

スポーツマンが知っておきたい豆知識

アロマセラピーの様々な効果

「アロマセラピー」のアロマはギリシャ語で「香り」や「香辛料」を意味し、セラピーは「医療」をさす。アロマセラピー効果といえば、まず、「リラックス効果」を思い浮かべるが、その効果は、唾液中のストレスマーカーであるコルチゾールを指標とした生理的実験からも多数、報告されている。さらに最近では、アロマセラピーはリラックス効果の他に、認知症、肥満、アレルギーなど幅広い疾患の改善に有効であることが報告されている。アロマセラピーに使用される精油の種類は多数あり、その効果も様々である。またマッサージオイルとしても使用されていることから、今後、スポーツの様々な場面でアロマセラピーの効果が利用されることが期待される。

感覚器系

12 情報をうけとる 感覚器系

■ 嗅覚のメカニズム

上鼻甲介に沿って**嗅上皮**というニオイを感じる受容体があり、**嗅細胞**はニオイの分子を受けとる。嗅細胞が並んでいる部分は鼻粘膜に覆われており、そこから粘液が分泌される。さらに嗅細胞の先端には嗅毛が粘液から突き出すような形で生えており、ニオイの分子が**嗅小毛**にある受容体を結合すると、その刺激が**嗅神経**を通じて大脳皮質の**嗅覚野**に情報伝達されていく。様々なニオイが存在するが、食べ物のおいしそうなニオイの情報は**体性感覚野**に送られ、唾液を分泌させる。生臭いニオイを嗅ぐとその情報は運動野に送られ、鼻をつまむような行動を起こさせる。嗅覚は空気中を浮遊する揮発性物質の化学的な性質を感知する感覚である。基本的なニオイとして**腋窩汗臭、精液臭、魚臭、麦芽臭、尿臭、ジャコウ臭、ハッカ臭、樟脳臭**の8種類のものが想定されている。ヒトの嗅覚はほかの動物より鈍感で、例えばイヌよりも100万〜1,000万倍も感度が低い（閾値が高い）。

図12-13 嗅上皮

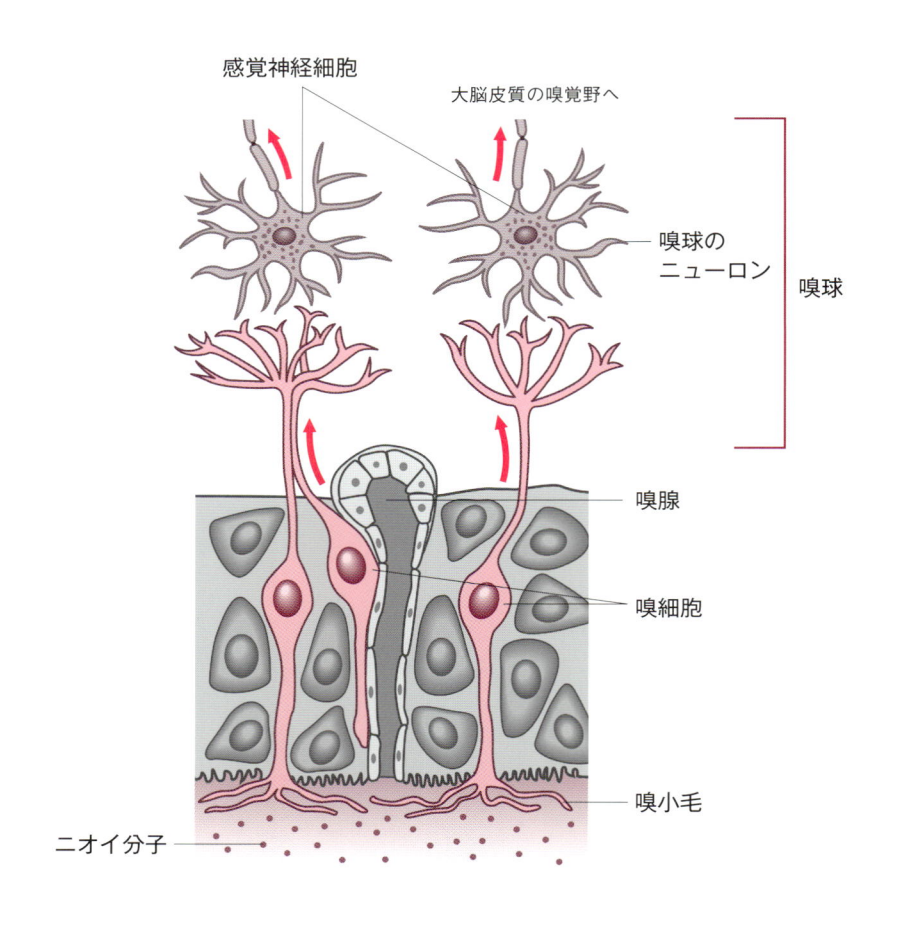

スポーツマンが知っておきたい豆知識

運動強度と味覚

スポーツ活動は練習の前後に速やかに栄養摂取を行うことで疲労回復やパフォーマンス向上の重要な役割を担う。しかし、激しいトレーニングは食欲不振に陥りやすく、十分な栄養補給が行えない状況もしばしばみられる。そこで重要になるのは味覚である。長時間の運動後には高濃度の甘味を美味しく感じる。これは失われたグリコーゲンを速やかに補給しようとする自動能が機能するのかも知れない。また、甘味の認知閾値は高強度運動（フルマラソン）、長期運動（合宿など）で鈍化する。これは味覚神経系も疲労したことが疑われる。しかし、軽度な運動では味覚は敏感になり、その後の食事もより美味しくいただける。このように、スポーツ選手の栄養摂取は状況に応じて味付けを変えることが有効であろう。

12.6 疼痛（痛み）

目標
- 痛覚の受容器の存在する場所と機能を述べることができる。

重要

痛みは皮膚や粘膜、骨膜、内臓の**自由神経終末**が刺激されて起こる。痛みの情報は、**脊髄後根**から入って脊髄を上行し、**延髄**、**視床**を経て**大脳皮質**にいたり、そこで痛みが自覚される。

痛覚は大きく体性痛と内臓痛に分けられる。**体性痛**はさらに皮膚や粘膜の自由神経終末である痛点が刺激されて起こる**表在痛**と骨膜、関節・筋などの痛みである**深部痛**に分けられる。**内臓痛**は主として腸管や胆嚢などの中空臓器の壁が急激に伸展されたときに生じる痛みである。表在痛は局在がはっきりしているが、深部痛や内臓痛は局在がはっきりせず漠然とした痛みである。内臓痛は皮膚に投射して、皮膚の痛みとして感じられることがある。これを**関連痛**という。例えば、心筋梗塞のような心臓の痛みは左肩〜左腕内側に関連痛を生じ、虫垂炎の初期には上腹部に痛みが放散されることが代表的である。

急性痛は鋭い痛みであるが持続時間は短い。交感神経活動が亢進し心拍数の増加、血圧上昇、呼吸促進、手掌の発汗（精神性発汗）などをみる。**慢性痛**は痛みが4週間以上持続するものであり、精神的に抑うつ状態となり食欲減退や痛みに対する耐性の低下などを生じる。

組織が傷害を受けると組織の細胞から**ブラジキニン**と呼ばれる生理活性物質が産生され、これが**侵害受容器**（自由神経終末）を刺激して痛みを生じる。また、組織の細胞に加えられた侵害刺激は**ホスホリパーゼ**を活性化し、細胞膜を構成する成分であるアラキドン酸が切り出され、シクロオキシゲナーゼの作用によりプロスタグランジンが産生される。プロスタグランジンはブラジキニンに対する感受性を上昇させて痛みを増強すると同時に、組織内の血管拡張と毛細血管の**透過性亢進**を起こし、局所の**発赤**と**浮腫**を生じる。

スポーツマンが知っておきたい豆知識

ランナーズハイと脳内物質

強力な鎮痛物質である**モルヒネ**と同様の鎮痛作用を有する**エンケファリン**や**β-エンドルフィン**といった**内因性モルヒネ様物質（オピオイド）**がヒトの脳にも存在する。特に、中等度以上の運動を行うと**β-エンドルフィン**の量が増加することが知られている。試合中は怪我の痛みを忘れたとか、試合が終わってから血が出ていることに気付いたなどの経験は、競技に集中していたことばかりでなくβ-エンドルフィンにより鎮痛作用が効いていた可能性もある。また、スポーツ後の爽快感やランナーズハイなどにもβ-エンドルフィンは関与している。我々の脳は運動によって麻薬に似たオピオイドをつくることができるのである。

運動神経とコーディネーション能力

スポーツ選手であれば、運動神経がよいにこしたことはない。ここでいう運動神経とは、目や耳など感覚器から入ってきた情報を脳が上手に処理して、からだの各部に的確な指令をだす神経回路のことである。近年、この運動神経を「**コーディネーション能力**」と呼ぶことが多くなってきた。

「コーディネーション」とは、1970年代に旧東ドイツのスポーツ運動学者が考え出した理論で、コーディネーション能力を「**リズム能力**」「**バランス能力**」「**変換能力**」「**反応能力**」「**連結能力**」「**定位能力**」「**識別能力**」の7つの能力に分けてとらえている。従って、スポーツを行っているときは、これらの能力が複雑に組み合わさっている。

例えばサッカーをしている場合、身体をバランスよくリズミカルに動かす（**リズム能力・バランス能力・連結能力**）、ボールの落下地点へ身体を移動する（**反応能力**）など、様々な能力が絶えず複雑に機能している。

また、スポーツでは、2つ以上の課題を同時に行う場面がたくさんある。例えば、サッカーでドリブルをしているとき、周囲の状況を確認しながらボールをコントロールするといった場合などである。このような場面でも、感覚器から入ってくる多くの情報を適切に処理して身体の各部へ伝える「コーディネーション能力」が重要となる。

13 からだをコントロールする
中枢神経系・末梢神経系

13.1 脳の構造

目標
- 脳を構成している部位の名称が答えられる。
- また脳の各部位の働きが説明できる。
- 脳の各部位とその作用を説明できる。

重要

脳は大脳、間脳、中脳、橋、延髄、小脳などからなる。脳は中枢神経系として最も重要なはたらきをしている。

神経系は末梢からの刺激を受けとり、これに対する反応を末梢に伝える**中枢神経系**と、中枢神経系と末梢とを連絡し、神経刺激の伝達を司る**末梢神経系**からなる。中枢神経系は**脳**と**脊髄**とからなる。そのうち脳は**大脳**、**間脳**、**中脳**、**橋**、**延髄**、**小脳**などからなる。脳は男性で 1.5 kg 前後、女性で 1.3 kg 前後程度の重さである。

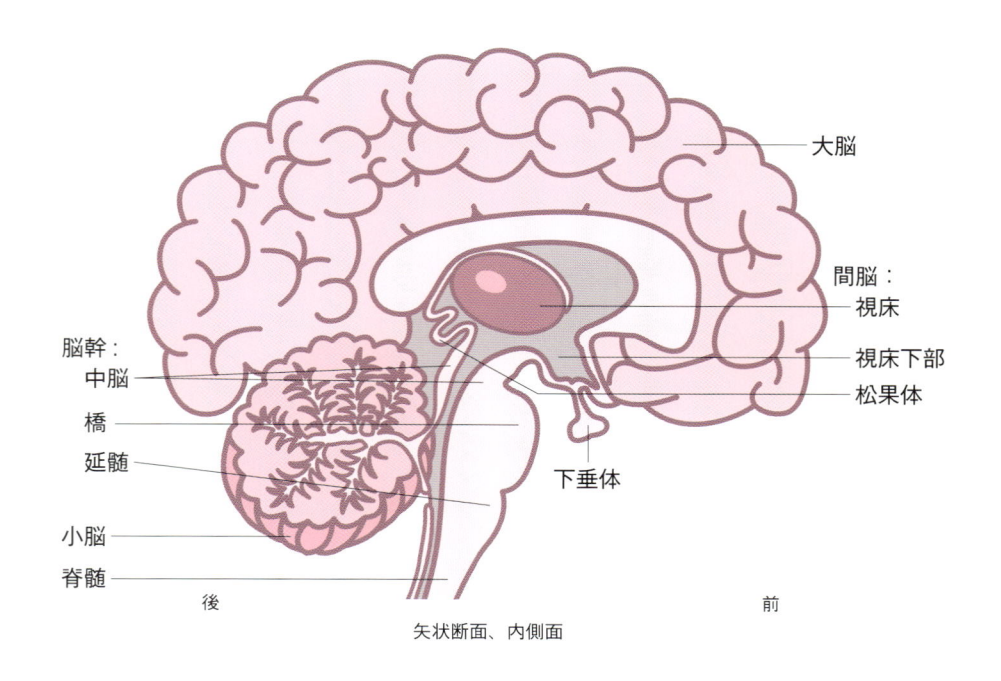

■ 脳を保護する被膜

脳および脊髄は、外側から順に、硬膜、クモ膜、軟膜の 3 層の髄膜で被われ、保護されている。**脳硬膜**は大脳縦裂に入り込んで、左右の大脳半球を分ける**大脳鎌**、大脳半球と小脳との間に入り込む**小脳テント**、左右の小脳半球の間に入る**小脳鎌**を形成する。**クモ膜**は、オブラート様の膜で、その下に脳脊髄液で満たされた**クモ膜下腔**がある。**軟膜**は脳溝の中に入り込んで脳の表面に密着している。血管に富んだきわめて薄い膜で、脳室内にも拡がって、脳室壁の一部も構成し、**脈絡叢**をつくる。脳は脊髄液の中に浮かんだ状態にある。また、髄液は脳室内にある脈絡叢により産生・分泌され、以下の経路を通り脳表において静脈系（硬膜静脈洞）に吸収される。

■ 大 脳

大脳は脳のうち最も大きく、**終脳**の大部分を占め、脳全体量の 8 割を占める。脳の表面には、神経細胞の集まった皮質があり、**脳溝**と呼ばれるたくさんのしわがある。また、**脳溝**と溝の間の盛り上がりを**脳回**という。大脳は深い溝の**大脳縦裂**を境に**右半球**と**左半球**に

図 13-1 脳と脊髄
脳の 4 つの主要部位は脳幹、小脳、間脳、大脳である。

図 13-2 脳を保護する被膜*

頭蓋と脳膜が脳を保護している。

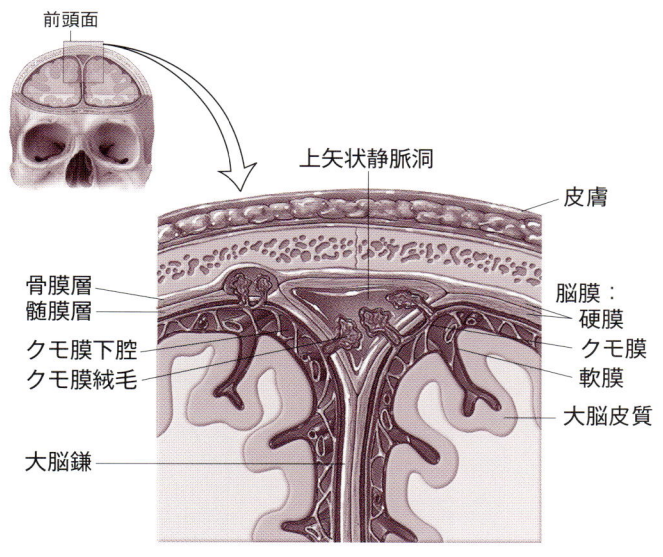

ラベル（左図）: 前頭面／上矢状静脈洞／皮膚／骨膜層／髄膜層／クモ膜下腔／クモ膜絨毛／大脳鎌／脳膜：硬膜／クモ膜／軟膜／大脳皮質

(a) 頭蓋の前頭断面：脳膜を示す

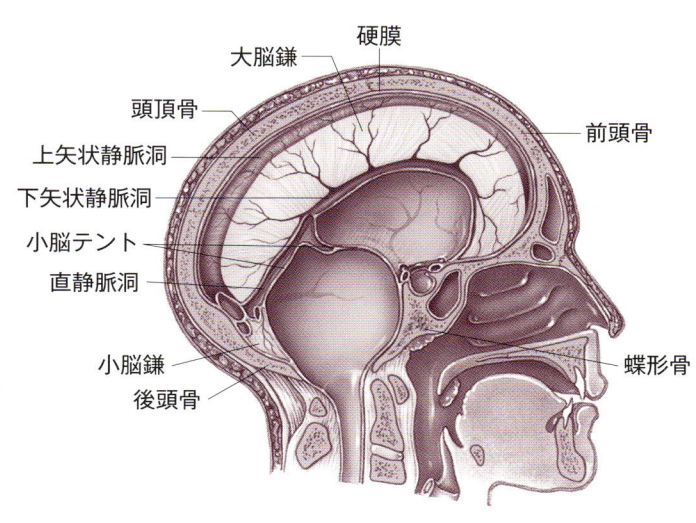

ラベル（右図）: 大脳鎌／硬膜／頭頂骨／上矢状静脈洞／下矢状静脈洞／小脳テント／直静脈洞／小脳鎌／後頭骨／前頭骨／蝶形骨

(b) 硬膜の延長部分の矢状断面

図 13-3 大脳

大脳は"知性の座"である。大脳は、読み・書き・話す能力、計算をし音楽を作曲する能力、過去を記憶、未来に対する計画を立て、存在したことのない物事を思い描く能力をもたらす。大脳は、外側の大脳皮質、内部の大脳白質、および白質の深部にある灰白質の神経核でできている。

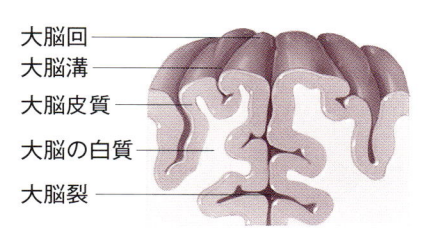

ラベル（左図）: 大脳回／大脳溝／大脳皮質／大脳の白質／大脳裂

大脳回、大脳溝、大脳裂の詳細図

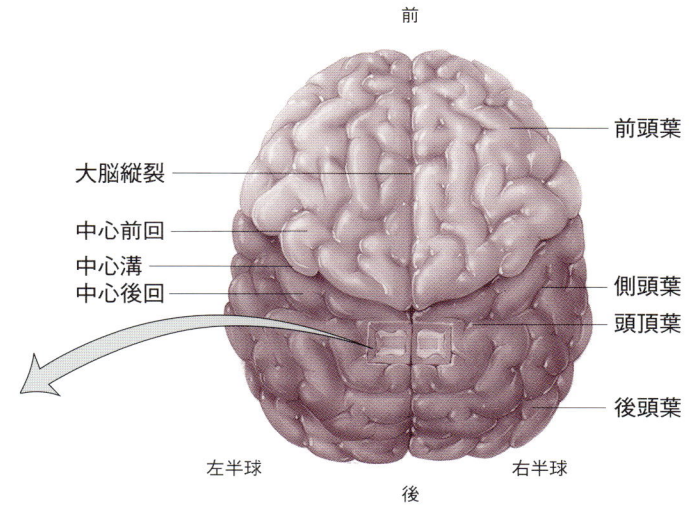

ラベル（右図）: 前／大脳縦裂／中心前回／中心溝／中心後回／前頭葉／側頭葉／頭頂葉／後頭葉／左半球／右半球／後

図 13-4 脳の底面

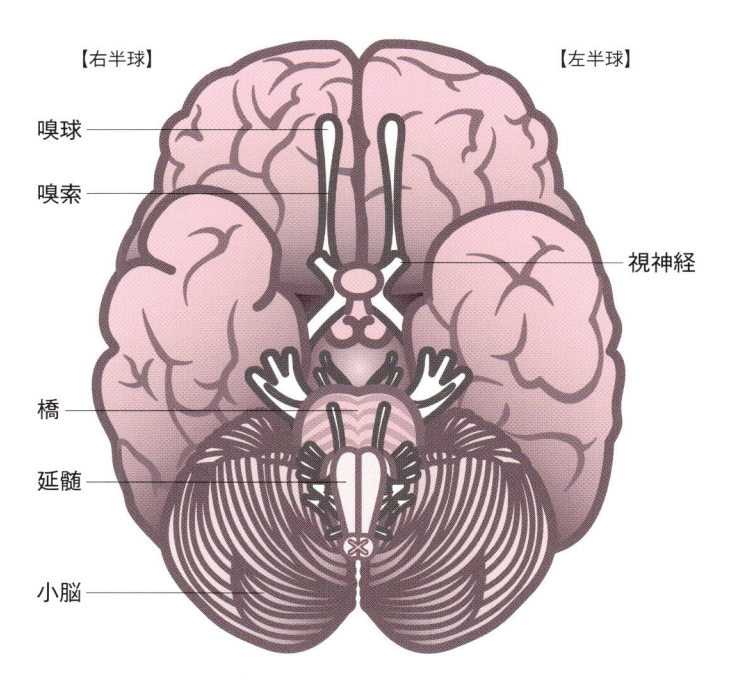

ラベル: 【右半球】／【左半球】／嗅球／嗅索／視神経／橋／延髄／小脳

13 からだをコントロールする 中枢神経系・末梢神経系

分けられる。**脳梁**は右半球と左半球をつなぐ神経線維の通路である。さらに脳はいくつかの領域（葉）に分けられるが、**大脳半球**は**前頭葉、頭頂葉、後頭葉、側頭葉**の4つからなる。前頭葉と頭頂葉の間には**中心溝**があり、側頭葉の上には**外側溝**がある。

中心溝のより前方部を**前頭葉**、中心溝より頭頂後頭溝までの部位を**頭頂葉**という。頭頂後頭溝の後の部分から小脳までを**後頭葉**という。

大脳皮質はごく一部分を除き、6層の細胞層からなる。ブロードマンは細胞構造や機能の違いを詳しく調べ52野に分類した脳地図を作成した（**ブロードマンの脳地図**）。このように、大脳皮質は、その部位ごとに構造上の差があり、それに対応する**機能局在**がみられる。

ブロードマンの地図の第1から3野を**感覚野**と呼ぶ。ここは全身の皮膚からの感覚情報が送られ、情報を分析している。**一次運動野**（4、6野）は運動ニューロンを直接支配し、反対側の筋の随意運動を指令している。**二次運動野**は一次運動野と連絡をとり合い運動準備や運動制御を行っている。17～19野は**一次視覚野**といわれ、この部位に損傷をきたすと視野などの障害がでる。

22、41、42野は**一次聴覚野**で、**ウェルニッケ野**（**感覚性言語中枢**）といわれる。この部位が損傷すると言葉の理解ができなくなる。44、45野は**ブローカ野**または**運動性言語中枢**とも呼ばれ、声帯を司り、この部位が壊れると言葉を話せなくなる。また、43野は味覚を司る。その他、大脳皮質には、神経線維が連絡している領域を**連合野**という。**頭頂連合野**は皮膚感覚、視覚、聴覚を集めて統合している。**前頭連合野**は、行動計画や構想などを組み立てる。**側頭連合野**は、入ってきた視覚と聴覚の情報を処理して認識する。このように大脳皮質は場所や領域により、役割が異なる。

さらに大脳は、神経細胞が集中して薄い灰色にみえる**大脳皮質**（**灰白質**）と神経細胞から伸びる神経線維が集中して白くみえる**大脳髄質**（**白質**）に分けられる。灰白質は神経細胞の集まる神経核である。白質をつくる神経線維は大脳皮質と脳幹や脊髄などを連絡する**投射線維**、右半球と左半球をつなぐ**交連線維**がある。さらに大脳半球の同じ側面を連絡する**連合線維**がある。**内包**には投射線維が、**脳梁**には交連線維が集まる。

図13-5 大脳皮質の機能的区分[*]

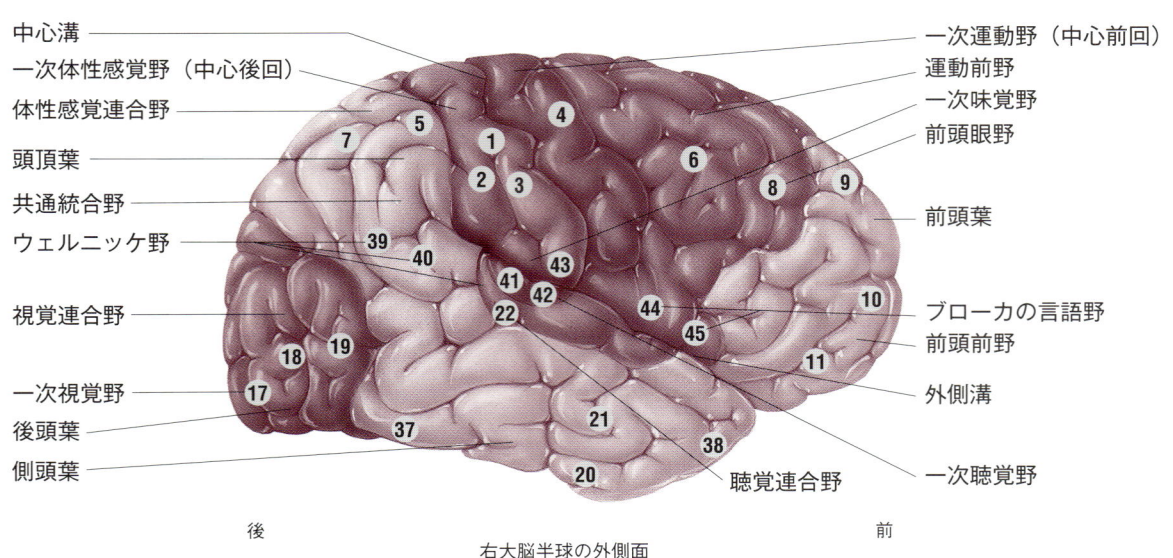

右大脳半球の外側面

その他、大脳には大脳皮質の内部に**大脳辺縁系**（**帯状回、脳梁、海馬、海馬傍回、歯状回、扁桃体、中隔核**や**大脳基底核**（レンズ核、尾状核、線状体など）がある。帯状回は脳梁の上に位置し、脳梁は左右の大脳半球を結ぶ神経線維があつまる。

特に海馬は新しい記憶を司る部位である。海馬で学習された新しい記憶は整理され大脳皮質に残される。海馬が障害を受けると、古い記憶はあるが、新しいことが覚えられないということが起きる。扁桃体はヒトや高等動物にみられ、感情や好き嫌いの感情反応や記憶などにおいて重要なはたらきをする。帯状回は脳梁の上に位置し、感情の形成や処理に関与し、記憶や学習に関与する部位である。大脳基底核の**レンズ核**は淡蒼球と被殻があり、合わせて**線条体**という。線条体は筋の情報伝達をコントロールするなど運動機能の関与が知られている部位である。大脳基底核が損傷すると身体運動などに重大な影響を及ぼす。

図 13-6 大脳基底核[*]
大脳基底核を脳の表面に投影し、濃い色で示す。

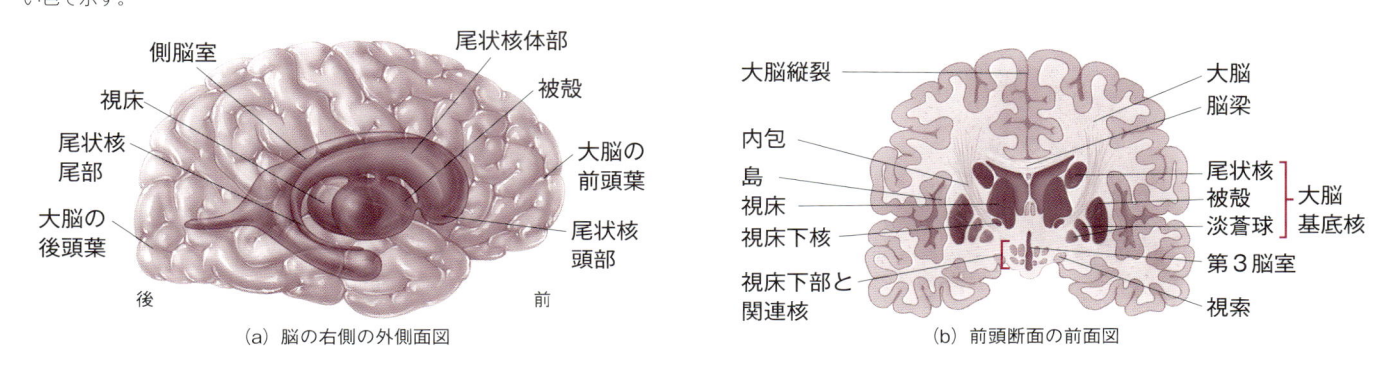

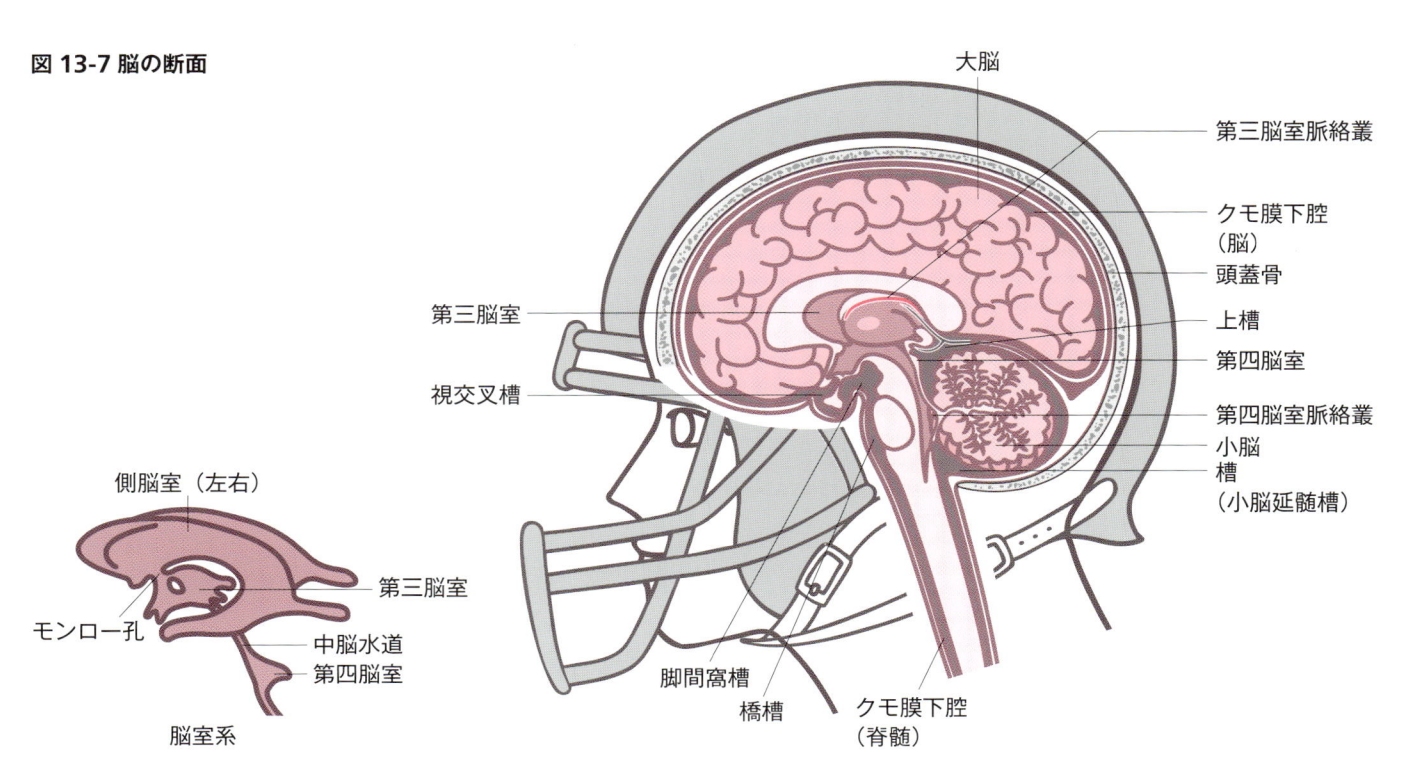

(a) 脳の右側の外側面図

(b) 前頭断面の前面図

図 13-7 脳の断面

13 からだをコントロールする
中枢神経系・末梢神経系

■ 間 脳

　間脳は大脳と中脳をつなぐ位置にあり、**第三脳室**を囲んで**視床**とその背後にある**視床上部**、腹側にある**視床下部**などの神経細胞の集合した部分がある。視床下部の後方にあり中脳に続く狭い領域が**視床腹部**である。視床は感覚伝導路の中継点であり、**視床核**は自律神経系の統合中枢であり、体温、摂食、飲水、生殖、情動などに関係する中枢がある。視床下部の下に位置する下垂体は、視床下部とつながっていて、内分泌腺や全身に作用するホルモン分泌を行う。

　視床下部の下には、**中脳、橋、延髄**がありこれらを**脳幹**という。

中 脳

　中脳は橋と小脳の上方にあり、背側部を**中脳蓋（上丘、下丘）**、中心部を**被蓋**という。腹側部は**大脳脚**という左右1対の隆起からなる。上丘は視覚の、下丘は聴覚の反射中枢がある。被蓋は錐体外路系の諸核（**赤核、黒質、動眼および滑車神経核**）からなる。**大脳脚**は、錐体路や錐体外路などの通路となる。

橋

　延髄と**中脳**の間にあり、背側部は**被蓋網様体**を構成し、脳神経の諸核（**三叉神経、外転神経、顔面神経、内耳神経、孤束核**）などがある。腹側部には大脳半球の刺激を小脳へ中継する神経核（**橋核**）のほか、延髄の上行性・下行性の伝導路が通る。

延 髄

　延髄は脊髄のすぐ上に位置し、**錐体**をつくる。その外側に**オリーブ核**がある。オリーブ核は、小脳とともに直立歩行に深く関わる。腹側部は上行性・下行性伝導路が通る。背側部は**第四脳室**の底をつくり、自律神経の諸中枢（**呼吸中枢、心臓中枢、嘔吐中枢**など）のほか、舌咽神経、迷走神経、副神経、舌下神経などの脳神経の核、孤束核、固有知覚核などが分布する。随意運動を司る錐体路は腹側部の錐体を通り、大部分が延髄下端で交叉（**錐体交叉**）するので、右脳が障害されると左半身に運動機能の障害が出る。

■ 小 脳

　橋と延髄の背側にあり、上面は**大脳後頭葉**が覆う。大脳とは**大脳テント**という膜で区切られている。小脳は大脳との連絡がないが、**小脳脚**という通路により、中脳、橋、延髄と連絡している。正中部の小さなくびれを**虫部**、外側の大きい半球状の部分を**小脳半球**という。また、虫部とそれに対応する半球は9つの小葉に分かれる。小脳の表層は**皮質**、内部は**髄質**という。皮質は**分子層、プルキンエ細胞層（神経細胞層）、顆粒層**の3層からなる。これらの層が運動神経路からの様々な信号を入力して統合する。3髄質の深部には**小脳核**という4対の神経核（**室頂核、球状核、栓状核、歯状核**）があり、中脳や間脳への信号の出入りが行われている。その他、小脳には深部感覚器、耳、眼から線維がきており、筋緊張・平衡機能、協調運動・姿勢反射の総合的な調整および、随意運動の調整を行う。特に小脳は運動機能の中枢であり、順序的な運動のスキルに影響を及ぼす部位でもある。

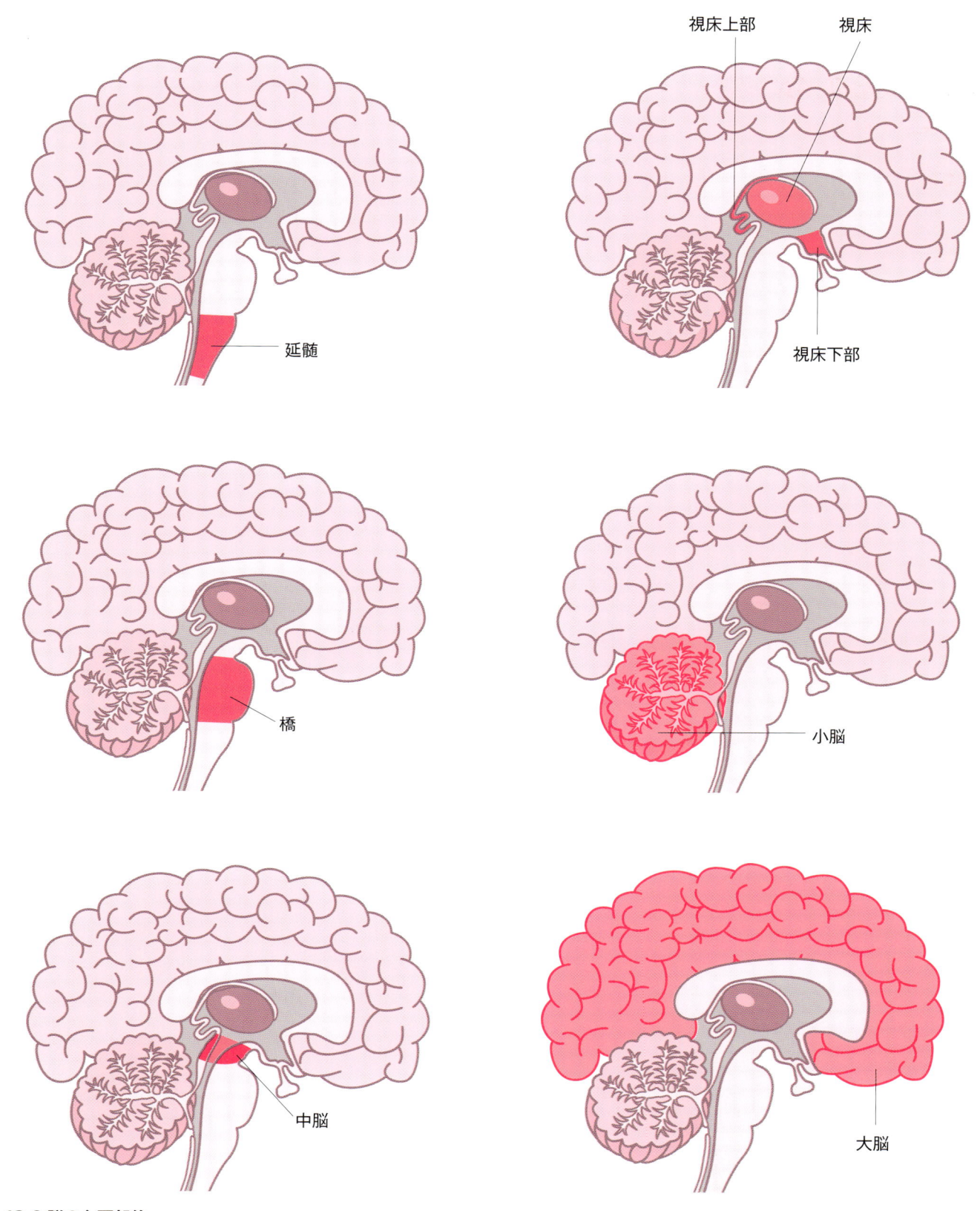

図 13-8 脳の主要部位

中枢神経系・末梢神経系 171

13 からだをコントロールする 中枢神経系・末梢神経系

図 13-9 小脳と小脳の入出力[*]

小脳は、熟練を要する巧みな運動を調整し、姿勢と平衡を調節する。

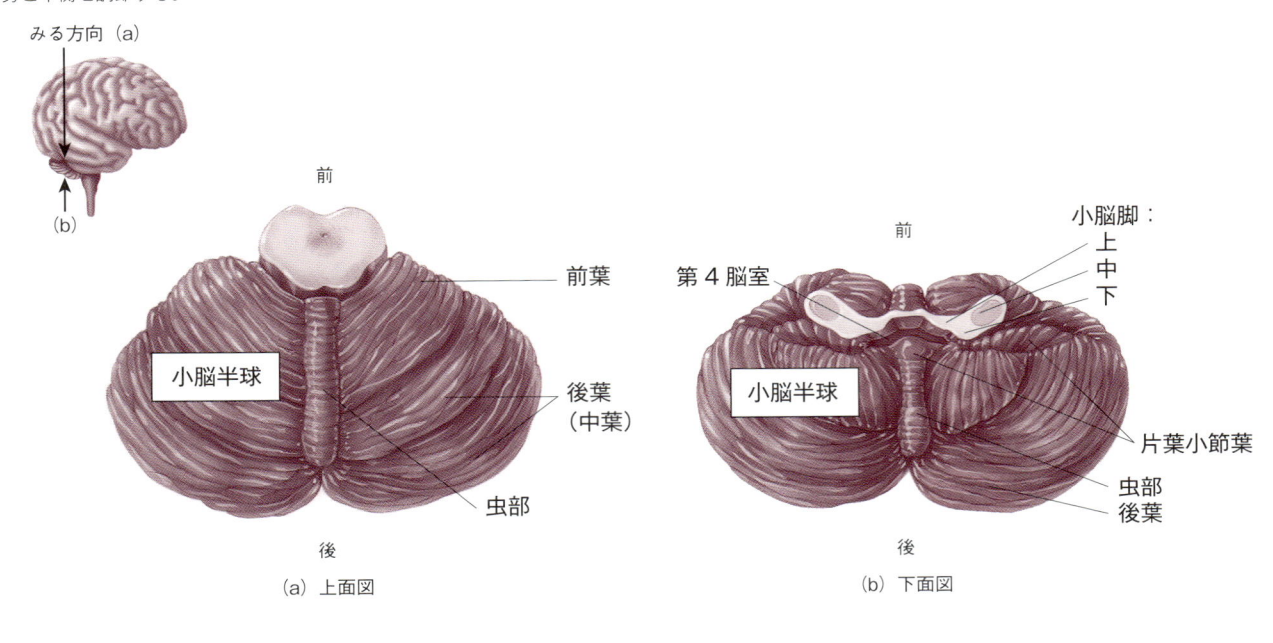

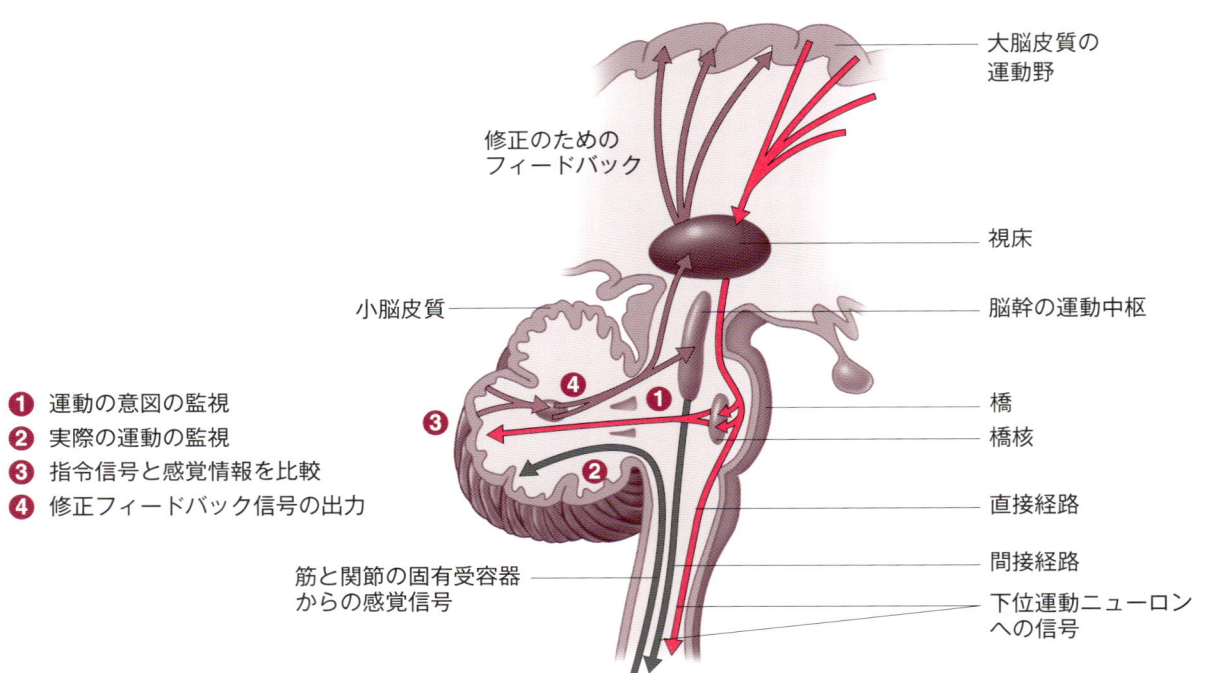

みる方向（a）
（b）

前
前葉
小脳半球
後葉（中葉）
虫部
後
(a) 上面図

前
第4脳室
小脳脚：
　上
　中
　下
小脳半球
片葉小節葉
虫部
後葉
後
(b) 下面図

大脳皮質の運動野
修正のためのフィードバック
視床
小脳皮質
脳幹の運動中枢
橋
橋核
直接経路
間接経路
下位運動ニューロンへの信号
筋と関節の固有受容器からの感覚信号

❶ 運動の意図の監視
❷ 実際の運動の監視
❸ 指令信号と感覚情報を比較
❹ 修正フィードバック信号の出力

(c) 脳と脊髄を通る矢状断面

スポーツマンが知っておきたい豆知識

大脳深部の障害

　大脳深部にある大脳核は錐体外路系の主要な中枢であり、骨格筋の緊張や不随意運動の調節にあずかる。これらの神経核が障害をうけると、緊張性（パーキンソン病）または開放性（舞踏病、アテトーシス）の不随意運動が起こる。また小脳は錐体外路系のセンターの一つであり、絶えず姿勢に関与する筋肉に情報を送り、運動を円滑に行えるようにしている。小脳が障害を受けると運動失調、筋緊張低下、眼振などがみられる。

図 13-10 脳幹と脳神経核

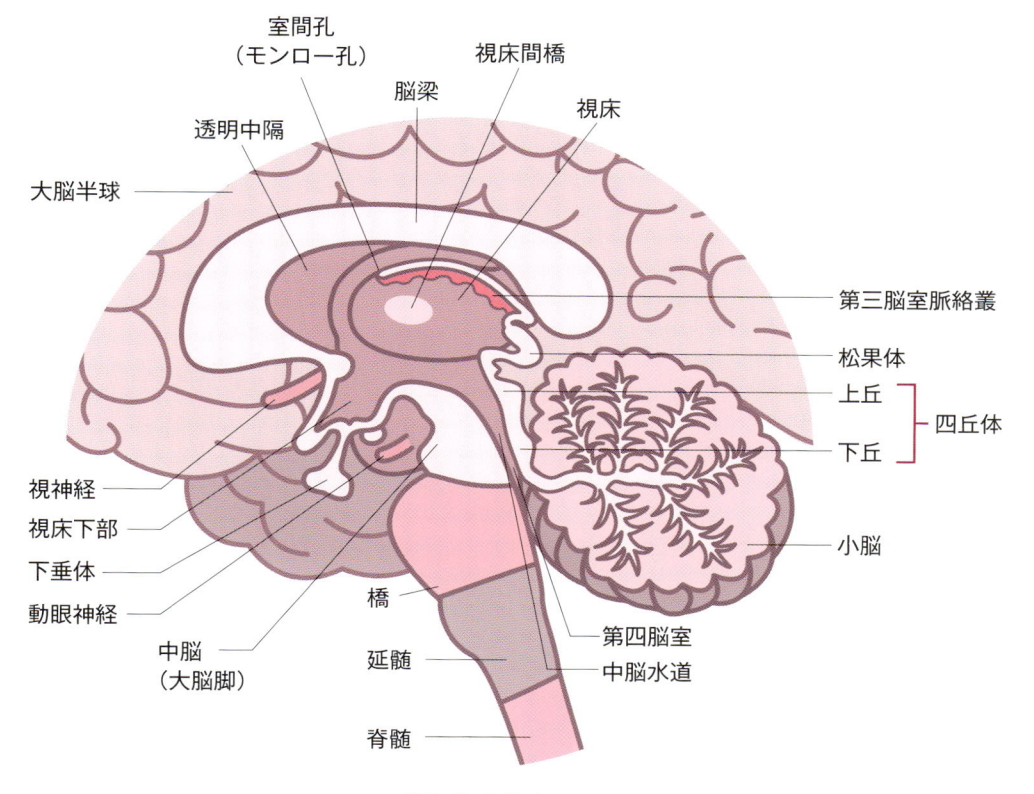

脳幹（正中断面）

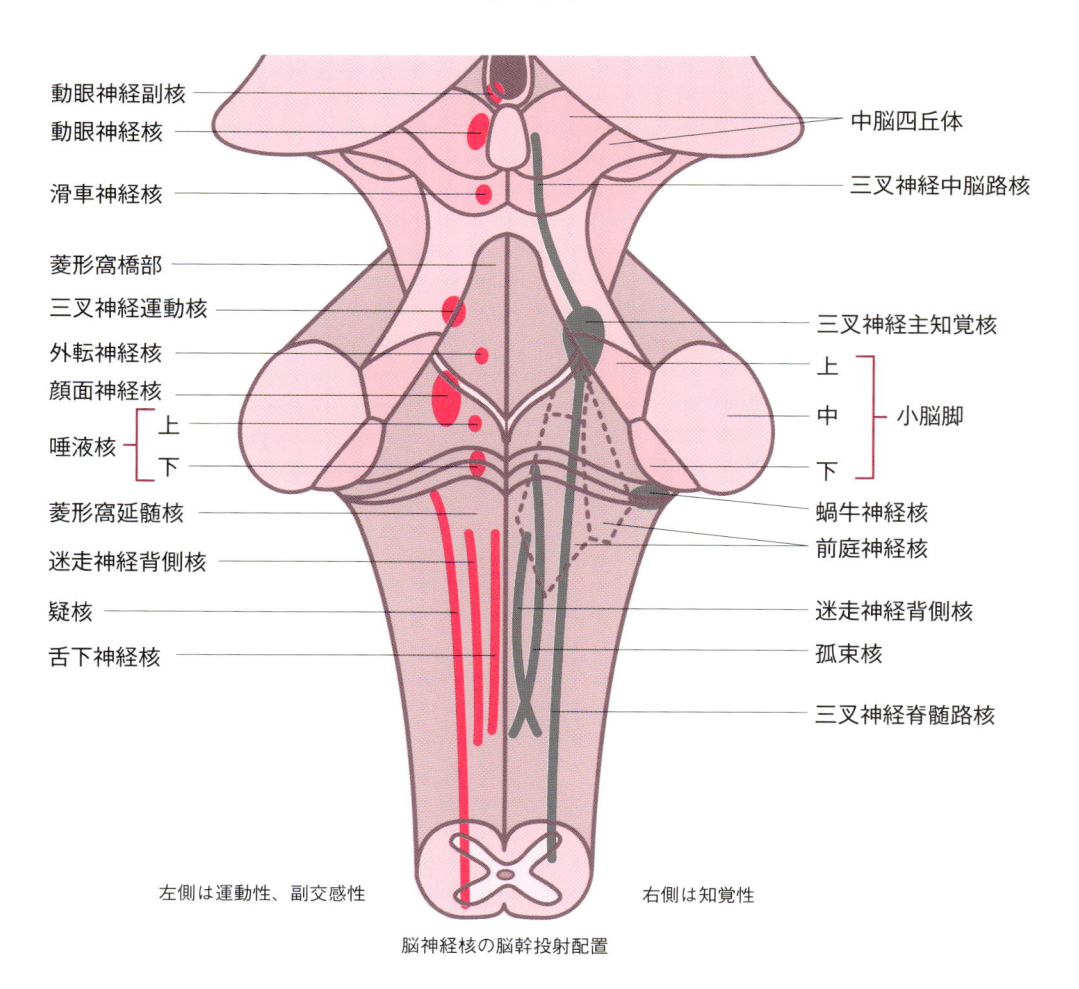

- 大脳半球
- 透明中隔
- 室間孔（モンロー孔）
- 脳梁
- 視床間橋
- 視床
- 第三脳室脈絡叢
- 松果体
- 上丘 ┐
- 下丘 ┘ 四丘体
- 視神経
- 視床下部
- 下垂体
- 動眼神経
- 中脳（大脳脚）
- 橋
- 延髄
- 第四脳室
- 中脳水道
- 小脳
- 脊髄

脳神経核の脳幹投射配置

左側は運動性、副交感性　　右側は知覚性

- 動眼神経副核
- 動眼神経核
- 滑車神経核
- 菱形窩橋部
- 三叉神経運動核
- 外転神経核
- 顔面神経核
- 唾液核 ┤上／下
- 菱形窩延髄核
- 迷走神経背側核
- 疑核
- 舌下神経核
- 中脳四丘体
- 三叉神経中脳路核
- 三叉神経主知覚核
- 小脳脚（上／中／下）
- 蝸牛神経核
- 前庭神経核
- 迷走神経背側核
- 孤束核
- 三叉神経脊髄路核

14 情報をおくる 神経系

14.1 神経細胞の機能

目標
- 神経細胞のおもな名称を答えられる。
- 神経細胞のおもな部位のはたらきを説明できる。
- 神経細胞の特徴的形態を図示できる。

重要

神経細胞（ニューロン）は細胞体、軸索および樹状突起からなり、情報の受容、伝導、伝達するはたらきを有する。

　神経系には脳と脊髄からなる**中枢神経系（CNS）**と、中枢神経系から全身に分布して筋肉などの収縮をさせたりする**末梢神経系（PNS）**がある。これらの神経系は多くの神経細胞からなる神経ネットワーク（神経回路網）になっている。

　ヒトの身体はすべて細胞の単位からできている。細胞は受精卵から分裂してできており、同じ遺伝情報が書かれたDNAを有している。**神経細胞（ニューロン）**も細胞小器官の一つである核の中にDNAをもつ。基本的に核は細胞に1つある。また細胞小器官には、**ミトコンドリア、小胞体、ゴルジ体、エンドソーム、リソソーム**などが含まれ、それぞれ特徴的な形と機能をもつ。従って、ヒトの細胞はすべて同じようなはたらきをしているわけではなく、各部位に応じて分化してはたらいている。ヒトは多細胞動物であるが、神経細胞は多くの情報処理を行う細胞である。情報の受容領域である細胞体の大きさはヒトの場合、直径3μm～18μmで、この中に細胞核および小器官が集中し、神経細胞内でのタンパク質合成などの機能をもつ。細胞体でのタンパク質合成が盛んなことはニッスル染色によって染色される**粗面小胞体**の集塊である**ニッスル物質**が細胞核周囲に存在することでわかる。

　軸索は、細胞体から伸びている突起状の構造体であり、細胞体からの信号をおくるはた

図14-1 神経系のおもな構造[*]

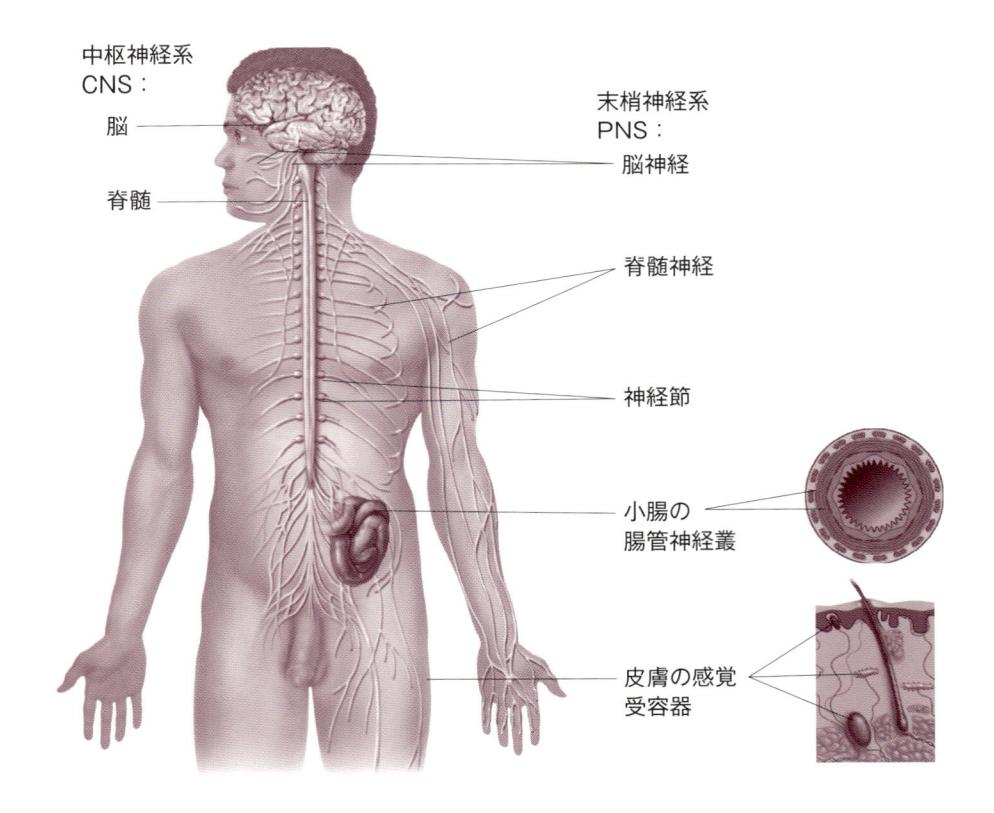

中枢神経系 CNS：
- 脳
- 脊髄

末梢神経系 PNS：
- 脳神経
- 脊髄神経
- 神経節
- 小腸の腸管神経叢
- 皮膚の感覚受容器

らき（**情報伝達機能**）をもつ。運動神経の場合には細胞に入ってきた刺激がこの軸索を伝わって筋線維へ伝え筋肉を動かす。神経の長さは様々でありヒトにおいては数 mm から数十 cm のものまで存在し、その長さは身体の部位によって異なる。軸索は基本的には1つの細胞体からは1本であるが、**軸索側枝**と呼ばれる枝分かれをもつことがしばしばある。軸索には**グリア細胞**（末梢細胞では**シュワン細胞**）が層状に巻きついて**髄鞘**（**ミエリン鞘**）と呼ばれる構造をもつものがある。この髄鞘にはギャップが存在し、これを**ランヴィエ絞輪**と呼ぶ。髄鞘のある**有髄神経線維**では細胞体からの刺激が絞輪間をジャンプするように伝達される。このことを**跳躍伝導**といい、**無髄神経線維**に比べ刺激をより速く伝導することが可能になる。

　運動神経の軸索の先端はやや膨大し他の細胞（多くは**筋細胞**）に連結する。これを**運動終板**と呼ぶ。

　神経細胞の細胞体からは多数の枝状の突起が出ている。これを**樹状突起**と呼ぶ。樹状突起は他の神経細胞などから情報を受け取る機能（情報受容機能）を有しており、その形態は様々で部位によっては特徴的な形態をもつものも少なくない。小脳の**プルキンエ細胞**は特に特徴的な細胞で細胞体の一部から限局して発生し細かい分枝を示す。

図14-2 細胞のおもな構造[*]

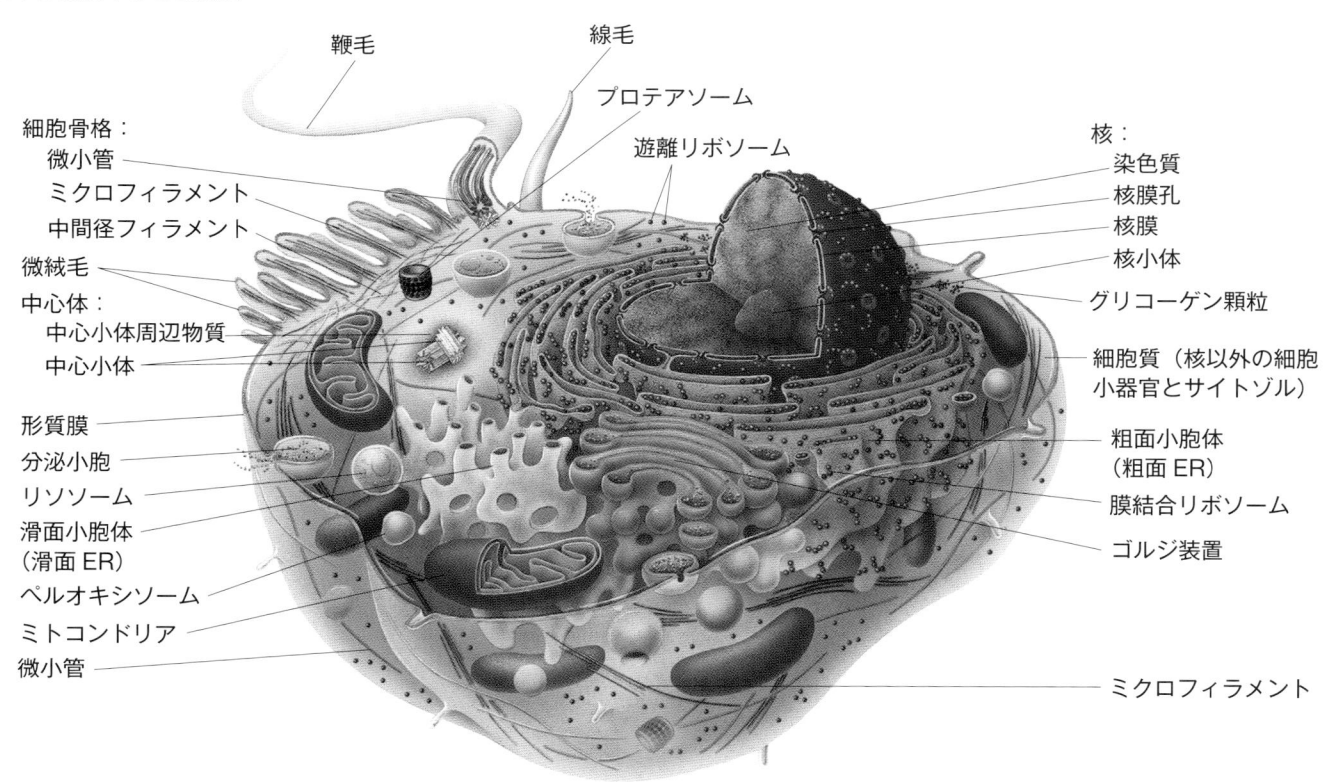

断面図

神経系

14 情報をおくる 神経系

図14-3 神経細胞（ニューロンの）構造[*]

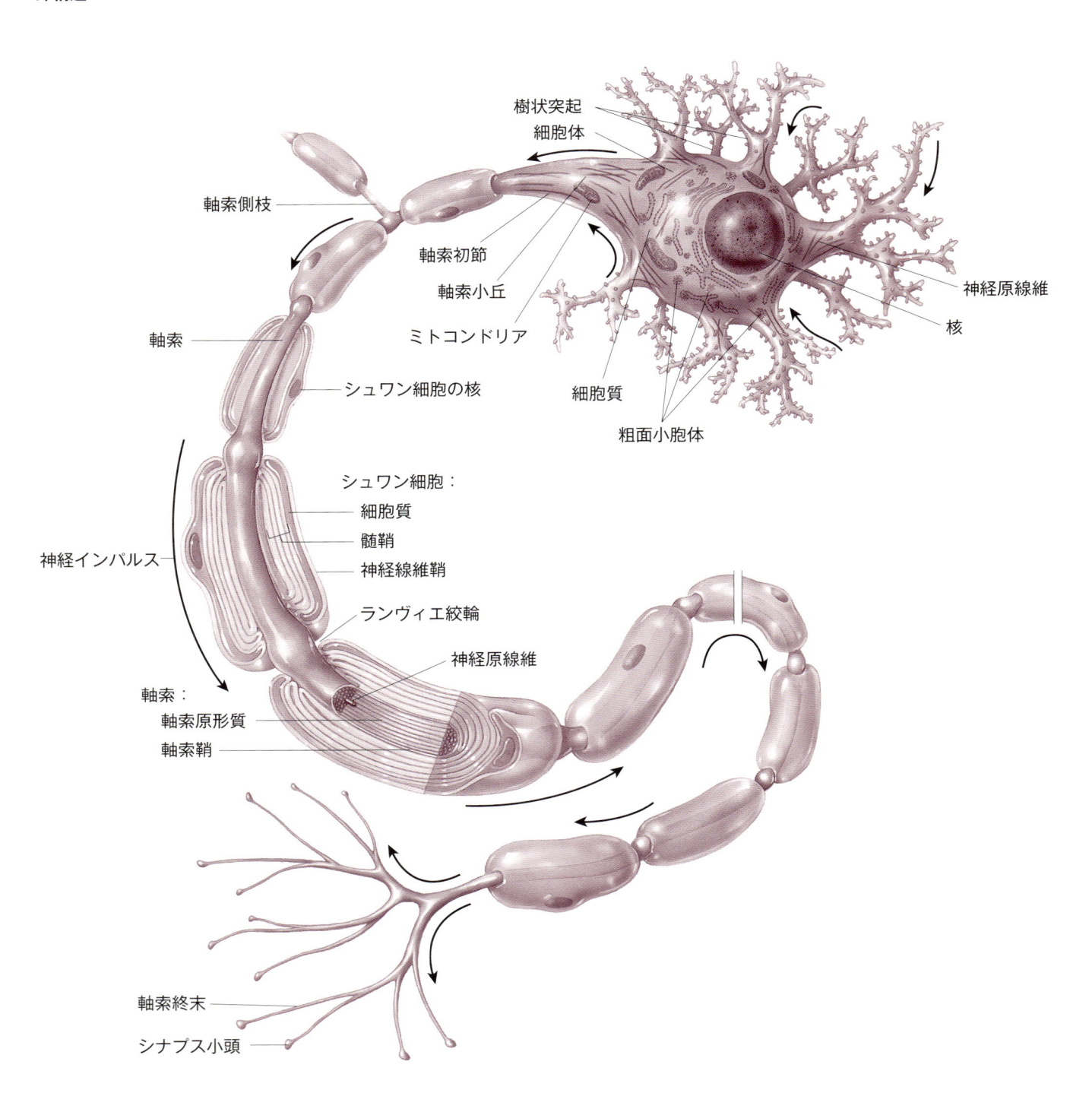

- 樹状突起
- 細胞体
- 軸索側枝
- 軸索初節
- 軸索小丘
- ミトコンドリア
- 軸索
- シュワン細胞の核
- 神経原線維
- 核
- 細胞質
- 粗面小胞体
- シュワン細胞：
  - 細胞質
  - 髄鞘
- 神経インパルス
- 神経線維鞘
- ランヴィエ絞輪
- 神経原線維
- 軸索：
  - 軸索原形質
  - 軸索鞘
- 軸索終末
- シナプス小頭

図14-4 脊髄と脳における灰白質と白質＊

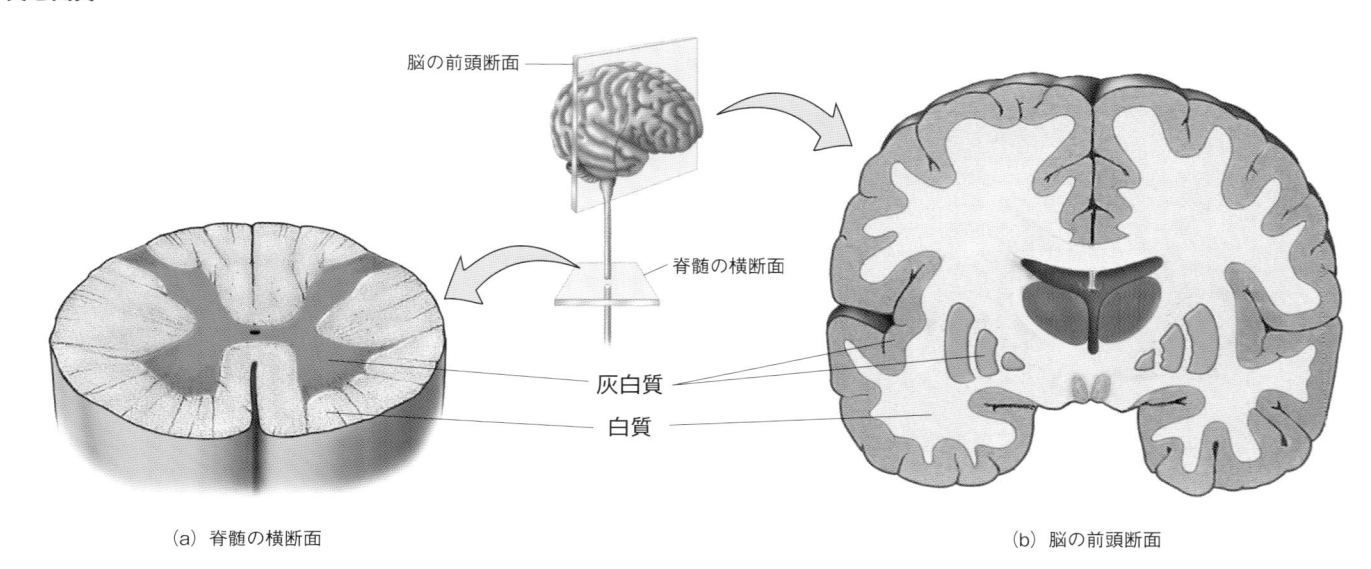

(a) 脊髄の横断面

(b) 脳の前頭断面

■ 灰白質と白質

　中枢神経系では、神経細胞の核周部や神線維は集団をつくることが多い。その核集部が密集した部分を**灰白質**といい、神経線維が集まった部分を**白質**という。脊髄では皮質が白質にあたり、髄質が灰白質にあたる。一方、脳では皮質が灰白質にあたり、髄質が白質にあたる。中枢神経で主に灰白質からなり、何らかの神経系の分岐点や中継点となっている神経細胞群を**神経核**という。脳幹などでは、灰白質と白質が混在した**網様体**が存在する。また、末梢では、核周部が集まっている部位を**神経節**という。

スポーツマンが知っておきたい豆知識

神経損傷の回復を促進するビタミン B_{12}

　怪我による神経の断裂や関節の変形による神経の圧迫など神経の損傷・障害はスポーツの場面でもよく遭遇するスポーツ傷害である。通常、損傷されるのは軸索の部分である。損傷部から末梢（細胞体とは反対側）はいったん変性してしまうが、損傷部を縫合、または除圧することで神経はその損傷部位から末梢側に向かって徐々に回復していく。その長さは1日1mmである。その促進を促進する物質がビタミン B_{12} であり、それを阻害するものの代表がタバコである。タバコはスポーツ選手にとっては心肺機能のみならず神経の回復にも悪影響を及ぼすため控えるべきである。

14 情報をおくる 神経系

14.2 神経伝達のしくみ

目標
- 神経伝達を行う部位の名称を答えられる。
- 神経伝達のしくみを説明できる。

重要

神経細胞（ニューロン）の基本的なはたらきは神経細胞に刺激が入ってきたときに活動電位を発生させて他の細胞に情報を伝達することである。神経細胞の構造は細胞体とそこから発生する樹状突起および軸索でできている。神経細胞内は電気的に情報が伝えられるが、神経筋接合部、シナプスにおいてはアセチルコリンという酵素によって情報が伝達され筋が収縮する。

■ 運動単位

1本の運動神経とそれに支配されるすべての筋線維の集合体を**運動単位**と定義される。運動単位は構造的には**神経細胞**と**筋線維**の2つに大別される。神経細胞の軸索末端を**運動終板**と呼ぶ。この運動終板は枝分かれしその末端にやや膨大した**終末分枝**が筋線維と接合する。この接合部分は**神経筋接合部**というが実際には直接接しておらず間隙が存在する。神経筋接合部において情報伝達を担う部分を**シナプス**と呼び、その間隙を**シナプス間隙**という。

■ 伝導と伝達

神経への情報は神経細胞内を伝わって作用器官へ情報が伝わり、その作用器官が機能することで1つのはたらきになる。1つの神経細胞内を膜電位の変化によって情報が運ばれることを**神経伝導**といい、神経細胞の軸索末端に達した情報が作用器官へ情報が運ばれることを**神経伝達**という。

図14-5 運動単位

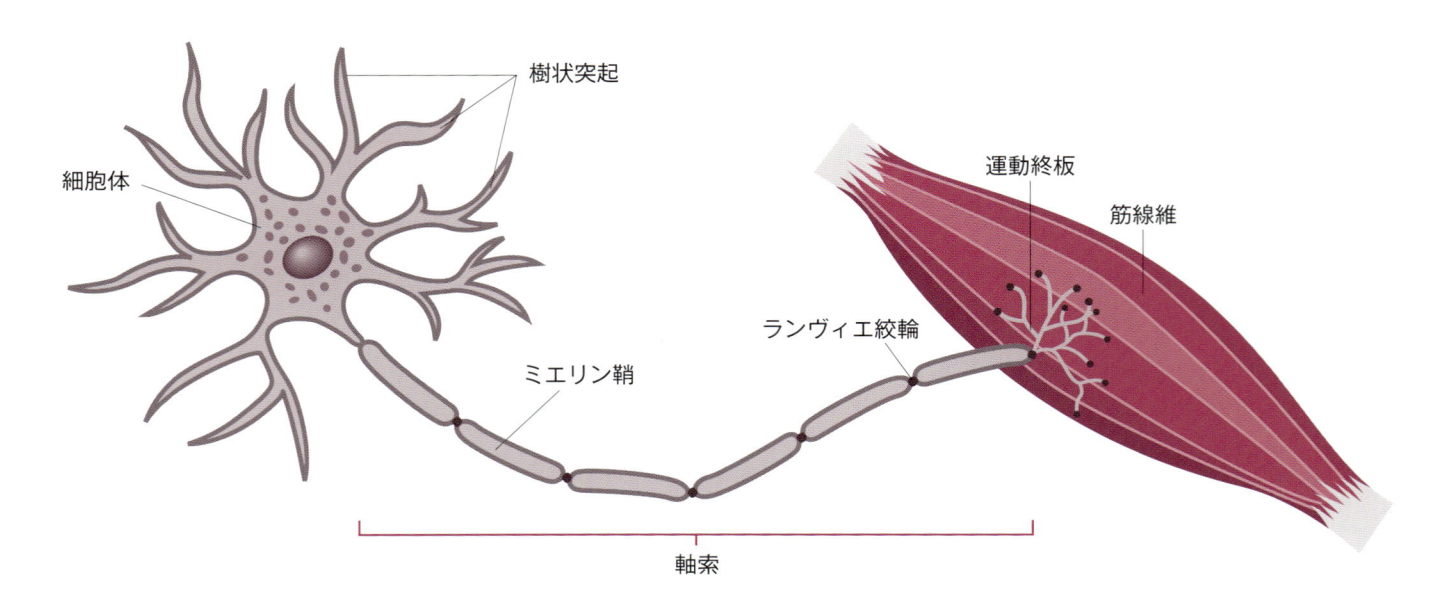

■ 神経伝達のしくみ

　神経細胞内では刺激を受けると細胞が興奮し**神経インパルス**という電位が生じる。神経インパルスの発生はわずかな刺激で起こるものではなくある一定の強さが必要である。この電気的刺激である神経インパルスが終末分枝まで運ばれるとシナプスでは化学的神経筋伝達物質である**アセチルコリン**が放出される。このアセチルコリンが間隙を拡散して筋の終板表面にある受容体と結合することで電気現象（**脱分極**）を生じさせる。筋細胞膜への刺激が筋線維全体に広がる。刺激の強さによって筋の収縮の有無が決定されるが、筋が収縮しうる刺激の強さの限界値を**閾値**という。刺激があるだけでは筋の収縮は起こらず、ある程度以上の刺激を必要とする。また、刺激の強さによって筋収縮の強さが変わるものでもない。閾値を超える刺激が伝わった際には筋は完全な収縮を行う。このことを「**全か無かの法則**」という。

　1本の運動神経が支配する筋線維数は運動単位間で大きく異なる。通常1本の神経線維あたり10本から2,000本の筋線維を支配しているが、眼や手では細かな運動が必要なため支配筋線維数が少ない。一方、大きな力を発生させる大腿四頭筋などでは運動神経あたりの支配筋線維数は多くなっている。

図14-6 終末分枝と神経筋接合部

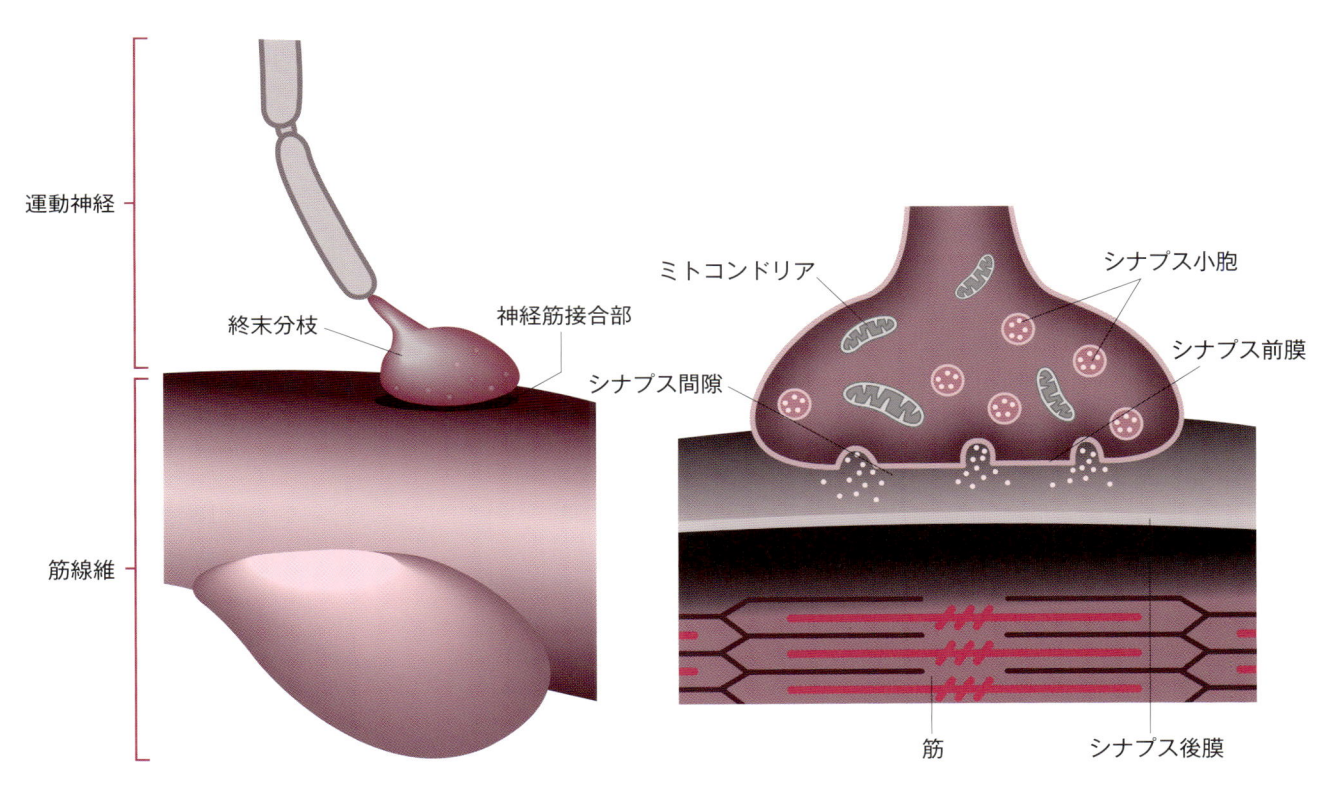

スポーツマンが知っておきたい豆知識

ケガをしたときに冷やす理由

　打撲をしたときにコールドスプレーをかけたり、アイシングをすると痛みが和らぐ。これはなぜだろうか？　その理由は、神経線維に神経インパルスが伝わる速度は温度が低くなると遅くなる性質をもつためである。そのため、ケガをしたときに冷やすと痛みが和らぐ。

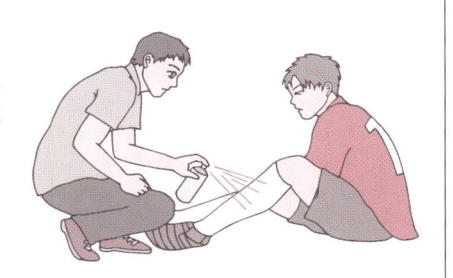

14 情報をおくる 神経系

14.3 脳神経

目標
- 各脳神経のおもなはたらきが説明できる。

重要

脳神経は、脳から直接出入りする末梢神経であり、視覚、聴覚、嗅覚、味覚にかかわる他、声帯や舌やのどの運動にも関与する神経である。

脳神経は脳に出入りする左右12対ある**末梢神経**をいう。

I	嗅神経	大脳半球の下面にあり、**嗅覚情報**を脳に伝える
II	視神経	間脳底部で視交叉を形成し、網膜からの**視覚情報**を脳に伝える。
III	動眼神経	中脳背側面から出ており、**眼球**に付着する筋肉を支配する。
IV	滑車神経	中脳下方腹側から出ており、**眼球や眼**の筋肉を支配する。
V	三叉神経	橋の外側から出ており、眼神経、上顎神経、下顎神経の3本に別れ、**顔面の皮膚の知覚情報**を伝える他、**咀嚼運動**をつかさどる。
VI	外転神経	橋と延髄の境目にあり、動眼神経、滑車神経により**眼球**を動かす。
VII	顔面神経	運動神経により**顔面表情筋**を支配し、中間神経により**味覚**を、副交感神経により**涙腺**、**顎下腺**、**舌下腺**を支配する。
VIII	内耳神経	橋と延髄の境目にあり、**聴覚や平衡感覚**をつかさどる。
IX	舌咽神経	延髄の後外側溝にあり、**味覚**や**咽頭**の感覚や運動をつかさどる。
X	迷走神経	延髄の後外側溝にあり、全身に広がる神経である。咽頭や喉頭の知覚や筋肉を支配し、頚部から胸部、腹部の内臓を支配する、**副交感神経**からなる。
XI	副神経	延髄の後外側から出る延髄根と頚髄の側面から出る脊髄根が合流する。**首**や**肩**の感覚や運動を支配する。
XII	舌下神経	延髄の前外側溝から出ており、**舌**と**首**の運動を支配する。

表14-1 脳神経のまとめ

脳神経		コンポーネント	おもな機能
I	嗅神経	特殊感覚神経	嗅覚（匂い）
II	視神経	特殊感覚神経	視覚
III	動眼神経	運動神経 　体性 　運動性（自律神経性）	眼球と上眼瞼の運動 近見のためのレンズの調節（遠近調節） 瞳孔の収縮
IV	滑車神経	運動神経 　体性	眼球の運動
V	三叉神経	混合神経 　感覚性 　運動性（鰓弓性）	頭皮、顔、口腔（歯と舌の前2/3を含む）からの触覚、痛覚、温度感覚 咀嚼と中耳筋の制御
VI	外転神経	運動神経 　体性	眼球の運動
VII	顔面神経	混合神経 　感覚性 　運動性（鰓弓性） 　運動性（自律神経性）	舌の前2/3からの味覚 外耳道の皮膚からの触覚、痛覚、温度感覚 顔の表情筋と中耳筋の制御 唾液と涙の分泌

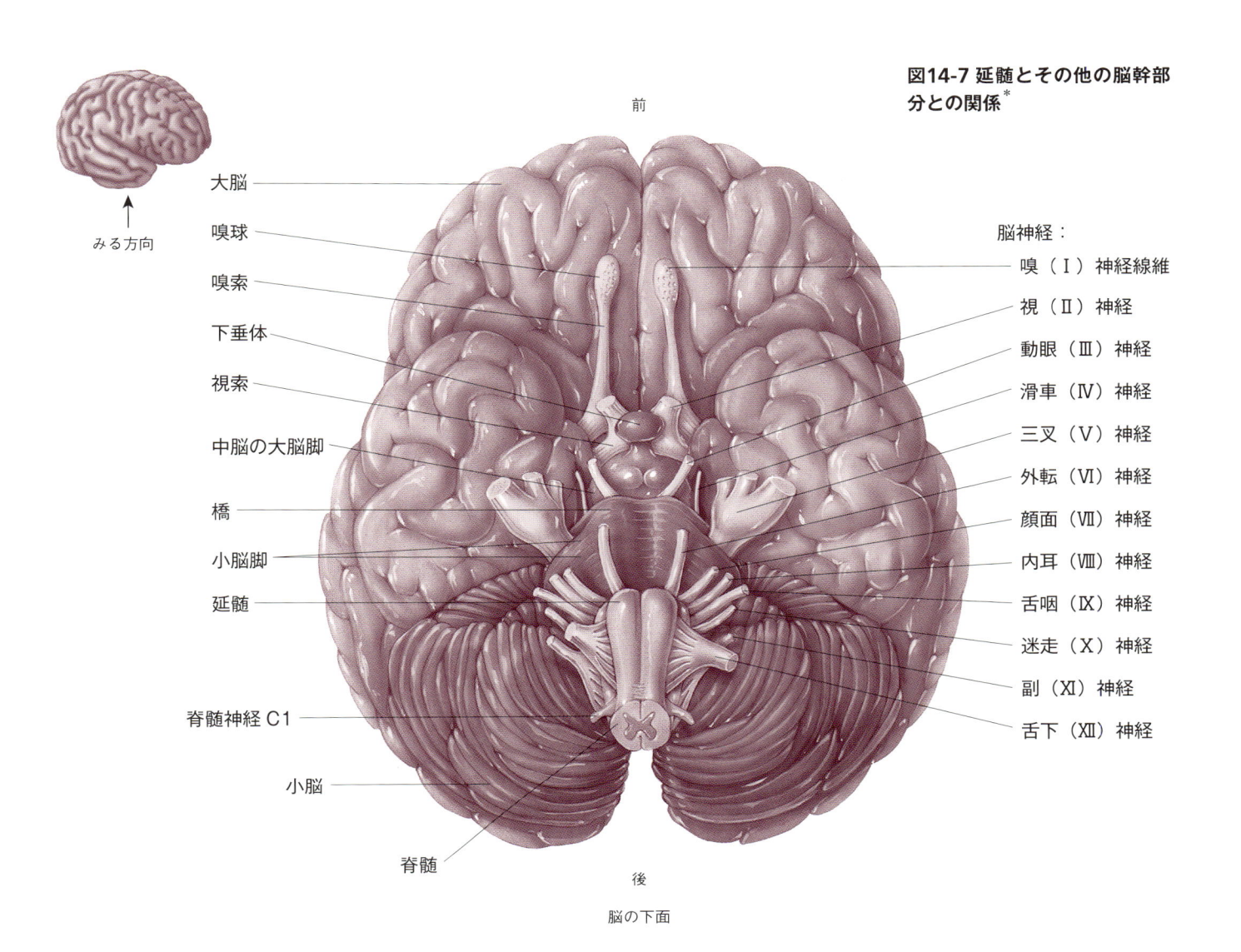

図14-7 延髄とその他の脳幹部分との関係*

前

みる方向

大脳
嗅球
嗅索
下垂体
視索
中脳の大脳脚
橋
小脳脚
延髄
脊髄神経C1
小脳
脊髄

後

脳神経：
- 嗅（Ⅰ）神経線維
- 視（Ⅱ）神経
- 動眼（Ⅲ）神経
- 滑車（Ⅳ）神経
- 三叉（Ⅴ）神経
- 外転（Ⅵ）神経
- 顔面（Ⅶ）神経
- 内耳（Ⅷ）神経
- 舌咽（Ⅸ）神経
- 迷走（Ⅹ）神経
- 副（Ⅺ）神経
- 舌下（Ⅻ）神経

脳の下面

脳神経		コンポーネント	おもな機能
Ⅷ	内耳神経	特殊感覚神経	聴覚と平衡感覚
Ⅸ	舌咽神経	混合神経	
		感覚性	舌の後3分の1からの味覚
			嚥下筋の固有感覚
			血圧と血中酸素濃度と炭酸ガス濃度のモニター
			外耳の皮膚と上部咽頭からの触覚、痛覚、温度感覚
		運動性（鰓弓性）	嚥下の補助
		運動性（自律神経性）	唾液分泌
Ⅹ	迷走神経	混合神経	
		感覚性	喉頭蓋からの味覚
			喉と喉頭筋からの固有感覚
			血圧と血中酸素濃度と炭酸ガス濃度のモニター
			外耳の皮膚からの触覚、痛覚、温度感覚
			胸腔内、腹腔内の臓器からの感覚
		運動性（鰓弓性）	嚥下、発声、および咳
		運動性（自律神経性）	胃腸管の器官の動きと分泌
			気道の狭窄
			心拍数の低下
Ⅺ	副神経	運動神経	
		鰓弓性	頭部と肩帯の動き
Ⅻ	舌下神経	運動神経	
		体性	発語・口内での食物の処理、嚥下

神経系

14 情報をおくる 神経系

14.4 脊髄神経の構造

目標
- 脊髄の領域区分ができる。
- 脊髄の構造が説明できる。

重要

脊柱管内にある脊髄は、脳や身体全体に伸びた末梢神経との情報を伝達する中継点となる。

　脊髄は、脊柱管内にある中枢神経であり、延髄から続いて直径約1cmの細長い円柱状をなし、下方は**脊髄円錐**となって第1〜2腰椎の高さで終わる。上方は脳（延髄）に連なり、**頸部（頸髄）、胸部（胸髄）、腰部（腰髄・仙髄・尾髄）**に区分される。脊髄の前面には縦に走る深い溝（**前正中裂**）、後面には浅い溝（**後正中溝**）がある。脊髄と脊髄神経の部分を「**根**」という。脊髄の前外側溝から出る神経を**前根**といい、後外側溝から出る神経を**後根**という。内側にはH字形をした灰白質があり、その周囲を白質がとりまく。灰白質は神経細胞が集まっているところで、**前柱、後柱、側柱**からなる。白質は縦走する神経線維からなっている。

　灰白質の前柱は運動性の神経細胞が多く集まっており、前根を経て神経線維を骨格筋に送る。後柱は感覚性の神経細胞が多く集まり、皮膚や筋からの神経線維が後根を経て後柱の細胞に刺激を伝える。側柱は自律機能に関与する神経細胞が集まっている。

　脊髄神経は31対あり、頸神経（8対）、胸神経（12対）、腰神経（5対）、仙骨神経（5対）、尾骨神経（1対）からなり、中枢神経と末梢神経との刺激伝達の中継と反射機能をつかさどる。

図14-8 脊　髄

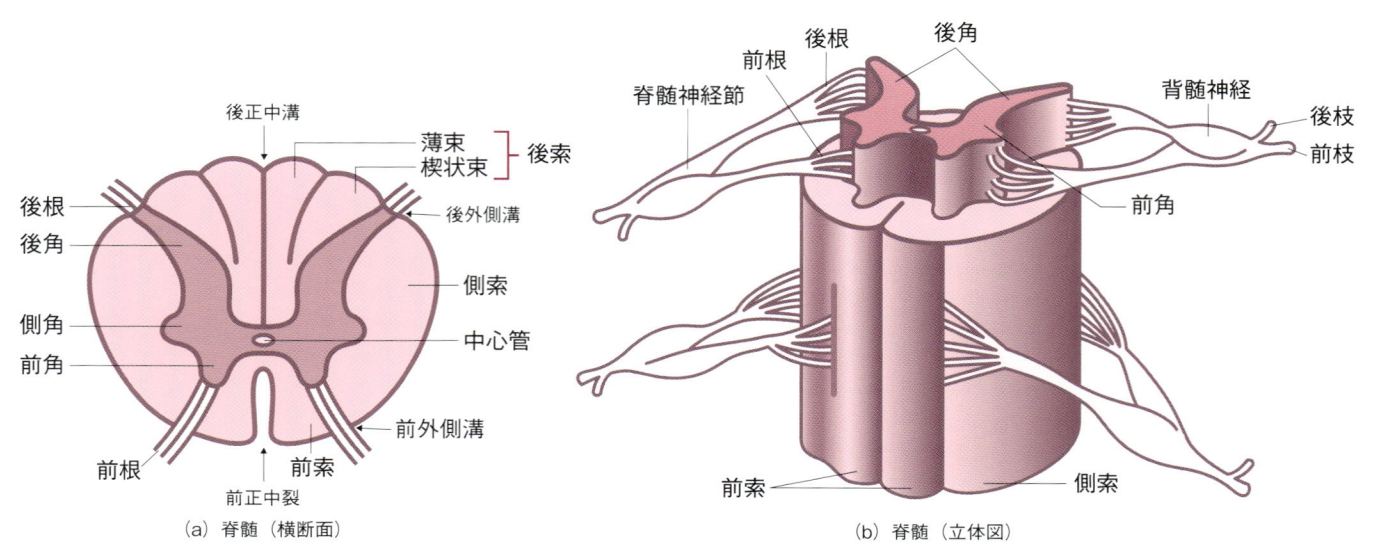

(a) 脊髄（横断面）

(b) 脊髄（立体図）

図14-9 脊髄神経と脊柱の位置関係

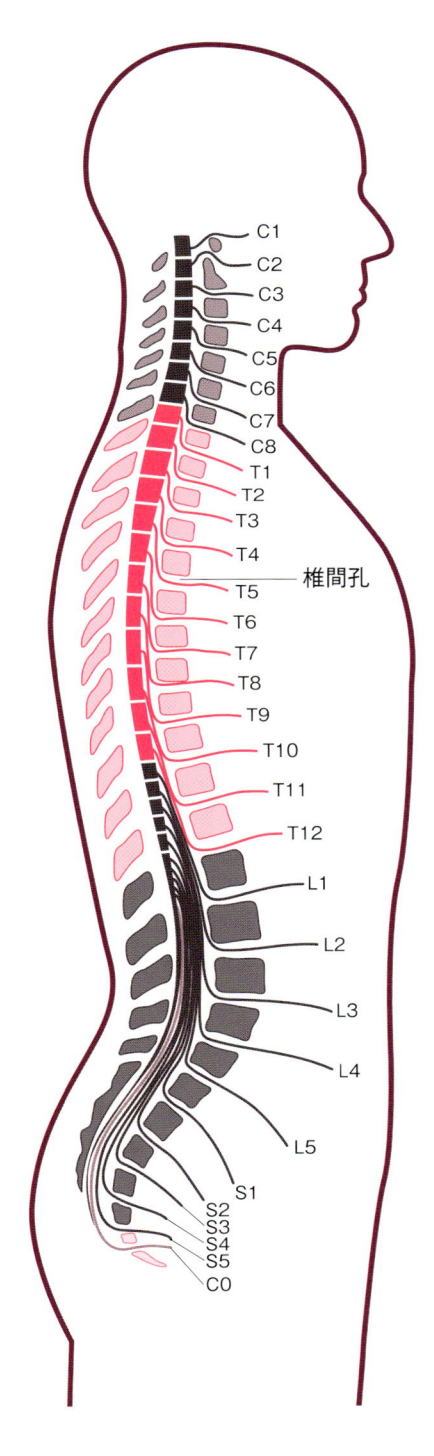

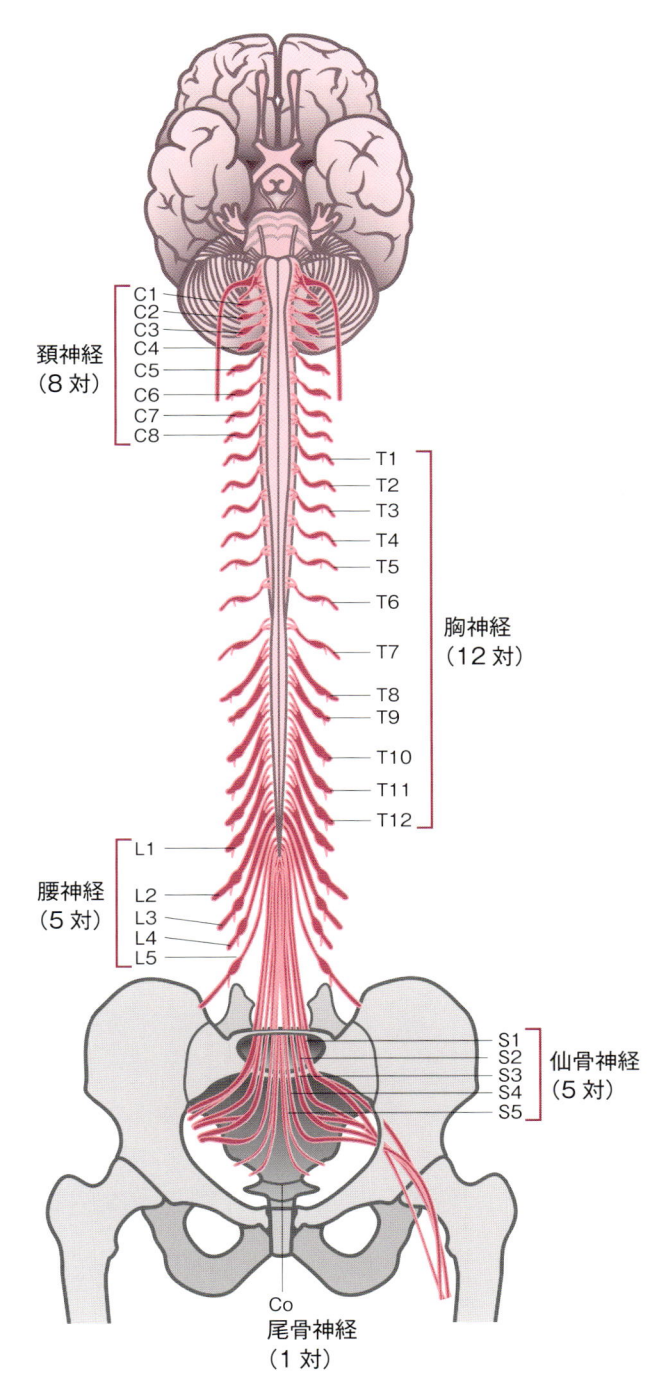

図14-10 脊髄神経の全体

神経系　183

14.5 運動神経と感覚神経

目標
- 運動・知覚神経の伝導経路の違いを説明できる。
- 上位・下位ニューロンの存在を説明できる。
- デルマトームを説明できる。

重要

運動神経は下行性伝導路、遠心性神経路とも呼ばれ、筋収縮の指令を伝達する。感覚神経は上行性伝導路、求心性神経路とも呼ばれ、皮膚等の知覚を脳に伝達する。

■ 運動神経

脳からの身体や内臓の筋肉に動きを指令に対してその信号を伝える神経の総称を**運動神経**という。この神経系は中枢である脳から末梢の器官である筋に向かって情報を伝達するため**下行性伝達路、遠心性神経**とも呼ばれる。

伝達経路

運動神経が最終的に支配する筋には全身の骨格筋と感覚器や内臓・血管の内臓筋とがある。骨格筋を支配する神経は**体性運動神経**と呼び、一般的に随意的な運動に関係する。

最も基本的な運動神経の経路は大脳皮質の一次運動野から始まり脳幹では錐体をとおり延髄の錐体交叉で反対側に移り下降する。**脊髄前角**で2本目の神経細胞である下位運動ニューロンへ接続し、それぞれのターゲットの器官へと延伸する。

運動神経の**線維連絡路**には2つの重要な原理が存在する。1つは運動路が2つのニューロンで構成されていることで、大脳皮質から起こる神経細胞を**上位運動ニューロン**、脊髄の細胞を**下位運動ニューロン**という。下位運動ニューロンやその軸索が損傷されると**脱神経**とそれに伴う**弛緩性麻痺や筋萎縮**が生じる。

一方、脳・脊髄の障害による上位運動ニューロンの障害では下位運動ニューロンをコントロールできなくなる。従って反射は維持・亢進し、筋は持続的収縮と筋緊張の亢進を伴う**痙性麻痺**が生じる。

もう1つの重要な点は**錐体交叉**の存在である。脳などの錐体交叉より上での上位運動ニューロンの障害は反対側の**痙性麻痺**が起こる。

■ 感覚（知覚）神経

身体や内臓の感覚を伝達するための信号を伝える神経の総称を**感覚神経**という。頭部では脳神経、体部では脊髄神経として受容体から中枢である脳に向かうため**上行性伝達路、求心性神経路**とも呼ばれる。また、おもに知覚を感じ取るので**知覚神経**とも呼ばれる

伝達経路

皮膚の受容器で感じた刺激はその支配神経を通じて脊髄の**後根神経節**を経由し脊髄神経を通じて脳の**知覚野**へ情報を伝達する。

この際重要なのが同じレベルの脊髄神経の後根が分布する皮膚領域を**デルマトーム**という。皮膚感覚領域を神経根単位で覚えておくことは臨床医学において非常に有用である。一方で、神経自体は隣接する数本の神経と連絡し合い網状の神経叢を形成しているため1本が完全に分断されても感覚に完全な障害をきたすことはない。

(a) 下行性伝導路（運動神経）

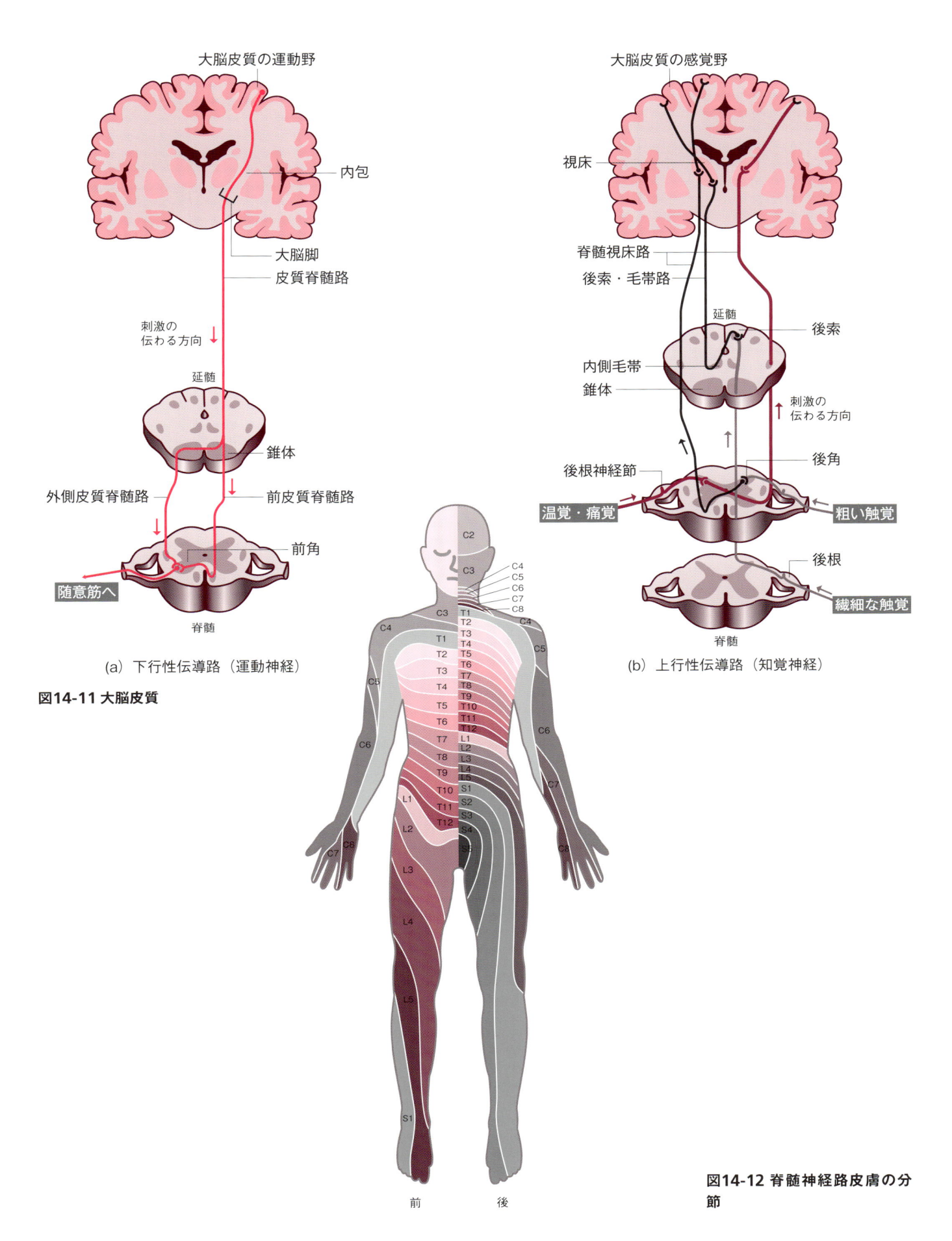

図14-11 大脳皮質

(b) 上行性伝導路（知覚神経）

図14-12 脊髄神経路皮膚の分節

神経系 185

14 情報をおくる 神経系

14.6 自律神経（交感神経と副交感神経）

目標
- 自律神経のはたらきを説明できる。
- 交感神経と副交感神経のはたらきの相違を説明できる。

重要

自律神経は交感神経と副交感神経からなり、これらは各器官を二重支配、拮抗的支配をしている。交感神経が優位になると活動的に、副交感神経が優位になると回復的な状態になる。

　自律神経は末梢神経系のうち**植物性機能**（内臓機能）を担う神経である。自律神経は内臓器官の機能を調節する**遠心性機能**と内臓からの情報を中枢神経系に伝える**求心性機能**の2つの系を有している。自律神経は循環、呼吸、消化、発汗・体温調節、内分泌機能、生殖機能、および代謝のような不随意（自らでコントロールできないこと）な機能を制御する。ホルモンによる調節機構である内分泌系と協調しながら、**ホメオスタシス（恒常性）**の維持に貢献している。

　自律神経は**交感神経**と**副交感神経**の2つの神経系からなり、両者が1つの器官を支配する二重支配も多く、また1つの器官に及ぼす両者の作用は一般に相互に拮抗的にはたらく。交感神経系の機能は、突発的な事故や外敵に対してエネルギーを発散する場合にはたらき、身体的活動や侵害刺激、恐怖といった広義のストレスの多い状況において重要となる（**闘争-逃走反応**）。一方、副交感神経は消耗した体力の回復を図り、エネルギーを充電する同化作用を司る神経である（**休息-消化反応**）。

　運動時の生体反応では交感神経系の亢進により血管が収縮し、心拍数が増加する。この結果、血圧が上昇し末梢組織の還流量が増加する。このような作用の結果、消化管、皮膚への血液量が減少するが、一方で骨格筋への血液供給量が増加する。

　代謝系では運動時には骨格筋において多量のグルコースを消費するため血糖維持が重要である。交感神経は肝臓でのグリコーゲン分解と脂肪組織での脂質分解を促し血液中に必要なエネルギーを与える。加えて、交感神経が骨格筋のグルコース取り込みを直接的に促進する。

　交感神経は内分泌器官にも作用し、**副腎髄質ホルモン分泌**、**グルカゴン分泌**を刺激し、末梢組織へのエネルギー供給に促進的に作用する。結果として、骨格筋を中心とした組織において豊富な酸素とグルコースが供給される一方で、皮膚や消化管へは供給が乏しくなる。

　副交感神経はおもに安静時に重要となる消化管機能（消化管運動、消化液分泌）、排尿機能の亢進などにはたらく。心拍数を減少させ、血圧を下げて、皮膚と胃腸への血液を戻し、瞳孔と細気管支を収縮させて、唾液腺分泌を刺激して、蠕動を加速する。副交感神経系は代謝においては同化傾向にはたらく。

スポーツマンが知っておきたい豆知識

麻酔薬の作用機序

　スポーツでは下肢の怪我が多いが、その下肢の手術に脊髄麻酔を用いることがある。これは脊髄周囲に麻酔薬を注入し知覚を遮断する方法である。知覚がなくなる順は温覚・痛覚・触覚・圧覚の順になる。しかし、痛みを感じなくなっても触った感覚は手術中も残ることがある。回復の順はこの逆である。

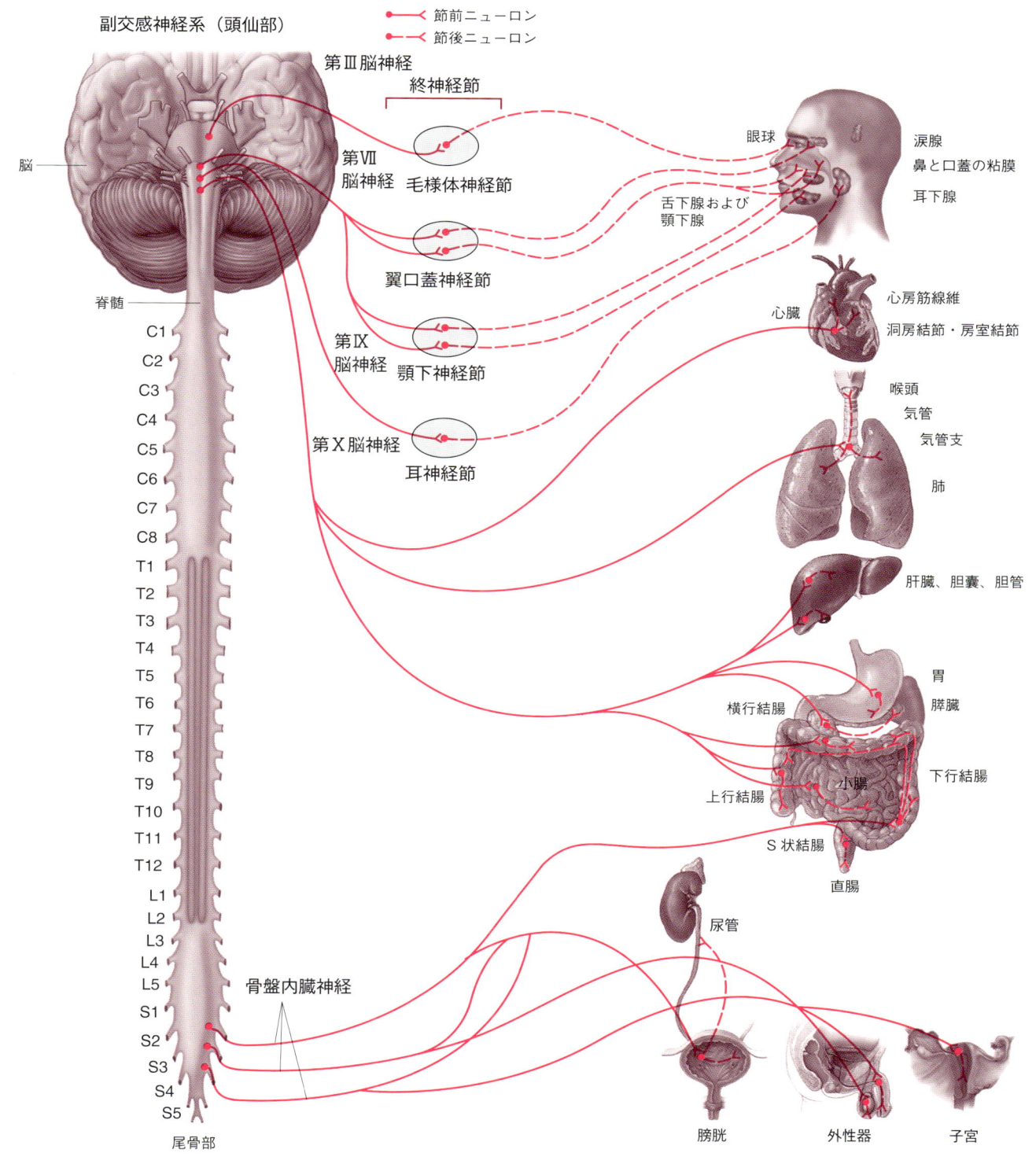

図14-13 自律神経副交感神経系の構造＊

スポーツマンが知っておきたい豆知識

リラクゼーション法

　大切な試合のあと、興奮して寝られないことがある。これは試合によって交感神経が優位になり活動性が高い状態が継続しているからである。このような時には温かい飲み物を飲む、リラックスするような本を読む、ぬるめのお風呂にゆっくりつかるなど副交感神経が優位になるような方法をとる。

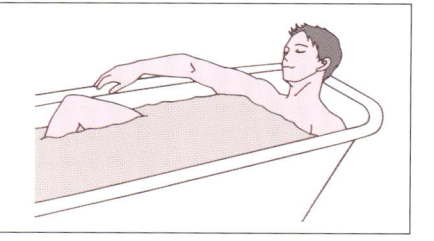

神経系　187

15 リンパ系

外敵とたたかい、ホメオスタシスを守る

15.1 リンパ系のはたらき

目標
- リンパ系のはたらきを説明できる。
- リンパ系を構成する組織と器官の名称が答えられる。
- リンパを説明できる。
- リンパ管の走行を説明できる。

重要

リンパ系の最も重要な役割は生体防御であり、リンパ小節、リンパ節、骨髄、胸腺、脾臓がこれを担当する。さらにリンパ系は組織間液の排液や食物由来の脂質の輸送（乳糜管・リンパ管）も担っている。

ヒトの身体には血管の他に、血管からしみ出した水分を、全身を網の目のように張り巡らされて回収するリンパ管が存在する。この回収された液を**リンパ**という。リンパは透明な淡黄色をした、血漿とほぼ同じような成分をもち、体外に出ると血液のように凝固する。リンパは組織間に存在し、組織の細胞をひたし、これらの**組織間液**は末梢の毛細リンパ管に流れ、次第に合流し太くなる。この合流して太くなった部分を**リンパ節**という。リンパ節は身体に多数あり、**頸部**や**腋窩**や**鼠径部**などにある。下半身と左上半身のリンパ管は最終的に太い**胸管**となり、**左鎖骨下静脈**に流れ込む。上部のリンパ管（頭、頸、胸、心臓、右肺半分、肝臓上部など）などのリンパ管は**右リンパ本幹**（右胸管）になり**右鎖骨下静脈**に流れ込む。このようにリンパは血液と合流し、全身に送られ、ふたたび組織間液となる。組織間には多数のリンパ球が存在し、生体防御に重要な役割を果たしている。

■ 生体防御

私たちの身体は、免疫機能によって様々な病気や怪我から守られているが、リンパ系を構成する細胞である、**Bリンパ球**、**Tリンパ球**、**マクロファージ**、**ナチュラルキラー細胞**および**樹状細胞**が生体防御に重要な免疫応答を担っている。はじめに、体内に侵入してきた異物を白血球の**好中球**や**大食細胞**（マクロファージ）が処理するが、これらが処理しきれなかった場合は、リンパ球で対処することになる。**B細胞**（骨髄（Bone marrow）でつくられるため、B細胞と呼ばれる）は免疫応答に関与するリンパ球で、抗原の刺激に応答して抗体産生を行う。Bリンパ球は、血液中に侵入した細菌や異物を貪食したり、攻撃したりしてそれらに対する抗体をつくるはたらきがある。**T細胞**（胸腺（Thymus）でつくられるためT細胞という）は、Bリンパ球の抗体産生の調節や異物を直接攻撃する作用をもつ。

■ 組織間液の排水

1日に約20Lの液が血管から組織間に漏出する（内リンパは約3.6L）。漏出した液の約85％は毛細血管静脈端から再吸収され、約15％はリンパ管を通り、その後血液中に戻される。

■ 食物由来脂質の輸送

腸で吸収された中性脂肪・コレステロール・脂溶性ビタミン（A、D、EおよびK）は小腸に分布するリンパに入る。下部小腸のリンパの集まった部分を**パイエル板**と呼ぶ。小腸に分布するリンパは脂質により白く濁ってみえるため、**乳糜**と呼ばれる。乳糜は静脈に

図 15-1 全身のリンパ管の走行
リンパ管は多数のリンパ節を通ってリンパ本幹を形成する。その後右リンパ本幹あるいは胸管へ入り、最終的に静脈に入る。

注がれ、肝臓に運ばれ、全身に送られる。小腸の脂質がリンパ管を経由することにより小腸内で産生された細菌や毒素等をリンパ球が処理する。

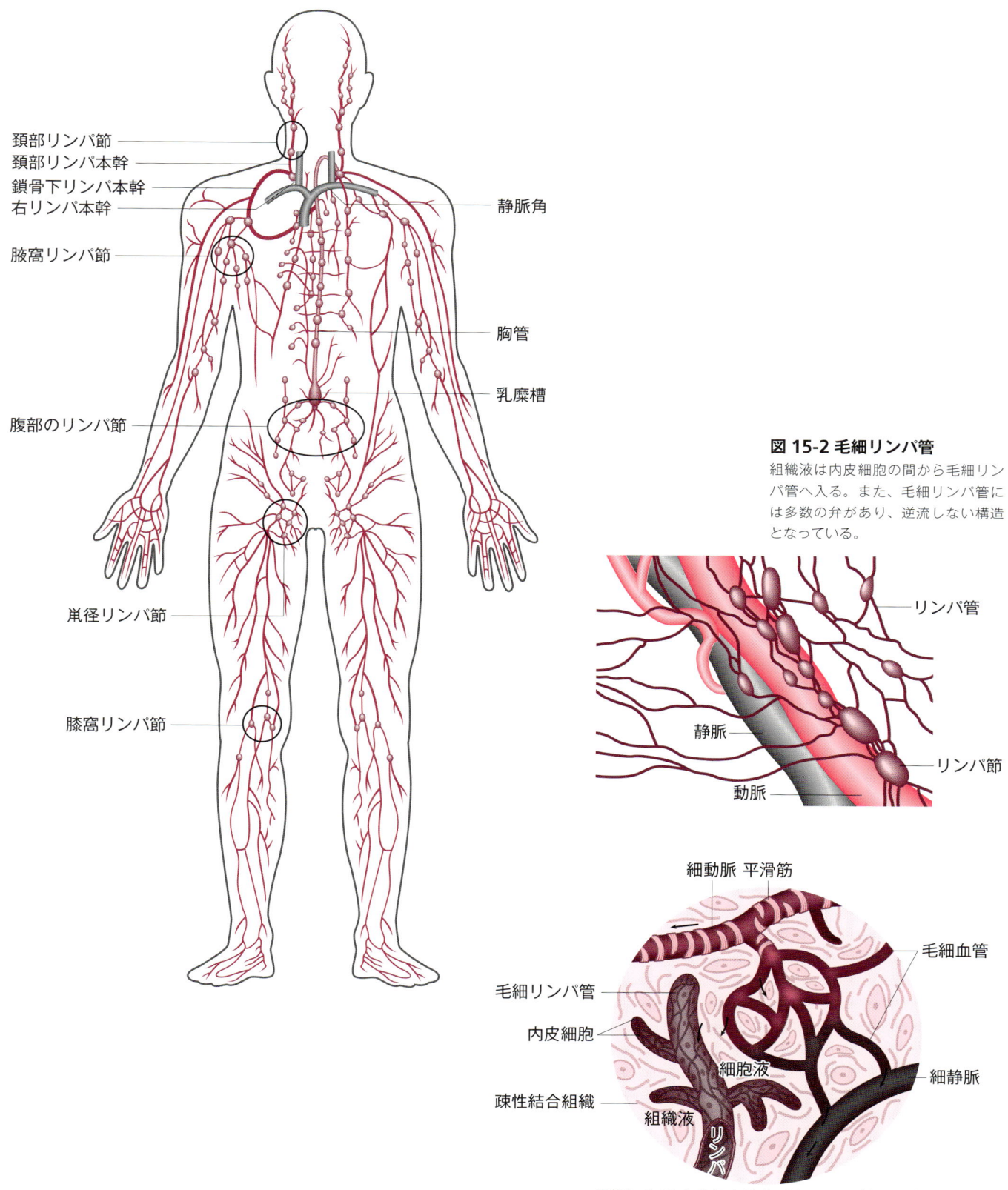

- 頚部リンパ節
- 頚部リンパ本幹
- 鎖骨下リンパ本幹
- 右リンパ本幹
- 腋窩リンパ節
- 腹部のリンパ節
- 鼠径リンパ節
- 膝窩リンパ節
- 静脈角
- 胸管
- 乳糜槽

図 15-2 毛細リンパ管
組織液は内皮細胞の間から毛細リンパ管へ入る。また、毛細リンパ管には多数の弁があり、逆流しない構造となっている。

- リンパ管
- リンパ節
- 静脈
- 動脈

- 細動脈　平滑筋
- 毛細血管
- 毛細リンパ管
- 内皮細胞
- 細胞液
- 疎性結合組織
- 組織液
- 細静脈

組織における毛細血管と毛細リンパ管の関係

リンパ系

15 外敵とたたかい、ホメオスタシスを守る
リンパ系

15.2 リンパ系の構成

目標
- リンパ管、リンパ組織、リンパ節の機能を説明できる。
- 一次、二次リンパ器官の構造と機能を比較し説明できる。

重要

リンパ系は、リンパ、リンパ管、リンパ組織、リンパ器官、リンパ節から構成されている。また、リンパ組織には、多くのリンパ球が存在し、免疫応答に関与している。

❶リンパ：組織間液のうち、毛細血管静脈でなくリンパ管に吸収される液をいう。
❷リンパ管：末梢組織からリンパを集め、静脈系へ運搬する管をいう。
毛細リンパ管 ⇒ 浅リンパ管・深リンパ管 ⇒ リンパ本幹 ⇒ 胸管・右リンパ本幹
　胸管は、横隔膜より下の下半身と横隔膜より上の左上半身からのリンパを集め、左内頸静脈と左鎖骨下静脈の合流部で静脈系に注ぐ。
　右リンパ本幹は、横隔膜より上の右上半身からのリンパを集め、**右内頸静脈**と**右鎖骨下静脈**の合流部で静脈系に注ぐ。リンパ管のところどころには静脈のように半月弁があり、リンパ液の逆流を防いでいる。リンパの流れは骨格筋やリンパ管壁の収縮運動によって一方向に押し流されるようになっている。
❸リンパ組織：リンパ球の豊富な結合組織で免疫応答の場である。呼吸器系、消化器系、泌尿器系、生殖器系の粘膜を構成する疎性結合組織にはリンパ球が密に詰まっている部位があり、**リンパ小節**という。**扁桃（腺）**は、咽頭壁にある大きなリンパ小節である。
❹リンパ器官：リンパ球を産生し、その維持、分配を行なう。免疫応答の場である。
一次リンパ器官：リンパ球の誕生の場をいう。骨髄は、B細胞、ナチュラルキラー（NK）細胞、T細胞へ分化する幹細胞を含む。胸腺はT細胞の幹細胞を骨髄から受け取りT細胞を産生する。
二次リンパ器官：病原体と免疫細胞の効率よい出会いの場をいう。リンパ節、リンパ小節、脾臓で、病原体に対する免疫応答が起こり、また、担当するリンパ球が同じ型のリンパ球を産生するために分裂する。
❺リンパ節：全身のリンパ管のところどころの箇所には直径が1～25mmほどのリンパ節が存在している。小さな卵円形のリンパ器官で、典型的なものはソラマメ形をしている。リンパ節へは、その表面から数本のリンパ管（**輸入リンパ管**）が進入し、その反対側の表面からは1～2本のリンパ管（**輸出リンパ管**）が出ていく。リンパ節の構造は**細網組織**（細網細胞と細網線維）からなり、網の目の中にはリンパ球が多数存在する。リンパ球が密集し、球状の集団を形成している部位を**リンパ小節**という。リンパ節の**髄質**は、**皮質**から連続するリンパ組織で、網目のような構造となっている。これらの皮質と髄質のリンパ組織の周囲には多数の間隙が存在し、これを**リンパ洞**という。輸入リンパ管はこのリンパ洞に開いている。輸入リンパ管のリンパ液はリンパ洞に流れ込み、この中を流れて輸出リンパ管に集められる。リンパ節のリンパ組織とリンパ洞とは互いに交通している。皮質にあるリンパ小節には、Bリンパ球が存在している。Bリンパ球は抗原によって反応し、**抗体産生細胞**となる。さらに、皮質の深層にはTリンパ球が存在する。**Tリンパ球**は細胞性免疫に関与する。また、リンパ液はリンパ節のリンパ組織内を流れ、機械的に濾過され、リンパ内に含まれている異物や有害な細菌などは**大食細胞（マクロファージ）**によって取り

込まれ、**リンパの浄化**が行われる。このようにリンパ節は生体の防衛にあずかる重要な組織である。

　おもなリンパ節は頚部、腋窩、鼠径部で、これらのリンパ節は細菌感染すると肥大し、圧痛とともに皮下で触れることができる。

❻**脾臓**：体内で最も大きなリンパ器官で、胃の大弯に位置し、左第9〜11肋骨の間にある。大きさは約12 cmで、平均重量は約160 gである。胃脾間膜で胃の大弯とつながる。血液を多く含むため深紅色を呈する。**白脾髄**と**赤脾髄**から構成される。白脾髄はT細胞、B細胞の集まったリンパ小節で免疫応答の場である。赤脾髄は、血液に満たされた**脾洞**と**脾索**（網目構造の細網組織）で構成される。老化した赤血球は網目構造を通過できず、ここで処理される。

図 15-3 リンパ節の構造
リンパ節の表面から輸入リンパ管が入り、反対の表面の輸出リンパ管へと、リンパは流れている。輸出リンパ管は輸入リンパ管よりも太く数も少ない。

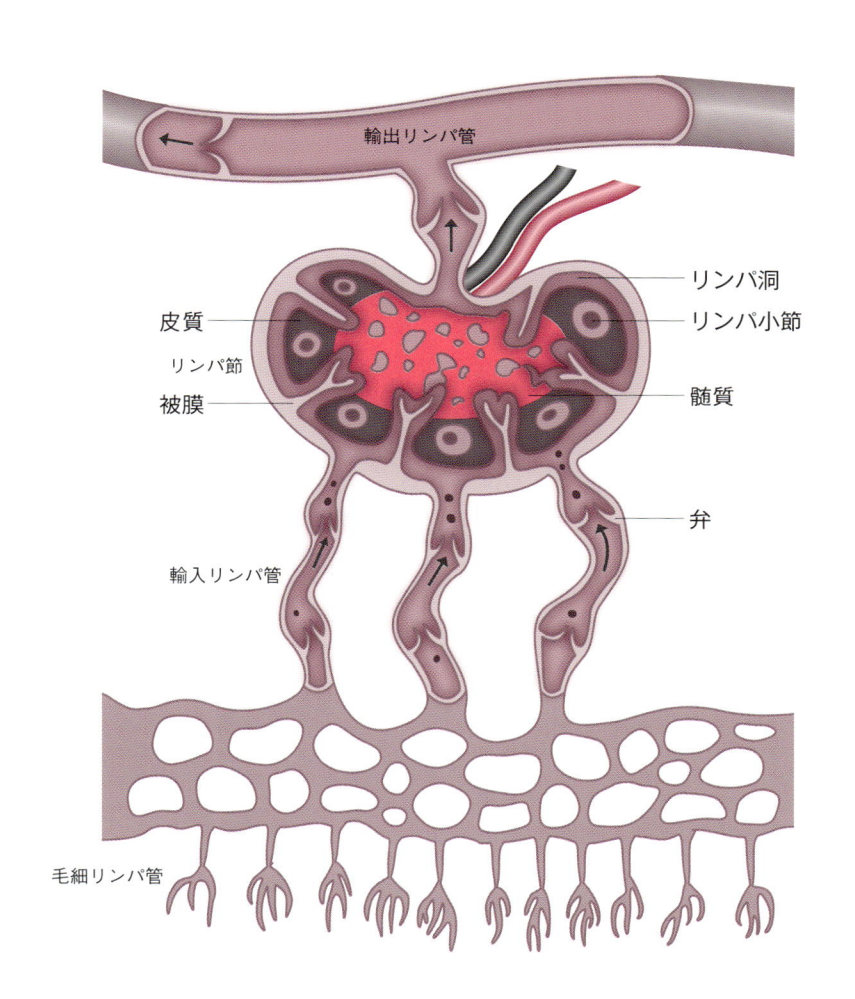

スポーツマンが知っておきたい豆知識

リンパマッサージ
　心臓のようなポンプの役割を担う器官がリンパ系にはない。リンパを流す力は筋肉の収縮などによる。リンパの流れが滞ると、浮腫（むくみ）などのトラブルを身体に起こす。リンパの流れを理解してマッサージを行えば、リンパの滞りが解消できる。

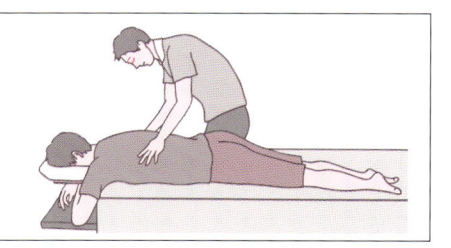

16 遺伝部品を次世代につなげる
遺伝子とゲノム

16.1 遺伝子のはたらき

目標
- 遺伝子とゲノムの違いが理解できる。
- DNAとRNAの役割について理解できる。

重要

遺伝子とはDNAを構成する化学物質であり、ゲノムとはある生物がもっている遺伝情報の全体をいう。

ゲノムには、親から子に伝えられる**遺伝情報**が収められており、ヒトでは約30億個の塩基対からなる**DNA**で構成され、23対の染色体の中にたたみこまれている。**遺伝子**とは、DNAの遺伝情報の中でタンパク質をつくるための設計図である。ヒトの遺伝子の数は約3万個であることが明らかとなっており、遺伝子だけの長さはゲノム全体の5%程度である。残りの部分は直接の遺伝子ではなく、その役割については不明である。

生命活動の基本単位は**細胞**であり、分裂することで新しい細胞を増やしていく。**細胞分裂**の際に、DNAの長い線維は染色体のいわば棒状構造物に圧縮され**染色体**が形成されることになる。ヒトでは46本の染色体が存在し、このうち44本は対になっており、大きさの順に**第1染色体**から**第22染色体**まで分類される。この22対の染色体の他に男性はXY、女性はXXと呼ばれる**性染色体**をもつ。**X染色体**は第7染色体に次ぐ大きさであるが、**Y染色体**は第22染色体よりも小さい。染色体には遺伝情報が含まれており、その遺伝情報を担っているのがDNAである。

核酸には**デオキシリボ核酸（DNA）**と**リボ核酸（RNA）**とがあり、DNAは遺伝情報の保存に、RNAは遺伝情報の処理にかかわる物質である。DNAは非常に長い分子で、2本のヌクレオチド鎖が反対方向に絡み合っており、これを**二重らせん構造**といい、1953年にワトソンとクリックによって提唱された。それぞれの鎖は**ヌクレオチド**であるが、これはリン酸基、糖（デオキシリボース）および塩基からなる。これらは連結して、相補的配列を示す一方のDNAと結合する。塩基には、**アデニン（A）**、**グアニン（G）**、**シトシン（C）**、**チミン（T）**という4種類が存在する。アデニンはチミンと、グアニンはシトシンとそれぞれ**水素結合**と呼ばれる弱い結合で結びついている。DNAの糖は**デオキシリボース**であるのに対し、RNAは**リボース**である。さらに塩基の種類も異なり、RNAはアデニン、グアニン、ウラシル、シトシンから構成されている。また。二重らせん構造であるDNAとは異なり、一重らせん構造である。遺伝の単位である遺伝子は、核酸やタンパク質をつくり出すのに必要な情報を含むDNAの塩基配列にほかならない。つまり、塩基配列はタンパク質を構成するアミノ酸を指定する暗号である。

遺伝情報はDNAからRNA、タンパク質へと伝えられていく。タンパク質をつくるには、DNAの情報をもとに、転写、翻訳の2段階に分けられ、まずDNAから**メッセンジャーRNA（mRNA）**が作り出される。この過程を**転写**という。mRNAはヌクレオチドが長くつながった分子であるが、RNAにはこの他に**トランスファーRNA（tRNA）**、**リボソームRNA（rRNA）**がある。DNAの二重らせんの一部がほどけると、ほどけた部分にRNAが割り込んできてDNAの塩基配列を写しとることになる。DNAとRNAの塩基のペアはDNA同士のものと基本的に同じで、グアニンとシトシン、アデニンとウラシルで結合する。mRNA上において3種類の連続する塩基（**コドン**）によって20種類のアミノ酸のそれぞれ特定の1つが決定される。mRNAは核から細胞質に移動し、リボソーム上

でmRNAの塩基配列にしたがってtRNAが運んできたアミノ酸が次々と結合し、タンパク質がつくられる。この過程は塩基配列という暗号からタンパク質が実際につくられるので**翻訳**と呼ばれる。

図16-1 ヒトの染色体

すべての体細胞は46本の染色体をもち、22対が常染色体で残りの1対が性染色体である。女性の性染色体は2つのX染色体である。男性の性染色体は1つのX染色体と1つのY染色体である。Y染色体はより小さなサイズの染色体で、*SRY*といわれる男性決定遺伝子をもっている。*SRY*遺伝子が受精卵に存在し機能すれば、胎児は精巣を形成し、男性へと分化する。*SRY*遺伝子がなければ、胎児は卵巣を形成し、女性へと分化する。赤緑色盲と血友病はX染色体上の劣性遺伝子による。主に男性に起こる伴性遺伝である。Y遺伝子上には拮抗するような優性遺伝子がないからである。X染色体不活性化のメカニズムは男性（1つのX染色体）と女性（2つのX染色体）とのX染色体数の不均衡を是正することである。発生初期の女性の体細胞では、1つのX染色体が不規則にかつ永久的に不活性化され、それがバール小体となる。表現型は遺伝子型と環境との相互作用によって決まる。赤褐色の領域は遺伝子沙漠（機能不明なジャンクDNAの箇所）。

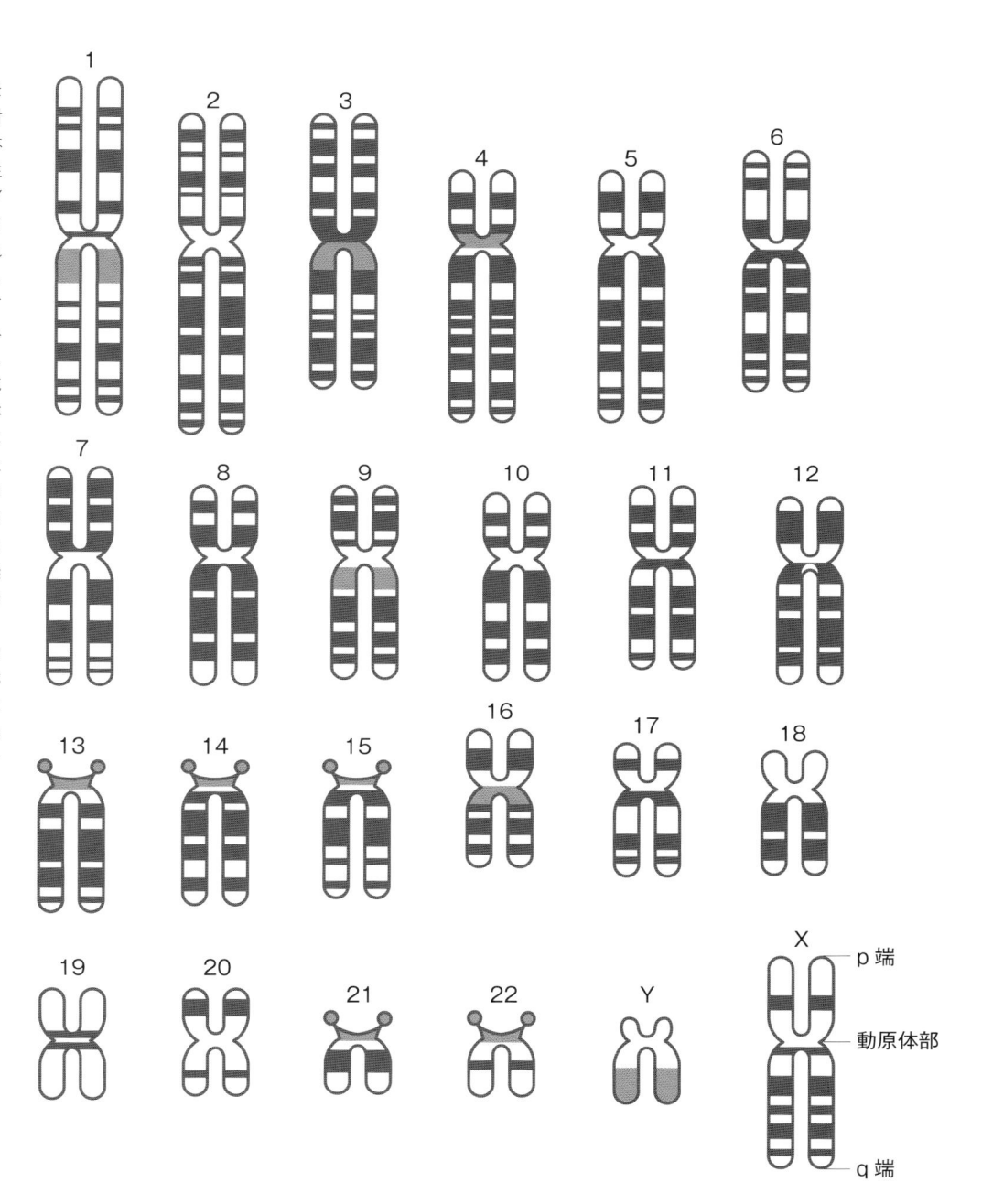

X: p端、動原体部、q端

スポーツマンが知っておきたい豆知識

遺伝子ドーピング

ドーピングとは、スポーツ選手が薬物などの不正な手段により、競技成績を上げようとする行為をいう。その手法は、薬物による「薬物ドーピング」と輸血による「血液ドーピング」がある。しかし、最近は遺伝子ドーピングも話題になっている。筋肉の発育には、筋肉を促進するインスリン様成長因子Ｉと発育阻害因子のミオスタチンなどが影響する。そのミオスタチンの機能が低下すると筋肉細胞が成長して筋肉が増大する。遺伝子ドーピングは遺伝子工学により抗体タンパク質を大量に産生し選手に注入する生体外の方法と、ミオスタチンの機能を抑制する抗体タンパク質の遺伝子を選手の血液から採取したリンパ球に導入し、このリンパ球を生体に戻す、生体内の方法がある。このような遺伝子操作の実験が進み、ヒトに応用することになれば、運動選手へのドーピングが行われる可能性も高くなることが危惧される。

16 遺伝部品を次世代につなげる
遺伝子とゲノム

図 16-2 DNA の複製
二本鎖 DNA がほどけ、一本鎖 DNA となり、それぞれが鋳型となり、それに相補的な DNA 鎖が反応し、新しく二本鎖 DNA が合成される。

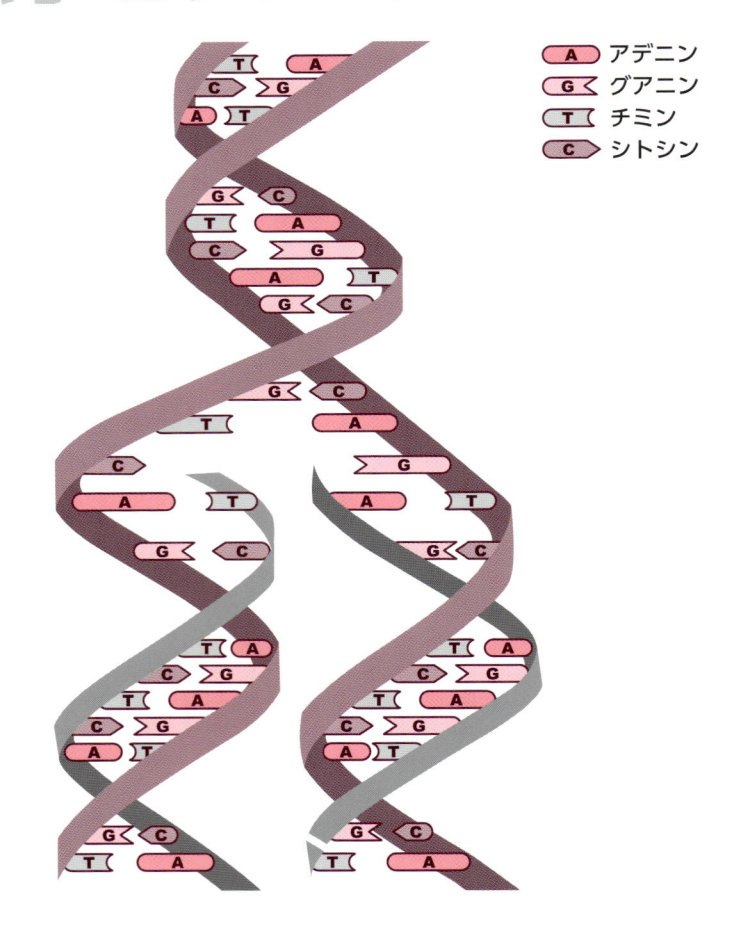

- A アデニン
- G グアニン
- T チミン
- C シトシン

■ 遺 伝

遺伝とは遺伝的特性を次世代へと伝搬させることである。生物の遺伝的構成を**遺伝子型**という。また発現した特性を**表現型**という。優性遺伝子は特別な特性を調節し劣性遺伝子

表 16-1 コドン系
DNA と RNA は 3 ヌクレオチドを一組にした遺伝情報の貯蔵所である。DNA 内のそのような 3 ヌクレオチドの配列はトリプレット（3 塩基連鎖）と呼ばれる。個々のトリプレットはコドンと呼ばれる 3RNA ヌクレオチドの相補的配列として転写される。遺伝暗号は、DNA のトリプレットと RNA の対応するコドンと、指定したアミノ酸との関係に関する約束事のセットである。

表 16-1 コドン表

		第二塩基				
		U	C	A	G	
第一塩基	U	フェニルアラニン	セリン	チロシン	システイン	U
						C
				終止コドン	終止コドン	A
					トリプトファン	G
	C	ロイシン	プロリン	ヒスチジン	アルギニン	U
						C
				グルタミン		A
						G
	A	イソロイシン	トレオニン	アスパラギン	セリン	U
						C
				リシン	アルギニン	A
		メチオニン				G
	G	バリン	アラニン	アスパラギン酸	グリシン	U
						C
				グルタミン酸		A
						G

第三塩基

図16-3 DNAの染色体への梱包＊

DNAはヒストンと呼ばれるタンパク質と結合し、その長い分子が規則正しくたたまれて染色体を形成し、細胞核の中に詰め込まれている。

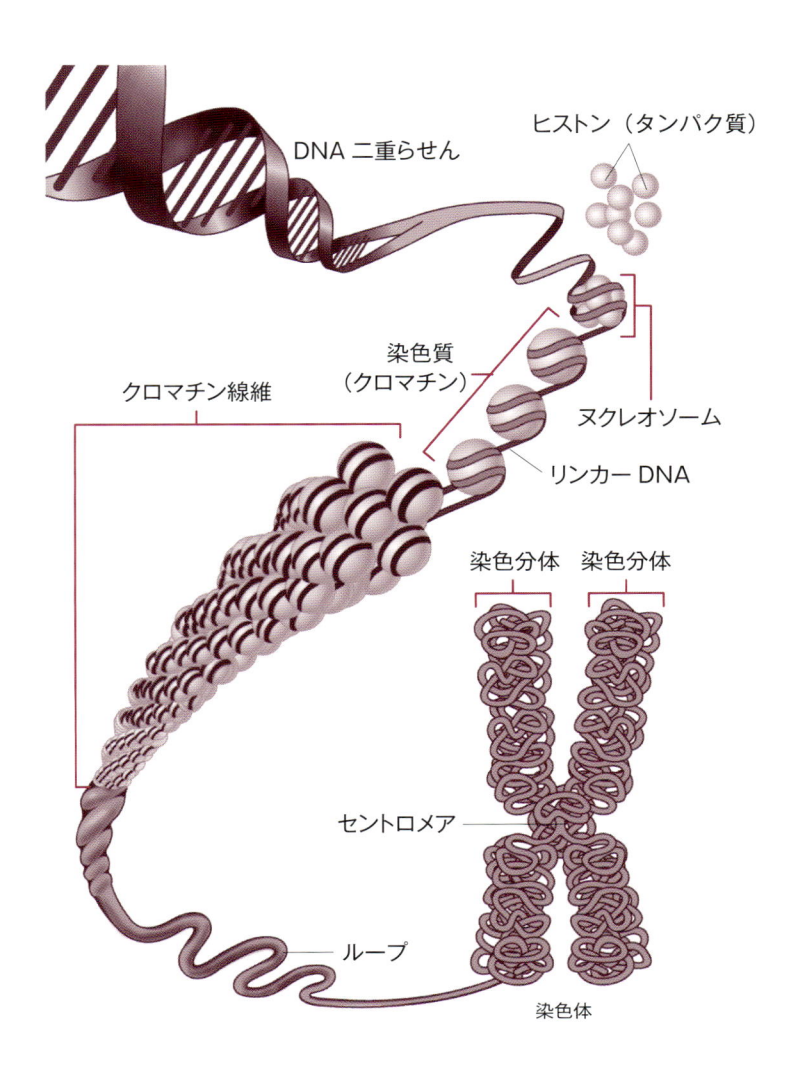

の発現は優性遺伝子に抑えられるが、遺伝の多くのパターンは単純な優性－劣性遺伝にならない。**不完全優性**においては1対の対立遺伝子のどちらも優性にならない。表現型としては、ヘテロ接合体は優性ホモ接合体と劣性ホモ接合体の中間型となる。鎌状赤血球貧血がその例である。複対立遺伝子遺伝では対立遺伝子は2種類よりも多い。その例として**ABO血液型**がある。複雑遺伝においては、皮膚や眼の色の特性は2つ以上の遺伝子の合わさった効果で調節されており、また環境因子にも影響を受ける。

スポーツマンが知っておきたい豆知識

スポーツと遺伝子多型

「トレーナビリティー」として理解されているトレーニング応答の個人差は、遺伝的な影響によるものが大部分を占めることが知られている。現在、塩基配列が置き変わることなどで生じる遺伝子多型と健康やスポーツパフォーマンスとの関連性を報告する研究が増えている。自分はどのような特徴をもっているのかを理解しトレーニングプログラムを計画することによって、個人に合ったオーダーメイドのトレーニングプログラムを作成することが可能となる。このような研究は、アスリートの競技力の向上を目的としたトレーニングはもちろん、肥満など生活習慣病の予防、高齢者における転倒・介護予防のトレーニングに応用することが期待できる。

索 引

欧文

ACH 85
ACTH 145, 149
ATP 84
CCK 131
CKC 55
CNS 174
CRH 149
DNA 192
EPOC 86
FSH 141
GHRH 149
hGH 149
LH 141
LT 149
mRNA 192
OKC 55
PNS 174
RNA 192
rRNA 192
SSC 89
TRH 149
tRNA 192
TSH 149

あ

アイシング 179
アイソメトリック筋活動 89
I帯 82
アウエルバッハ神経叢 122
垢 151
アキレス腱 3, 76, 77
アキレス腱の障害 91
アクチン分子 81
アセチルコリン 85, 179
アセチルコリン受容体 85
圧覚 151
アテトーシス 172
アデニン 192
アブミ骨 159
アポクリン汗腺 151

アミンホルモン 144
アルコール分解能 128
R波 114
アルファ細胞 130
アロマセラピー 163
鞍関節 52
アンジオテンシン変換酵素 115
暗帯 82
アンダーバスト 21
アンドロゲン 136
息をする 99
胃小窩 121
胃小区 121
イソフラボン 34
胃体 120
痛み 150
位置感覚 159
一次運動野 168
一次視覚野 168
一次聴覚野 168
一次リンパ器官 190
一回換気量 95
胃底 120
胃底腺 121
遺伝子型 194
遺伝子ドーピング 193
遺伝情報 192
胃粘膜 120, 121
胃粘膜上細胞 121
陰茎 136
陰茎海綿体 136
インスリン 35, 130
インスリンと糖尿病 131
インスリン様成長因子 35
インターバルトレーニング 86
咽頭 93, 119, 161
喉頭蓋 162
咽頭相 162
陰嚢 136
ヴェサリウス 2
ウエスト 21
ウエストヒップ比 21
ウェルニッケ野 168

右脚 111
羽状筋 56
右心室 108
右心房 108
運動感覚 159
運動強度と味覚 164
運動後過剰酸素摂取 86
運動失調 172
運動終板 175, 178
運動神経 184
運動性言語中枢 168
運動単位 178
運動と骨量 34
運動連鎖 55
A細胞 130
A帯 82
HS系 149
HPA系 149
ATP-クレアチンリン酸 85
ABO血液型 195
栄養孔 29
栄養素 118
腋窩汗臭 164
腋窩静脈 103
腋窩動脈 103
エクリン汗腺 151
エコノミー症候群 115
S状結腸 124
エストロゲン 140, 141
X染色体 192
エリスロポエチン 115
遠位 11
遠位指節間関節 69
遠位尿細管 133
円回内筋 67, 68
嚥下 162
嚥下反射 119
エンケファリン 165
遠心性機能 186
遠心性神経 184
延髄 162, 170
エンドソーム 174
横隔膜 71, 96, 119

横行結腸 124
横細管 80
黄色骨髄 28, 29
横送管 30
横足弓 47
黄体ホルモン 140
黄体化ホルモン 145
黄体形成ホルモン 141
横断面 10
嘔吐中枢 170
横突起 44
横突孔 38
横紋構造 55
オキシトシン 145
遅い充満期 114
オッディの括約筋 122, 131
オピオイド 165
オリゴペプチド 123
オリーブ核 170
オリンピックの起源 3
温覚 151
温熱性発汗 151

か

外陰 139
下位運動ニューロン 184
外果 47
回外 13, 58
外頸静脈 103
外肛門括約筋 72, 125
外呼吸 98, 99
外耳道 158
外旋 13, 58
回旋筋 66
回旋筋腱板 66, 68
外側 11
外側溝 168
外側広筋 75, 76
外側上顆 40, 40
外側直筋 64, 157
外側翼突筋 63
解体新書 2
回腸 122, 123
外腸骨動脈 103

外転 13, 58
外転神経 170, 180
解糖系 86
回内 13, 58
海馬 169
灰白質 168, 177
海馬傍回 169
外反 13, 58
外皮 150
外鼻 163
外腹斜筋 60
外分泌 144
外分泌腺 144
解剖学的正位 4
解剖学の歴史 2
海綿質 29
回盲弁 124
外リンパ 159
外肋間筋 70, 93, 96
カウパー腺 136
下顎骨 38
下気道 92
蝸牛 159
蝸牛神経 159
蝸牛頂 159
顎下腺 161
角質層 151
角膜 154
下行結腸 124
下行性伝達路 184
下肢長 20
下肢のスポーツ障害 91
下斜筋 64
顆状関節 52
下垂体 145
下垂体前葉 141
ガストリン 121, 130
下制 13
下爪皮 153
下腿最大囲 21
下腿三頭筋 62, 76, 77
下大静脈 105, 109
下腿長 20
肩幅 20
下腸間膜静脈 126, 103

下直筋 64, 157	関節半月 52	胸鎖乳突筋 60, 64	屈筋肢帯 69	岬角 46
滑液包 57	関節包 51	橋 170	クモ膜 166	睾丸 136
滑車神経核 170, 180	汗腺 151	胸髄 182	クモ膜下腔 166	後極 155
活性型ビタミンD 35	肝臓の8区域 126	胸大動脈 103	クラーレ 85	咬筋 63
活性酸素とビタミン 42	環椎 38	胸椎 43	グリア細胞 175	口腔 119
活動電位 85	眼底 156	協同筋 58	グリコーゲン 80, 127	口腔相 162
滑膜腔 51	眼房水 154	峡部 139	グリコーゲンローディング法 128	後脛骨筋 77
滑膜性の連結 51	間膜 120	鋸筋 57		後脛骨動脈 103
下頭斜筋 64	顔面筋群 63	棘下筋 66, 68	グリソン鞘 126	高血圧 115
下鼻甲介 38, 163	顔面神経 170, 180	棘果長 20	グルカゴン 130	高血圧症 101
下鼻道 163	顔面頭蓋 36	棘上筋 66, 68	グルカゴン分泌 186	高血圧の遺伝 117
カルシウムポンプ 84	肝門 126	局所循環 102	脛骨 47, 76	膠原線維 32
カルシトニン 35	眼輪筋 63	棘突起 39, 44	脛骨疲労骨折 48	硬口蓋 161
加齢と関節 52	関連痛 165	魚臭 164	頚髄 182	後根神経節 184
ガレノス 2	奇静脈系 105	拳上 13	痙性麻痺 184	光彩 154, 156
ガレノス説 2	基節骨 41	脛側 12		甲状腺機能亢進症 116
仮肋 45	拮抗筋 58	キロミクロン 123	頚椎 38, 43	
眼窩 38	基底膜 159	近位 11	頚部（精子） 136	甲状腺刺激ホルモン 149
眼窩下孔 38	キヌタ骨 159	近位指節間関節 69	外科頚 39	
感覚細胞 159	キネティックチェーン 55	近位尿細管 133	血管拡張 106	甲状腺ホルモン 35, 145
感覚神経 184		筋萎縮 184	血管収縮 106	
感覚性言語中枢 168	基本的立位姿勢 4	筋衛星細胞 80	血管の攣縮 106	口唇 161
感覚野 168	キモトリプシン 123	筋芽細胞 80	月経期 141	後正中溝 182
眼窩上孔 38	キャリパー法 22, 23	筋滑車 57	月経周期 140	抗体産生細胞 190
肝鎌状間膜 126	嗅覚器 150	筋緊張低下 172	楔状骨 47	高地トレーニング 115
含気骨 27	嗅覚情報 180	筋腱接合部 68	月状骨 40	後柱 182
眼球 155	球関節 52	筋原線維 81	血漿タンパク質の合成 128	好中球 188
眼球外膜 155	臼関節 52	筋細胞の数 80		喉頭 93, 119, 161
眼球軸 155	吸気 96	筋細胞の興奮 85	結節間路 111	広背筋 65
眼球中膜 155	嗅球 164	筋収縮の調節 84	結腸 124	肛門挙筋群 72
眼球内膜 156	球状核 170	筋小胞体 81	結腸ひも 124	抗利尿ホルモン 145
眼筋 157	弓上線 46	筋性動脈 106	結腸弁 124	口輪筋 63
眼瞼 154, 157	嗅神経 164, 180	筋節 82	結腸膨起 124	交連線維 168
寛骨 46, 76	求心性機能 186	筋線維 178	結膜 154, 157	股関節 47
肝再生能力 128	求心性神経路 184	筋層 120	ゲノム 192	股関節骨折 47
冠状動脈 103	急性痛 165	筋組織の特徴 54	腱画 57, 61	呼気 97
肝静脈 105	休息-消化反応 186	筋頭 56	肩甲下筋 66, 68	呼吸細気管支 95
冠状面 10	Q波 114	筋肉つくりの方法 147	肩甲挙筋 66	呼吸中枢 97, 170
肝小葉 126	嗅毛 164	筋尾 56	肩甲骨 39	呼吸調節中枢 97
眼振 172	キューティクル 153	筋腹 56	肩鎖関節 39	黒質 170
関節円板 52	胸囲 21	筋膜 57	腱索 109	鼓室 159
関節窩 51	仰臥位 12	グアニン 192	腱鞘 57, 69	鼓室階 159
関節腔 51	胸郭 45, 96	区域気管支 94	肩峰 39	弧束核 170
関節唇損傷の予防 52	胸管 188, 190	空気置換法 22	肩峰幅 20	骨化 32
関節頭 51	胸腔 122, 123	口蓋 161	骨格筋 55
関節軟骨 29, 51	頬骨 38	駆出期 114	口蓋骨 38	骨格の特徴 37
関節の構造 51	胸骨 45	唇 161	口蓋垂 161	骨芽細胞 32
	胸骨柄 45	屈曲 13, 57		

骨幹　29
骨間筋　77
骨幹端　29
骨間膜　50
骨基質　32
骨形成　32
骨形成細胞　32
骨細胞　32
骨髄　29
骨粗鬆症　35
骨代謝に関与する栄養とホルモン　35
骨端　29
骨単位　30
骨伝導　159
骨内膜　30
骨盤縁　46
骨盤下口　47
骨盤上口　47
骨膜　29
骨密度　31
骨梁　29
コーディネーション能力　165
コドン　192
鼓膜　158
固有胃腺　121
固有肝動脈　126
固有卵巣索　139
ゴルジ体　174
コルチコトロピン放出ホルモン　149
コレシストキニン　122, 131
コレス骨折　42
コレステロールの合成　128
コロトコフ音　117
コンセントリック局面　89
コンピューター断層撮影法　22

さ

細気管支　94
最終身長の予測　25
最小血圧　101
細静脈　107
最大血圧　101
最大吸気量　95
細動脈　106
再分極　114
細胞外基質　32
細胞分裂　192
細網組織　190
サイロトロピン放出ホルモン　149
杯細胞　122, 124
左脚　111
坐骨　46
鎖骨下静脈　104
坐骨結節　76
左心室　108
左心房　108
サリン　85
サルコペニア　22, 107
サルコメア　82
Ⅲ音　114
三角筋　66
三角骨　40
三叉神経　38, 161, 170, 180
三尖弁　109
三頭筋　56
三半規管　159
G細胞　121
耳介　158
視覚器　150
視覚情報　180
耳下腺　161
耳管　159
弛緩性麻痺　184
閾値　179
磁気共鳴画像法　22
色素上皮層　156
識別能力　165
子宮　139
子宮頚　139
子宮頚部　139
糸球体　132
子宮体　139
子宮底　139
子宮内膜　140

軸索　174
軸索側枝　175
軸椎　39
刺激伝導　111
耳垢腺　158
篩骨　36
指骨　41
趾骨　47
視軸　155
四肢長の測定法　20
脂質　123
視床　170
歯状回　169
歯状核　170
視床下部　170
視床下部-下垂体-副腎皮質系　149
視床下部-交感神経-副腎髄質系　149
耳小骨　158
視床上部　170
糸状乳頭　160
茸状乳頭　160
視床腹部　170
矢状面　9
視神経　180
耳石器　159
指節間関節　69
指節骨　41
脂腺　151
舌　161
視覚器　150
膝蓋骨　47
膝外側靱帯　75, 76
膝窩動脈　103
膝関節外側関節裂隙　20
室頂核　170
四頭筋　56
児童の運動能力評価　5
シトシン　192
シナプス　84, 178
シナプス間隙　178
脂肪酸の合成　128
斜角筋群　64
尺側　11
尺側皮静脈　104
ジャコウ臭　164

車軸関節　52
射精管　135, 136
斜走筋層　121
尺屈　13
尺骨　40
尺骨動脈　103
斜裂　94
自由下肢骨　47
周径　21
集合リンパ節　122
舟状骨　40, 47
舟状骨骨折　42
自由上肢　39
自由神経終末　165
縦走筋層　121
縦足弓　47
十二指腸　122
終脳　166
終末細気管支　95
終末槽　85
終末分枝　178
絨毛　122
自由肋骨　45
主気管支　94
手根管　69
手根関節　69
手根屈筋　67
手根骨　40, 69
手根伸筋　68
手根中手関節　69
種子骨　27, 57
手掌　41
樹状突起　175
主膵管　129
受精　141
手長　20
手幅　21
シュワン細胞　175
シュワンとシュライデンの細胞学説　2
循環器系　100
上位運動ニューロン　184
小円筋　66, 68
上顎骨　27, 38
上顎神経　38
小気管支　94

上気道　92
償却局面　89
小胸筋　65
上行結腸　124
上行性伝達路　184
上行大動脈　103
踵骨　47
踵骨腱　77
踵骨骨密度測定　49
小骨盤　47
小指外転筋　68
硝子体　154, 156
上肢帯　39
小指対立筋　68
上肢長　20
上肢の骨　39
上斜筋　64
小循環　101
上前腸骨棘　46
上前腸骨棘高　20
小泉門　38
上爪皮　153
掌側　12
上大静脈　104, 109
小唾液腺　161
上腸間膜静脈　126
上腸間膜動脈　103
上直筋　64, 157
踵点　20
小転子　47
上頭斜筋　64
小脳核　170
小脳鎌　166
小脳脚　170
樟脳臭　164
小脳テント　166
小脳半球　170
上鼻甲介　163
上皮小体ホルモン　35
上鼻道　163
小伏在静脈　105
情報伝導機能　174
漿膜　120
静脈角　104
静脈血　99, 101
静脈弁　107
静脈網　103

小葉間静脈 126	心臓中枢 170	スクラーゼ 123	セクレチン 122, 130	爪上皮 153
小葉間胆管 126, 127	心臓血管中枢 112	ステロイドホルモン 88, 144	舌咽神経 161, 180	増殖期 141
小葉間動脈 126	身体計測法 18	ストレス 149	舌下神経 180	爪体 153
小菱形骨 40	靭帯結合 50	ストレスホルモン 115	舌下腺 161	総胆管 131
小弯 120	身体の区分 4	ストレッサー 148	セックスチェック 140	総腸骨静脈 105
上腕筋 67, 68	身体の重心位置 18	スポーツ心臓 108, 115	舌骨 39	総腸骨動脈 103
上腕骨 39	身体の動作用語 13	スワンの第1点 117	舌骨下筋群 64	爪板 153
上腕骨滑車 40	身体の長さを測定 20	精液臭 164	舌骨上筋群 64	爪半月 153
上腕骨小頭 40	身体の幅を測定 20	帝王切開 47	舌神経 161	僧帽筋 60, 62, 65
上腕骨頭 39	身体の太さを測定 21	精管 136	Z板 82	僧帽弁 109
上腕最大囲 21	身体の名称 6	性差とスポーツパフォーマンス 138	線維化 80	爪母基 153
上腕三頭筋 67, 68	身体密度の推定式 25	精子 136	線維性の連結 50	足弓 47
上腕周径 21	腎単位 133	精子の寿命 141	線維軟骨結合 50	足先点 20
上腕静脈 103	伸張性筋活動 89	静止膜電位 114	線維連絡路 184	側柱 182
上腕長 20	伸張-短縮サイクル 89	性周期 141	全か無かの法則 179	足長 20
上腕動脈 103	伸展 13, 57	性周期とスポーツパフォーマンス 141, 142	前極 155	足底弓 77
上腕二頭筋 60, 67, 68	心電図 114		前脛骨筋 61, 76, 77	足底筋膜 77
食事調整 125	腎洞 132		前脛骨動脈 103	足底腱膜 77
食道相 162	腎動脈 103		仙骨 44, 46	足底方形筋 77
食道裂溝 119	腎動脈狭窄症 116	精神性発汗 151	栓状核 170	側頭筋 63
植物性機能 186	腎乳頭 132	性染色体 192	線条体 169, 170	側頭骨 36
鋤骨 38	腎杯 133	精巣 136	染色体 192	側頭葉 168
女性生殖器 139	心拍数と運動強度 115	精巣上体 136	仙髄 182	側頭連合野 168
初潮 141	真皮 151	精巣動脈 103	前正中裂 182	足幅 21
触覚 151	真皮乳頭 151	生体電気インピーダンス法 23	先体 136	鼠径靭帯 60
触覚小体 151	深部 12		前柱 182	組織間液 188
自律神経 186	深部体温 157	生体防御 188	仙腸関節 46	咀嚼 119
視力低下 157	深部痛 165	生中矢状面 9	前庭階 159	咀嚼運動 180
歯列弓 161	正中神経 69		前庭器官 159	速筋 86, 87
腎盂 132	心房筋の興奮 113	正中仙骨動脈 103	前庭窓 159	側屈 13
侵害受容器 165	腎門 132	正中面 9	蠕動運動 162	ソマトスタチン 130
心筋 55, 110	腎葉 132	成長ホルモン 35, 145	前頭(額)面 10	粗面小胞体 174
心筋梗塞 116	真肋 45	成長ホルモン放出ホルモン 149	前頭骨 36	
伸筋肢帯 69	水銀血圧計 117		前頭葉 168	**た**
神経インパルス 179	髄鞘 175		前頭連合野 168	大円筋 67
神経核 177	水晶体 154	精嚢 136	浅部 12	体温調節の中枢 152
神経筋接合部 84	膵切痕 129	性ホルモン 35	前房 129	大胸筋 60, 65
神経細胞 174, 178	水素結合 192	生理的弯曲 43	前立腺 135, 136	体腔 7
神経細胞層 170	膵体 129	赤核 170	前腕最小囲 21	大後頭直筋 64
神経節 177	錐体 170	赤色筋線維 86	前腕最大囲 21	大骨盤 47
神経損傷の回復 177	錐体交叉 170	赤色骨髄 29	前腕長 20	第三脳室 170
神経伝達 178	水中体重法 22	脊髄円錐 182	前腕の骨 40	大十二指腸乳頭 122, 131
神経伝導 178	膵頭 129	脊髄前角 184	総肝管 126, 131	
腎硬化症 116	膵尾 129	脊柱 43	総肝動脈 126	体循環 101
腎小体 132	水平面 10	脊柱管 44	爪根 153	大循環 101
深静脈 103	水平裂 94	脊柱起立筋 72	桑実胚 141	帯状回 169
腎錐体 132	杉田玄白 2	赤脾髄 191	爪床 153	

索引 199

大食細胞 188, 190	唾液腺 161	中枢性疲労 86	テストステロン 88	内果 47
体性運動神経 184	楕円関節 52	中節骨 41, 68	テトロドトキシン 85	内頚静脈 103
体性感覚野 164	タオルギャザー法 79	肘頭窩 40	テニス肘 91	内頚動脈 103
体性痛 165	DASH食 117	中脳 170	テーパリング 128	内肛門括約筋 125
大泉門 38	脱神経 184	中脳蓋 170	デルタ細胞 130	内呼吸 98, 99
体組成を評価 22	脱分極 113, 114, 179	中鼻甲介 163	デルマトーム 184	内耳 159
大腿骨 47	タバコ 99, 177	中鼻道 163	転子果長 20	内耳神経 159, 170, 180
大腿最大囲 21	単一胞状腺 151	虫様筋 77	転写 192	内生殖器 136
大腿四頭筋 61, 75, 76	胆管 131	超音波法 22, 23	透過性亢進 165	内旋 13, 58
大腿周径 21	短骨 27	蝶形骨 36	導管 129	内臓機能 186
大腿長 20	短趾外転筋 77	長骨 27	動眼神経 180	内臓痛 165
大腿直筋 75, 76	胆汁 131	腸骨 46	動眼神経核 170	内側 11
大腿動脈 103	胆汁の生成 127	腸骨筋 72	橈屈 13	内側果 76
大腿二頭筋 62, 75	短縮性筋活動 89	腸骨稜幅 20	瞳孔 154	内側広筋 75, 76
大唾液腺 161	短掌筋 68	長指屈筋 77	橈骨 40	内側上顆 40
大殿筋 62, 72	短小指外転筋 68	長趾屈筋 76, 77	橈骨動脈 103	内側直筋 64, 157
大転子 47	短小指屈筋 68, 77	聴診法 117	等尺性筋活動 88	内側翼突筋 63
大動脈弓 103	炭水化物 123	腸腺窩 122	投射線維 168	内腸骨静脈 105
大動脈弁 109	男性生殖器 136	長橈側手根伸筋 68	豆状骨 40	内腸骨動脈 103
大動脈瘤破裂 116	弾性動脈 106	長内転筋 74	闘争-逃走反応 186	内転 13, 58
大内転筋 74	単糖 123	蝶番関節 52	橈側 11	内反 13, 58
第2鼓膜 159	短橈側手根伸筋 68	跳躍伝導 175	頭側 11	内腹斜筋 60
大脳 166	短内転筋 74	腸腰筋 72	橈側皮静脈 103	内分泌 144
大脳鎌 166	タンパク質 123	直腸 124	頭頂骨 36	内分泌細胞 145
大脳基底核 169	短母指外転筋 68	椎間円板 44	等張性筋活動 88	内包 168
大脳脚 170	短母趾屈筋 77	椎間孔 44	頭頂葉 168	内肋間筋 70, 93, 96
大脳後頭葉 170	胆路 131	椎間板ヘルニア 44	頭頂連合野 168	軟口蓋 161, 162
大脳縦列 166	チアノーゼ 101	椎弓 44	頭部(精子) 136	軟骨結合 50
大脳深部の障害 172	知覚神経 184	椎孔 44	洞房結節 111, 112	軟骨性の連結 50
大脳髄質 168	知覚野 184	椎骨動脈 103	動脈血 99, 101	軟骨内骨化 33
大脳テント 170	置換骨 33	椎体 44	動脈硬化 107	軟膜 166
大脳半球 168	遅筋 86, 87	痛覚 151	等容性弛緩期 114	Ⅱ音 114
大脳皮質 168	恥骨 46	突き指 91	等容性収縮期 114	二次運動野 168
大脳辺縁系 169	恥骨結合 46, 50	ツチ骨 159	洞様毛細血管 126	二次性高血圧 116
タイプⅠ線維 87	恥骨線 46	定位能力 165	特殊循環 102	二重エネルギーX線
大伏在静脈 105	緻密質 29	底屈 13	トランスファーRNA	吸収法 22
体部計測点 18	チミン 192	抵抗反応 149	192	二重らせん構造 192
タイプⅡa線維 87	着床 141	T細管 80	トリグリセリド 123	二次リンパ器官 190
タイプⅡb線維 87	中隔核 169	T細胞 188	トリプシン 123	二尖弁 109
大網 120	中間広筋 75	D細胞 130	トレーナビリティー	ニッスル物質 174
大腰筋 72	中耳 159	釘植 50	195	二頭筋 56
第四脳室 170	中手骨 41	底側 12	トロポニン 84	二糖類 123
大菱形骨 40	中手指骨関節 69	T波 114		二の腕 39
大弯 120	中心溝 168	Tリンパ球 190	**な**	二腹筋 56
ダーウィンによる進化論 2	中心静脈 126	デオキシリボ核酸 192	内因性モルヒネ様物質 165	乳酸 152
唾液 119	虫垂 124	デオキシリボース 192		乳酸性作業閾値 149
	中枢神経系 166, 174	てこの原理 58		乳頭 152, 160

乳頭筋 109
乳糜 188
乳房 151
乳房体 152
ニューロン 174
尿管 134
尿細管 132
尿臭 164
尿素 128
尿道 134, 136
尿道海綿体 136
ヌクレオチド 192
ネガティブフィードバック 146
ネフロン 133
ネフロンループ 133
粘膜上皮細胞 124
脳回 166
脳幹 170
脳溝 166
脳梗塞 116
脳硬膜 166
脳出血 116
脳頭蓋 36
脳梁 168, 169

は

肺 94
パイエル板 122, 188
背臥位 12
肺活量 95
背屈 13
肺高血圧症 101
肺循環 101
肺尖 94
背側 12
背側呼吸群 97
背側体腔 7
肺底 94
肺動脈 109
肺動脈弁 109
肺胞 95
肺胞管 95
肺葉気管支 94
排卵 139, 141
麦芽臭 164

薄筋 76
白質 168, 177
白色筋線維 86
白線 60
白脾髄 191
破骨細胞 33
バストトップ 21
バセドウ病 116
バソプレッシン 145
ハッカ臭 164
発汗機能 157
発汗作用 151
ハバース管 30
パフォーマンスと体性感覚 159
ハムストリング 76
速い充満期 114
パラトルモン 35
バランス能力 165
バルサルバ法 99
半羽状筋 57
半月損傷 52
半腱様筋 76
反応能力 165
B細胞 130, 188
P波 113
被蓋 170
被蓋網様体 170
皮下脂肪 151
皮下組織 151
鼻腔 93, 163
鼻孔 163
腓骨 47
鼻骨 38
尾骨 44
脾索 191
皮脂厚計 22
皮脂腺 158
微絨毛 122
皮静脈 103
脾静脈 126
尾状葉 126
尾髄 182
ヒス束 111
脾臓 191
腓側 12
鼻側 11

ビタミンの貯蔵 128
ビタミンB_{12} 177
左鎖骨下静脈 188
左鎖骨下動脈 103
左総頸動脈 103
左半球 166
鼻中隔 163
ヒップ 21
脾洞 191
ヒト成長ホルモン 149
ヒドロキシアパタイト 32
尾部（精子） 136
腓腹筋 62, 76
皮膚腺 151
皮膚の構造 150
ヒポクラテス 2
表現型 194
表在痛 165
表情筋 63
標的器官 144
表皮 151
ヒラメ筋 76
ピル 141
疲労骨折 31
頻尿 135
ファーター乳頭 122, 131
フィードバック調節 146
フェミニティテスト 140
フォアフット 73
フォルクマン管 30
不完全優性 195
不規則骨 27
腹囲 21
腹横筋 60
腹臥位 12
伏臥位 12
腹腔動脈 103
復元 13
副交感神経 180
副甲状腺ホルモン 35
副神経 180
副腎髄質ホルモン分泌 186

副靱帯 52
副腎皮質刺激ホルモン 149
副腎皮質ホルモン 145
副膵管 129
腹側 12
腹側呼吸群 97
腹側体腔 7
腹大動脈 103
腹直筋 60
副鼻腔 163
腹部の9区分法 8
腹部の4区分法 7
腹膜垂 124
浮腫 165
不随意筋 110
太いフィラメント 81
舞踏病 172
浮遊肋骨 45
プライオメトリクストレーニング 90
ブラジキニン 165
プルキンエ細胞 175
プルキンエ細胞層 170
プルキンエ線維 112
ブローカ野 168
プロゲステロン 140
プロスタグランジン 165
ブロードマンの脳地図 168
プロラクチン 145
分界線 46
吻側 11
分泌期 141
噴門 120
噴門括約筋 162
平滑筋 55
平衡覚 159
平衡感覚 180
平衡聴覚器 150
平衡斑 159
平面関節 52
壁細胞 121
ベータ細胞 130
ベーターエンドルフィン 165

ペプシノゲン 121
ペプチドホルモン 144
ヘモグロビン 99
ヘルニア 61
ヘロフィロス 2
変換能力 165
扁桃（腺） 190
扁桃体 169
扁平骨 27
扁平足 47
鞭毛運動 141, 136
ヘンレループ 133
方形葉 126
縫合 36, 50
膀胱 134
膀胱括約筋 134
縫工筋 75, 76
膀胱三角 134
房室結節 111
房室束 111
房室弁 109
膨大部 139
膨大部稜 159
母趾外転筋 77
母指対立筋 68
母指内転筋 68
母趾内転筋 77
ホスホリパーゼ 165
細いフィラメント 81
発赤 165
ボツリヌス菌 85
骨の役割 28
ボーマン嚢 132
ホルモン 144
本態性高血圧 116
翻訳 193

ま

マイスネル小体 151
マウスピース 161
前野良沢 2
巻き爪 157
膜内骨化 33
マクロファージ 188, 190
麻酔薬の作用機序 186

末梢神経系 166, 174
マッスルアクション 88
末節骨 41, 68
まぶた 154, 157
マルターゼ 123
慢性痛 165
ミエリン鞘 175
ミオグロビン 81
味覚 180
味覚器 150
味覚性発汗 151
味覚中枢 161
右鎖骨下静脈 103, 188, 190
右総頸動脈 103
右内頸静脈 190
右半球 166
右リンパ本幹 190
ミセル 123
ミトコンドリア 80, 136, 174
脈絡叢 166
脈絡膜 155, 156
味蕾 160
無月経 141
無髄神経線維 175
迷走神経 180
明帯 82
メタアナリシス 116
メタボリックシンドローム 22

メッセンジャーRNA 192
METs（メッツ） 117
メラニン色素 153, 154
毛幹 152
毛球 153
毛根 152
毛細血管 106
毛細胆管 126
毛小皮 153
毛髄質 153
毛先 152
盲端 124
盲腸 124
毛皮質 153
毛包 152
毛母基 153
網膜 154
網膜体 156
毛様体 154
網様体 177
毛様体筋 156
門脈 126

や

山脇東洋 2
有郭乳頭 160
有鈎骨 40
有酸素系 86
有酸素性トレーニング 106

有髄神経線維 175
有頭骨 40
幽門 120
幽門腺 121
幽門前庭 121
幽門前庭部 120
遊離縁 153
輸出管 132
輸出リンパ管 190
輸入管 132
輸入リンパ管 190
指の骨 41
葉間裂 94
葉状乳頭 160
腰髄 182
腰椎 43
腰動脈 103
洋ナシ型肥満 21
腰幅 20
予備吸気量 95
Ⅳ音 113

ら

ラクターゼ 123
ラセン器 159
ランヴィエ絞輪 175
卵管 139
卵管采 139
ランゲルハンス島 129

卵子の寿命 141
卵巣 139
卵巣動脈 103
ランナーズハイ 165
卵胞 139
卵胞刺激ホルモン 141, 145
卵胞ホルモン 140
リアフット 73
リズム能力 165
リソソーム 174
立方骨 47
立毛筋 153
リパーゼ 123
リーベルキューン腺 122
リボ核酸 192
リボース 192
リボソームRNA 192
リモデリング 32
菱形筋群 65
リラクゼーション法 187
リンゴ型肥満 21
輪走筋層 121
リンパ 188, 190
リンパ管 190
リンパ器官 190
リンパ小節 122, 190
リンパ節 188, 190
リンパ組織 190

リンパ洞 190
リンパの浄化 191
涙器 157
涙骨 38
類洞 126
冷覚 151
レイノー病 101
連結能力 165
連合野 168
レンズ核 169
連絡線維 168
漏斗部 139, 140
肋硬骨 45, 93
肋軟骨 45, 93
肋間筋 93
肋骨 93
肋骨疲労骨折 45
ローテーターカフ 66, 68
ロングスローディスタンストレーニング 106

わ

Y染色体 192
ワトソンとクリックの二重ラセン構造 2
腕橈骨筋 60, 67
腕頭静脈 104
腕頭動脈 103

	スポーツアナトミー　人体解剖生理学	
	平成 26 年 4 月 30 日	発　　　行
	令和 3 年 3 月 30 日	第 4 刷発行

編　者	塩　田　清　二
	竹ノ谷　文　子

発行者	池　田　和　博

発行所　丸善出版株式会社

〒101-0051 東京都千代田区神田神保町二丁目17番
編集：電話(03)3512-3261／ＦＡＸ(03)3512-3272
営業：電話(03)3512-3256／ＦＡＸ(03)3512-3270
https://www.maruzen-publishing.co.jp

© Seiji Shioda, Fumiko Takenoya, 2014

イラスト・森 加奈絵

組版印刷・株式会社 日本制作センター／製本・株式会社 星共社

ISBN 978-4-621-08745-9　C 3047　　　　　Printed in Japan

本書の無断複写は著作権法上での例外を除き禁じられています．